전자파와 뇌 손상,
복합부위통증증후군
뇌질환 치료법

서 문

　나는 2016년9월27일 사고로 발을 다치며 불치병인 복합부위통증증후군(CRPS)에 걸렸다. 그리고 오랜 자가치료로 4년6개월이 지난 2021년3월 말 현재 완전하다고 말할 수 있을 정도로 뇌와 몸이 회복되었다. 나의 회복은 철저하고 계속된 자가치료에 의한 것이었지만 내 상태에 대한 의사와 공무원의 깊은 이해, 국가의 지원 제도가 있었기에 가능한 것이었다. 어느 한 분야의 도움이 없었어도 나는 아마 그 무서운 병 앞에 무릎을 꿇고 극단적 선택을 했을 것이다. 나에게 도움을 주신 모든 분들께 진심으로 감사를 드린다. 책의 마무리 단계에서 문제점을 지적해 준 고향 친구에게도 진심으로 고맙다는 말을 전한다.

　현재 한국과 미국에서 가장 크게 증가하고 있는 질병은 치매, 파킨슨, 우울증, 불면증, 공황장애 등 뇌 질환이다. 뇌 질환에 걸렸다는 것은 뇌에 큰 손상이 있다는 것을 의미한다. 뇌는 인체 전체를 지배하고 손상이 생기면 뇌 기능에 이상이 생긴다. 그러므로 뇌에 손상이 발생하면 인체 전체에는 각종 문제가 발생한다. 최근 암, 희귀, 난치, 치명적인 만성 질병 등이 급증하고 있다. 결국 대부분의 질병 중심에 뇌의 심한 손상이 있다고 보면 틀림없다. 의학적으로는 이들의 원인을 각기 다른 것으로 해석하겠지만 전자파는 종류, 세기에 관계없이 직접적이든 간접적이든 뇌를 자극, 손상시키는 실체라는 사실, 뇌는 인체 전체를 지배하고 자극받은 뇌의 반응에는 반드시 전신의 혈관 수축이 있다는 사실, 혈관의 수축, 소멸이 심하고 지속적이면 인체는 약화, 손상된다는 것,

그로 인해 뇌도 약화, 손상되어 뇌 기능에 이상이 발생한다는 것. 우리의 환경은 이제 완전히 전자파로 뒤덮여 있다는 사실을 알게 되면 최근 급증하고 있는 대부분 질병의 근본 원인이 전자파라는 것을 이해할 수 있게 된다. 뇌 손상으로 인해 발현하는 모든 질병들은 뇌를 근본적으로 회복시키지 않는 한 단순한 말초신경 같은 처치로 일시적으로 회복된다 해도 다시 재발할 수밖에 없다. 그러므로 어떤 질병이든 근본적으로 회복시키고 싶다면 자신의 뇌 상태를 의심하고 문제가 있다면 뇌를 회복시켜야 한다.

 미국은 물론이고 한국 역시 이제는 경제적으로 풍요로워져 누구나 원하는 만큼 영양식을 하고 있고, 전기, 전자기기가 매우 다양해지고 크게 보급되어 생활이 대단히 편리해졌으며 통신의 발달로 건강에 관한 정보가 넘쳐나고 있다. 그런데 역설적이게도 두 나라에서 뇌 질환을 비롯해 심각한 거의 모든 질병이 크게 증가하고 있다. 이것은 우리의 환경에 뇌를 자극, 손상시키는 중대한 변화가 반드시 생겼다는 것을 의미하며 그 변화는 의문의 여지없이 전자파환경일 수밖에 없다. 미국과 한국은 세계에서 가장 빠르고 광범위하게 전기, 전자 문명이 진행되고 있는 국가이다.

 이 책은 전자파의 인체 손상 위험성, 특히 뇌 손상 위험성을 각종 과학지식과 경험을 동원해 구체적으로 알려 준다. 전자파의 위험성에 대해 구체적으로 안다면 누구도 지금처럼 효율성, 경제성만을 생각하고 전혀 두려움 없이 전기, 전자기기를 사용하지 않을 것이다. 그리고 완전하지 않아도 전자파에 어느 정도 대처하게 될 것이다. 이 책은 또한 손상된 뇌를 치유시키는 방법도 알려 준다.

 이 책은 단지 CRPS 환자, 뇌 질환 환자들만을 위한 것이 아니다. 전기, 전자 문명이 고도화되어 전자파로 뒤덮인 환경에서는 그 어느 누구도 뇌 손상의 위험으로부터 자유로울 수 없다. 뇌에 손상이 발생하면 뇌 자극원인 전자파가 존재하는 환경에서는 혈관 수축이 심하게 지속돼 인체에는 언젠가 뇌 질환 뿐만 아니라 희귀, 난치, 심각한 만성 질환 등 어떤 병이든 발생하게 된다. 그래서 누구에게나 유용하다. 이 책의 내용이 지식의 충족에 그치거나 자신이 알고 있는 수많은 상식 중의 하나가 되지 않기를 바란다.

그림1. 복합부위통증증후군(CRPS) 발병 후 겪은 증상들

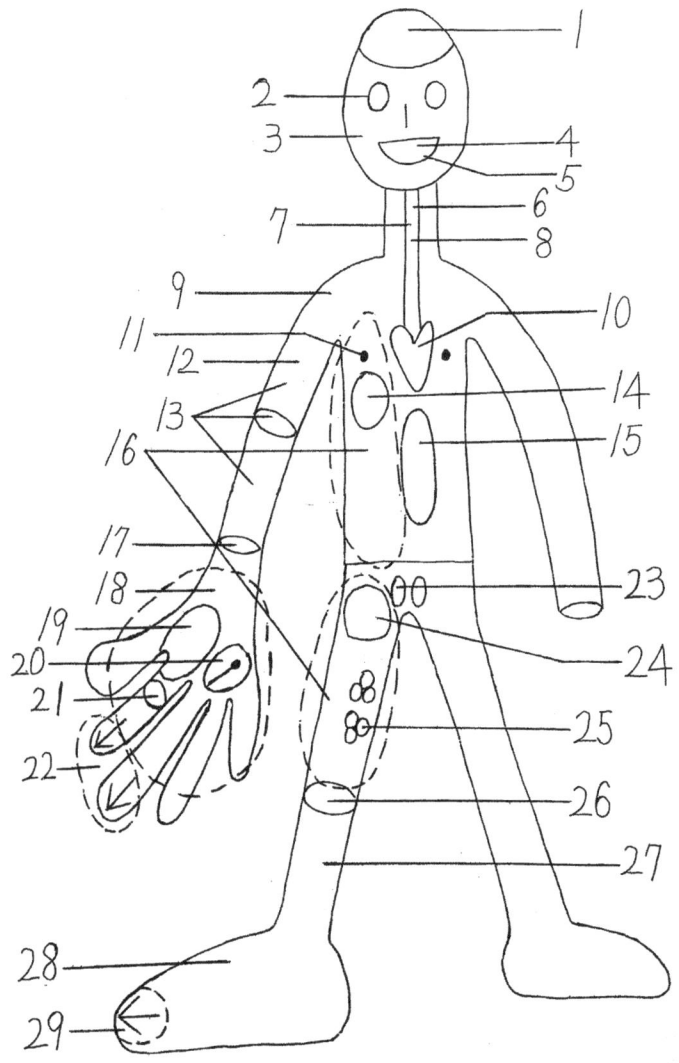

1. 뇌 손상으로 의심되는 다양한 증상, 두피 통증
2. 동공(눈동자) 확대, 눈 출혈
3. 볼 상실
4. 입 안의 사막화(건조화)
5. 점액낭종
6. 성대, 후두의 마비(음성 상실)
7. 식도 수축?
8. 호흡기 수축?
9. 어깨 통증, 마비
10. 심장의 이상 박동, 맥박수의 큰 증가
11. 유두의 이상한 발기
12. 알통 근육 상실
13. 팔, 팔꿈치 통증
14. 폐의 약화(객혈)
15. 내장기관의 약화, 기능 상실
16. 몸통, 허벅지의 예민도의 무한 상승, 강력한 소름, 한기,
17. 손목 통증
18. 손 전체의 통증, 붓기, 손등 전체의 잘은 찢어짐
19. 손등, 손가락의 감각 상실
20. 신경의 비대화
21. 손가락 마디의 각질화
22. 손가락 끝의 찔림
23. 고환의 찔림
24. 고관절 통증
25. 허벅지와 다리의 수포
26. 무릎 통증, 강축화
27. 종아리 근육 상실
28-1. 발 전체의 심한 냉각
28-2. 발 전체의 찔림 통증, 붓기, 열
28-3. 발톱 무좀
28-4. 발톱 죽음
29. 발가락 찔림
* 몸의 체온 저하(우측은 심하게 저하)
* 종아리, 발, 발가락, 손가락의 심한 근육경련(쥐)
* 지속적인 체중 감소
* 골다공승

차 례

서문 2

복합부위통증증후군(CRPS) 발병 후 겪은 증상들 6

독서 방법(반드시 읽기를 권함) 15

BOOK I
전자파와 뇌 손상

1장   전자파와 인체 손상 21

1. 두 사건을 통해 전자파의 존재와
   위험성을 알게 되다 33

2. 전자기학, 물리학 기초 지식의 이해 38

    2-1. 전자파 38

    2-2. 전기장(전계, 전기에너지) 42

    2-3. 자기장(자계, 자기에너지) 43

    2-4. 전하 45

    2-5. 전자파의 주파수, 파장, 에너지, 세기 50

    2-6. 유전체, 유전율, 분극 54

    2-7. 투자율 56

3. 인공 전자파는 모두 유해하다   58

4. 건강한 뇌를 가진 인체도
   비전리전자파에 손상된다   79

    4-1. 전자파, 전기장, 자기장은 전자기에너지, 전기에너지라고
     말할 수 있고 전류라고 말할 수 있다   79

    4-2. 전자파에 노출된 인체는 기본적으로 전자기에너지와
     유기전류 자극을 받는다   79

    4-3. 유기전류는 인체의 내·외부를 모두 자극한다   80

    4-4. 손상된 뇌이든 건강한 뇌이든 전자파에 노출되면
     혈관을 수축시킨다   81

    4-5. 극저주파의 인체 유해성   82

    4-6. 극저주파로 인한 증상의 발현 사례   84

    4-7. 비전리전자파에 의한 건강한 인체의 손상   88

    4-8. 증상을 통한 비전리전자파의 건강한 인체 손상 추정   89

2장　전자파 인체보호기준의 문제점　97

1. FCC 인체보호기준의 문제점   100

    1-1. 장기적인 인체 손상을 반영하지 않았다   100

    1-2. 인체 상태 반영이 부족하고 전자파밀도
     반영도 부족하다   106

    1-3. 인체 상태가 세분화 되어야 하는 이유   107

    1-4. 전자파밀도가 최대한 반영되어야 하는 이유   111

2. 실제 사례를 통한 전자파인체보호기준의
   문제 확인   118

   사례 1. 강남사거리에서의 감전 통증   118

   사례 2. 전등 한 개에 의한 통증, 붓기, 열   133

   ― 발에 찔림 통증이 발생한 이유   135

   ― 전자파로 인한 혈관 수축 경로 추정   137

3장   휴대폰의 유해성   143

1. 인체의 피부구조   146
2. 피부의 신경 분포와 활동전압   148
3. 비전리전자파에 의한 인체 손상은 전자파와
   자기장으로 분리해서 봐야 한다   149
4. 비전리전자파의 인체 투과는 투과 정도를
   세분화해서 봐야 한다   152
5. 비전리전자파의 인체 손상   161
6. 휴대폰의 유해성   164

   6-1. 스마트폰 전자파는 고주파이므로 인체를 투과하지 못해
        인체를 손상시키지 못한다는 주장의 문제점   166

   6-2. 스마트폰 전자파는 광자, 전자기에너지가 작아 인체를
        손상 시키지 못한다는 주장의 문제점   168

   6-3. 5G 스마트폰 전자파는 인체에 유해한 정도의 열을
        발생시키지 않으므로 유해하지 않다는 주장의 문제점   174

4장   인공 전자파의 유해성 증거   180

1. 체온 저하   183

2. 뇌 질환 환자의 급증   205

   2-1. 치매 환자의 급증   206

   2-2. 파킨슨 환자의 급증   228

   2-3. 공황장애, 우울증, 불면증 등
       기타 뇌 질환 환자의 급증   230

3. 암 환자의 급증   240

4. 기타 질환 환자의 지속적 증가   243

전자파와 인체 손상을 끝내며...   245

사 진   249

BOOK   II
뇌 질환 치료법(복합부위통증증후군 중심)

1장   복합부위통증증후군(CRPS)
     발병 원인   273

1. CRPS는 뇌 질환이다   275

2. CRPS가 발병하면 나타나는 특징   277

   2-1. 문턱값의 무한 하락   282

사례1. 변압기 자극을 느끼다　282

사례2. 체온계로부터 자극을 받다　287

사례3. 40-50미터 밖의 휴대폰 때문에
　　　통증이 발생하다　289

사례4. 전기냄비에 감전되다　292

사례5. 찬 공기가 피부에 수포를 발생시키고
　　　피부를 잘게 찢다　294

사례6. 음식과 물이 발에 통증을 발생시키다　296

사례7. 극히 미량의 정전기가 통증을 발생시키다　298

기타　302

2-2. 증상은 인체 전체에서 발현한다　303

2-3. 인공 전자파에 노출되면 어떤 증상이든 발현한다　306

2-4. 증상은 대부분 몸의 한쪽에 발현한다　313

2-5. 좌우 뇌의 손상이 비대칭이며
　　증상은 호전 없이 악화된다　315

2-6. 특이한 증상의 발현　320

　　― 다친 부위의 색깔 변화　321

　　― 골절과 같은 통증, 호전되지 않는 증상,
　　　이유 없는 부종　323

　　― 몸 한쪽의 체온 저하　325

　　― 손끝과 발끝의 찔림　326

3. 증상의 발현 시점과 발병 원인　328

2장 뇌 질환 치료 방법(CRPS 중심) 334

1. 거주지는 가장 중요한 문제이다 346

    1-1. 아파트 같은 대형 공동주택의 문제 346

    1-2. 단독주택 거주 시 고려할 점 349

    1-3. 시골에 거주지를 정하는 경우 고려할 점 349

    1-4. 컨테이너주택의 문제 354

    1-5. 산에 거주지를 만드는 경우 363

    1-6. 경제적 여유가 있는 경우의 거주지 365

    1-7. 경제적 여유가 없는 경우의 거주지 366

2. 운동은 손상된 뇌를 치유하는 두 축 중 하나이다 370

    2-1. 손상된 뇌는 운동만으로 회복되지 않는다 370

    2-2. 운동할 때도 전자파환경을 고려해야 한다 373

    2-3. 운동 종류 374

    2-4. 운동량 378

3. 생활 문제 385

    3-1. 일의 지속 문제 385

    3-2. 전기, 전자기기 사용 문제 387

    3-3. 냉·난방 문제 389

    3-4. 핫팩 사용 문제 392

    3-5. 전동칫솔 사용 문제 395

3-6. 성 생활 문제   395

3-7. 신경강화건강보조제(비타민B) 복용 문제   396

3-8. 오메가 3, 커피, 음식 문제   400

3-9. 샤워 문제   402

3-10. 몸이 하는 말에 항상 주의를 기울여야한다   403

4. 정신과 약을 먹어야 할까?   404

3장 통증 해소 방법   408

1. 이유 없는 통증의 예방법   408

2. 만성 통증의 해소법   413

맺음말   420

책을 끝내며...   425

지식 습득 교재 및 기타 참고 자료   426

독서 방법(반드시 읽기를 권함)

 이 책은 부담 없이 읽을 수 있는 일상의 경험담과 일반인이 이해하기에는 약간 벅찬 과학지식으로 구성되어 있다. 이 책은 절대 과학지식을 전달하려는 목적이 없다. 나에게는 그러한 지식도 없다. 이 책은 경험과 과학지식을 통해 오늘날의 많은 사람들이 왜 뇌 질환이나 암, 희귀, 난치병, 심각한 만성질환 등에 잘 걸리는지, 손상된 뇌를 어떻게 치료해야 하는지를 알려 주기 위한 것에 목적을 두고 있다. 그러므로 이해하기 힘든 과학지식을 알기 위해 노력할 필요는 없다. 내용을 읽다 과학 이론이나 용어가 나오면 눈으로만 읽고 경험담이 나왔을 때 주의 깊게 읽으면 된다. 나는 일반 독자가 과학지식이 없어도 책이 무엇을 말하는지 알 수 있도록 충분히 반복적으로 설명했다.

이 책 전체를 관통하는 핵심 내용은 다음과 같다. 이것을 기억하면 글을 읽을 때 큰 어려움이 없을 것이라고 생각한다.
1. 전기가 흐르면 전자파가 발생한다. 문명사회는 완전히 전기에 의존하고 있다. 그러므로 오늘날의 인간은 항상 인공 전자파에 노출되어 있다.
2. 전자파의 속성 또는 본질은 전류이다.
3. 인간은 진화의 선상에서 인공 전자파에 전혀 적응하지 못했다. 그래서 인공 전자파는 종류, 세기에 관계없이 어느 것이나 인체에 유해하다.
4. 전자파는 어떤 형태, 어떤 방식으로든 뇌를 자극한다.
5. 좌뇌는 인체의 우측 전체를, 우뇌는 좌측 전체를 지배한다.

6. 자극에 대한 뇌의 반응에는 전신의 혈관 수축이 있는데 뇌 손상이 심할수록 혈관 수축이 심하고 건강할수록 작다.

7. 혈관이 수축하면 뇌와 몸은 약화되고 손상된다. 특히 뇌는 일단 약화, 손상되면 절대 회복되지 못하기 때문에 뇌는 어떤 이유로 손상됐든 뇌 자극원인 전자파가 존재하는 환경에서는 혈관의 수축으로 시간이 갈수록 손상이 커지고 손상 속도가 빨라진다. 뇌 손상이 심해지면 인체 전체 혈관의 심한 수축과 소멸로 몸 역시 약화, 손상이 심해진다.

8. 뇌는 손상되면 뇌 기능에 이상이 발생한다.

9. 뇌와 몸은 약화, 손상이 심해지면 예민도가 상승하고 심하면 거의 무한대까지 상승한다.

10. '인체의 전자파에의 노출-전자파의 뇌 자극-뇌의 반응-전신 혈관의 수축과 소멸-인체 전체의 약화, 손상'과정은 전자파가 존재하는 환경에서는 순환하게 되므로 뇌와 몸 상태는 시간이 흐름에 따라 계속 악화되고 그에 따라 예민도는 계속 상승한다. 만약 인체의 예민도, 특히 뇌의 예민도가 높아지면 아주 작은 전자파 자극도 심한 혈관 수축과 뇌 기능의 큰 이상을 초래해 매우 짧은 시간 안에, 심하면 즉시라도 인체의 약한 부위에 어떤 증상을 유발하게 된다.

11. 전자파에의 지속적인 노출은 각종 질병의 원인이 된다.

12. 뇌에는 매일 새로운 뇌 신경세포(뉴런)가 생성된다.

13. 뇌 신경세포는 다른 세포와 달리 성장해서 연결되어야 한다(신경신호를 주고받을 수 있을 정도로 접해 있어야 한다는 의미이다). 새로운 뉴런은 뇌 상태가 나쁘면 죽는다.

14. 운동은 뇌 상태를 정화한다.

15. 뇌 자극이 중지되고 뇌 상태가 정화되면 뇌의 혈관이 수축을 중지

하고, 복원되고, 생성되고, 새로운 뉴런은 죽지 않고 성장해 다른 뉴런과 연결된다. 이것은 뇌가 기능을 찾아가는, 즉 손상된 뇌가 회복되어 간다는 것을 의미한다.

16. 뇌 질환으로 진단된다는 것은 뇌 손상이 심하다는 것을 의미한다.

17. 뇌 질환으로부터 회복되기 위해서는 전자파를 포함해 뇌를 자극하는 모든 자극을 피해야 하고 운동을 통해 뇌 상태를 정화시켜야 한다. 뇌를 자극하는 환경, 특히 전자파환경이 좋지 않으면 뇌를 정화시키는 운동효과는 짧은 시간 안에 사라진다.

18. 지속적인 뇌 보호와 뇌 상태 정화는 뇌를 정상으로 환원시킬 수 있다. 이것은 오랜 시간을 필요로 한다.

BOOK I

전자파와 뇌 손상

1장 전자파와 인체 손상

　과거에는 요즘과 달리 한 프로그램 전체를 의사들의 건강 지식 전달로 채워놓은 TV 방송이 없었다. 오래 전 한국인은 경제적으로 빈곤해 건강을 챙길 여유가 많지 않았고 TV 채널도 몇 개 되지 않았으니 건강에 관한 프로그램이 많이 제작, 방송되지 못한 것은 어쩌면 당연한 일이었는지도 모른다. 그러나 그러한 프로그램이 전혀 방송되지 않은 것을 빈곤과 채널수의 문제로 돌릴 수는 없다. 어찌됐든 한국은 자본주의 국가이기 때문이다. 만약 건강 프로그램이 인기를 크게 끌 수 있었다면 광고주는 얼마든지 구할 수 있었고 방송 시간도 얼마든지 확보할 수 있었을 것이다. 간단히 말해 과거에는 건강에 관한 문제가 지금처럼 심각하지 않았다는 것을 건강 프로그램이 전혀 없었던 것을 통해서도 어느 정도 유추해 볼 수 있다.
　오늘날의 사람들은 경제 발전, 인터넷과 통신기기의 발달, 각종 매체의 질병 예방과 영양 정보 전달로 인류역사상 질병 예방법을 가장 잘 알고 있고 건강을 확실하게 지킬 수 있을 정도로 충분한 영양을 섭취하고 있다. 이것을 생각하면 오늘날의 사람들은 과거의 어느 시대 사람들보다 어떤 질병에도 잘 걸리지 않고 훨씬 더 건강해야 한다. 그런데 질병에 관한 통계는 이러한 추측을 완전히 뒤엎는다. 질병통계는 거의 모든 질병이 지속적으로 크게 증가하고 있고 특히 뇌 질환은 폭발적이라고 할 만큼 증가하고 있는 것을 분명하게 보여 준다.

많은 전문가들은 뇌 질환의 폭발적 증가를 노령화로 설명하려고 한다. 물론 노령화가 진행될수록 몸 전체가 약해지므로 신경계통도 약화되니 노령화가 원인 중의 하나임에는 분명하다. 그러나 뇌 질환을 포함한 거의 모든 질병의 지속적이고 큰 상승을 노령화로 설명할 수 없고 실제로 통계 중 일부는 질병의 증가, 특히 뇌 질환의 증가와 노령화 사이에 상관관계가 전혀 없음을 보여 준다(미국 알츠하이머협회도 노령화와 치매 사이에 상관관계가 없다고 공식적으로 밝히고 있다). 이러한 질병의 급격한 증가는 TV, 신문, 라디오, 잡지 등 다양한 매체의 건강 프로그램 등장, 확대로 연결되고 있다. 최근 들어 각종 매체가 건강에 관한 내용을 많이, 그리고 크게 다루고 있는 것은 확실한 배경이 존재하는 것이다.

인터넷과 통신의 대중화로 사람들은 이제 누구나 질병을 예방하고 건강을 지킬 수 있는 방법을 쉽게 찾을 수 있게 되었고 각종 매체를 통해서도 건강에 관한 다양한 지식을 얻으며 경제 발전으로 충분한 영양식을 하고 있는데도 불구하고 뇌 질환, 희귀, 난치병, 만성 질환 등을 포함해 거의 모든 질병이 크게 증가하고 있다는 것은 우리의 환경에 근본적인 큰 변화가 있다는 것을 말해 준다.

― 뇌 질환이 갖는 의미

나는 복합부위통증증후군(CRPS) 환자이다(환자였다라고 말할 수도 있다). CRPS는 드러나는 통증만 보면 말초신경 약화로 인한 단순한 외과적 통증 질환으로 보인다. 그러나 인체 전체 내·외부에서 발현되는 모든 증상을 종합해 보면 CRPS는 뇌의 심각한 손상을 기반으로 하는 병이라는 것을 알 수 있게 된다.

 인터넷을 검색해 보면 이 병에 관해 다양한 말이 나오는데 최근에는 CRPS 환자의 몸에서 자가면역 항체가 발견되어 이 병을 자가면역 질환의 하나로 보는 견해도 있다고 한다. 자가면역 질환이란 몸의 면역계통이 자신의 신경을 손상시키는 질환이다. 뇌는 자체가 신경이다. 그래서 자가면역 질환에 걸렸다는 것은 뇌 신경세포가 손상된다는 것, 즉 뇌가 손상된다는 것을 의미한다. 어쨌든 CRPS는 자가면역 질환의 하나이든 다른 질환이든 간에 명백히 심각한 뇌 손상을 기반으로 한다. 결국 CRPS에 걸려 있던 나는 심각한 뇌 손상을 겪었던 것이다.

 뇌가 심각하게 손상되면 사람의 인생은 사실상 종말을 고한 것이나 다름없게 된다. 뇌 질환을 의학적 용어로 본질을 순화하고, 약으로 뇌 손상으로 인한 증상을 최대한 줄여 사회생활을 좀 더 연장시킨다 해도 뇌 질환으로 진단된다는 것은 인생이 사실상 종말을 고했고 환자는 죽는 날까지 비참함과 고통 속에 살아야 한다는 사실에는 변함이 없다. 나 역시 한동안 그랬다. 나는 병이 악화되어 가자 평생 단 한 번도 겪어 보지 않았고 생각해 보지도 못한 심각한 증상들이 머리끝에서 발끝까지, 그리고 몸의 외부뿐만 아니라 내부에서도 정말로 끊임없이 발현했다(나는 자가치료를 했기 때문에 일체의 정신과 약을 먹지 않았다). 나에게 발현했던 모든 증상들의 최종 원인은 단 하나, 뇌의 심각한 손상 때문이었다. 앞의 '복합부위통증증후군(CRPS) 발병 후 겪은 증상들' 그림은 내가 겪은 모든 증상들을 표시한 것이다.

 일반사람들은 심한 뇌 손상이 인체에 어떤 증상을 유발할 수 있는지,

뇌 손상이 인생에 어떤 의미를 갖는지 알지 못한다. 심지어 뇌 질환자들이 TV에 출연해 방송활동을 하고 사람들은 그들이 하는 방송활동을 아무렇지도 않은 듯 본다. 환자도, 시청자도 뇌에 심각한 손상이 생겨 뇌 질환으로 진단되었다는 것이 무엇을 의미하는지 전혀 모르기 때문이다. 그들은 단지 병 하나에 걸린 것으로 생각한다.

― **전자파의 본질은 전류이다**

 세상에는 전자파라는 것이 있다(우리가 일상생활에서 접하는 것은 비전리전자파이다). 이것은 전기라는 느낌을 전혀 주지 않지만 전기처럼 감전을 일으킨다. 이 감전은 너무나 약해 전기와 달리 즉각적으로 어떤 느낌도 주지 않고 인체에 표면적으로는 어떤 반응도 유발하지 않음에도 불구하고 인체의 외부뿐만 아니라 뇌와 몸의 깊은 곳까지 확실하게 자극한다. 인체는 전자파에 오랜 기간 계속 노출되면 뇌와 몸이 깊고 광범위하게 손상되고 그 결과 인체에는 대단히 심각한 질환들이 나타나지만 이것에 의한 인체 손상은 대단히 오랜 기간에 걸쳐 진행되고 손상 메커니즘도 대단히 어렵고 복잡해 일반인은 이것의 유해성을 정확히 이해하지 못한다.

 전자파는 전기 감전에 의한 즉각적인 생물학적 사망 같은 것은 발생시키지 않지만 뇌를 심각하게 손상시켜 살아 있는 것이 고통이고 비참한 비극적인 사회적 사망에 이르게 할 수 있다. 전자파는 인간의 문명에 무한히 기여하고 개인에게는 편리함과 경제성, 오락성 등을 부족함 없이 제공하기 때문에 사람들은 이것의 유해성을 안다 해도 사용을 포기하지 못한다. 이것은 형체도 없고 흔적도 남기지 않으며 초당 속도는 30만km(지구의 일곱 바퀴 반)이고 임의의 한 공간에 들어가는 양에도 제한이 없다. 이것은 물체를 만나면 진행방향을 유지한 채 그대로 투과하거나 굴절, 회절, 편광 등의 방식으로 통과하기도 하고 반사, 산란도 한다. 그래서 사람들은 전자파의 유해성을 안다 해도 대처하는 것이 불가능하다. 전자파는 전기에너지와 다른 전자기에너지라는 이름을 갖고 있지만 본질은 전류이다. 이것이 전자파다.

 전자파는 물리학과 전자기학에 나오는 어려운 용어이다. 일반인이 전자파를 이해한다는 것은 쉬운 일이 아니다. 그리고 자신과 평생을 같이 하는 뇌와 몸의 특성에 관해서도 알지 못한다. 그러니 사람들은 전자파의 유해성을 알면서도 전자파로 가득 찬 주변의 전자파 환경을 조금이라도 개선하려는 어떤 시도도 하지 않으며 무시무시한 전자파를 발산시키는 전기, 전자기기를 전혀 두려움 없이 사용한다. 전자파는 보통의 건강을 가진 인체에는 즉각적으로 어떤 자극도 주지 않으며 전자파 자극으로 인한 결과인 인체 손상은 5년, 10년, 20년, 또는 그 이상 흐른 후 나타난다. 따라서 전자파에 대한 무지와 무증상 때문에 일반인들이 전자파에 적극적으로 대응하지 않는 것은 어쩌면 당연한 일인지도 모른다. 만약 사람들이 전기, 전자기기를 사용할 때마다 감전 통증을 겪는다면 그들은 단 1초도 망설임 없이 어떤 조치를 취할 것이다. 왜냐하면 감전의 원인이 전류이고 그것이 자신의 몸을 손상시킨다는 것을 본능적으로 알기 때문이다. 전자파는 전류처럼 이처럼 강력한 자극을 주지 않는다. 따라서 사람들은 자신의 몸이 전자파에 자극받고 손상되고 있다는 사실조차 알지 못한다. 그러니 어떤 조치도 취하지 않는다. 전자파가 유해하다는 것은 단지 그들이 피상적으로 알고 있는 수많은 상식 중의 하나일 뿐이나. 실사 전자파의 위험성을 좀 더 구체적으로 알고 그 결과가 치명적이라는 것을 안다 해도 그것은 먼 훗날의 얘기일 뿐이다.

 이론상 전자파란 무엇일까? 전자파는 전기장, 자기장, 운반자인 광자로 구성되며 전자기과정을 거쳐 만들어지는 전자기에너지로 전자기파의 약자이다. 좀 더 구체적으로 말하면 전하가 가속도운동을 하면 시변 자기장(시간에 따라 변하는 자기장)이 만들어지고 이것을 근거로 시변 전기장(시간에 따라 변하는 전기장)이 만들어진다. 그리고 이것을 근거로 다시 시변 자기장이 만들어진다. 이렇게 시변 전기장과 시변 자기장은 상대방을 근거로 외부에서 에너지가 공급되는 한 무한히 복사되어 공간으로 퍼져나가며 외부에서 투입된 에너지는 전자기에너지로 바뀌어 전기장과 자기장에 실려 공간에 저장된다. 전자파의 또 하나의 구성요소인 광자는 독립된 에너지량을 갖는 양자로 전자파의 운반자이다(양자란 물리학에서 더 이상 쪼갤 수 없는 양을 가리키는 용어로 주로 에너지를 표기할 때 사용한다). 전기장과 자기장에너지의 전자기에너지에의 기여도는 동등하며 한 매질(쉽게 물체 또는 임의의 정해진 한 공간이라고 생각하자)의 전자기에너지 밀도는 전기장과 자기장에너지의 총합이다.
 전자파가 무엇인지에 관한 이 설명이 쉬운가? 만약 일반인에게 전자파를 이렇게 설명하면 그들은 전자파가 무엇인지, 전자파가 인체에 왜 유해한지 이해하지 못할 것이다. 전자파를 쉽게 이해하지 못하면 전자파의 유해성은 그들이 알고 있는 수많은 상식 중의 하나가 되어 전자파로부터 자신을 지키기 위한 어떤 적극적 행동을 하지 않게 된다. 그래서 전자파는 쉽게 설명되어야 한다.
 우선 전자파의 속성 또는 본질(이하 본질)부터 생각해 보자(이론적 배경은 나중에 설명하고 여기서는 결론 중심으로 말하겠다).

전자파는 전류 없이 만들어지지 않는다. 즉, 전자파의 존재는 절대적으로 전류의 존재를 전제로 한다.

전자파는 전자기과정을 거쳐 만들어지는 전자기에너지이고 한 매질에서의 전자기에너지 밀도는 전기장에너지(전기장, 전기에너지)와 자기장에너지(자기장, 자기에너지)의 총합이다.

전기에너지와 자기에너지의 전자기에너지에의 기여도는 동등하다(이것은 전기장과 자기장에 전자기에너지가 정확히 반씩 저장되어 있다는 것을 말한다). 그런데 자기에너지는 전기에너지로 표현될 수 있다. 따라서 전자기에너지는 전기에너지라고 말할 수 있다.

과학에서 에너지란 개념은 어떤 일을 할 수 있는 능력이므로 전기에너지란 전기가 일을 할 수 있는 능력이고 음전하를 가진 전자가 이동해서, 바꿔 말해, 전기가 발생해서 만들어지는 에너지이다(양전하이든 음전하이든 전하가 이동하면 전기가 발생한다). 즉, 전기에너지가 발생한다는 것은 전기(전기에는 정지한 정전기와 이동하는 전류가 있다)가 발생한다는 것을 의미한다.

  그러므로 전자기에너지는 전류라고 말할 수 있고 전자파는 전자기과정을 거쳐 만들어지는 전자기에너지이므로 전자파도 전류라고 말할 수 있다.

결론적으로 전자파의 본질은 전류라고 말할 수 있고 전자파는 전류의 다른 모습이라고도 할 수 있다. 실제로 전자파는 감전을 일으키고 빛이나 전류처럼 초당 30만km로 이동한다. 전류와 다른 점은 도선 없이 이동하며 장벽이 있어도 빛처럼 투과하거나 굴절, 회절, 편광의 방식으로 통과하며 반사, 산란도 한다.

  전자파의 구성요소로 전자기에너지의 반을 저장하는 자기장은 투과하지 못하는 물질이 없다. 이것은 전자기에너지 크기와 관계가 없다. 이렇게 전자기에너지의 반을 가진, 다시 말해 전기에너지의 반을 가진 전자파의 구성요소 중 하나인 자기장이 어떤 물체이든 완전히 투과하므로 인체는 어떤 종류, 어떤 세기의 전자파에 노출되든 자극받고 손상된다. 이렇게 인체를 손상시키는, 본질이 전류인 전자파가 전류라는 용어 대신 우리의 생활공간을 뒤덮고 있고 사람들은 그것도 부족해 강력한 전자파를 발생시키는 휴대용 전자기기를 가지고 다니며 조금의 두려움도 없이 사용한다.

 전자파는 전류가 흐르는 어디에서나 발생하므로 전선에도 발생한다. 즉, 전자파는 전류를 최종적으로 소모하는 전기, 전자기기에서만 발생하는 것이 아니기 때문에 기기와 연결된 전선과 코드에서도 발생한다(전기, 전자기기는 꺼져 있어도 회로 동작에 필요한 미량의 전류를 소모한다고 한다). 그러므로 전기를 사용하는 한 전자파에 의한 인체 손상은 숙명과 같은 것이다.

― 어떤 전자파도 인체를 손상시킨다

 전기에 의해 운용되는 문명 속에서 살아가는 우리가 일상생활에서 접하는 전자파는 세포를 직접 손상시키지 못하는 비전리전자파이다. 그런데도 비전리전자파에 노출된 인체는 기본적으로 자극받고 손상된다. 이유는 자기장과 뇌의 특성 때문이다.

 인체는 수분이 많아 유전율이 높은 유전체로 유전율이 높으면 전자파의 구성요소 중 하나인 전기장은 에너지를 쉽게 잃으므로 전자파가 소멸하기 쉽다(유전율과 유전체에 관해서는 뒤에서 상세히 설명한다). 비전리전자파의 전기장은 에너지가 작다. 그래서 비전리전자파는 인체 내부로 깊게 진행하지 못한다. 전자파의 운반자인 광자 역시 에너지가 작아 인체 내부 깊숙이 진행하지 못한다. 전기장과 광자는 전자파의 구성요소이므로 어느 것이라도 에너지가 소멸하면 전자파는 소멸한다.

자기장은 어떤 물체, 어떤 두께라도 투과하고 자기장이 도체를 투과하면 도체에는 전류가 발생한다. 자기장은 전자파의 구성요소 중 하나이고 전자기에너지의 반이 저장되며 인체는 양이온과 음이온이 많아 도체이다. 비전리전자파는 인체에 닿으면 전자기에너지가 작아 쉽게 소멸한다. 그런데 전자파가 피부에 닿은 순간부터 소멸하기 직전까지 생성된 자기장은 뇌와 몸을 투과한다. 뇌와 몸은 이 자기장에 실려 있는 전자기에너지로부터 자극을 받는다. 앞서 말했듯이 전자기에너지는 전기에너지이고 전기에너지는 전류의 존재를 의미하므로 뇌와 몸은 결국 전류 자극을 받는 것이다.

뇌와 몸을 자극하는 것은 유기전류도 있을 수 있다. 인체에는 양전하를 가진 양이온과 음전하를 가진 음이온이 많아(쉽게 말해 양극을 띤 이온과 음극을 띤 이온이 많다는 것이다) 인체는 도체이기 때문에 자기장이 인체를 투과하면 인체에는 유기전류가 발생한다.

유기전류는 구리선처럼 인체 표면에만 발생할까? 나는 자기장의 인체 통과로 인해 생성되는 유기전류는 구리선처럼 인체 표면에만 발생하는 것이 아니라 뇌와 몸 내·외부의 수많은 부분에서 발생한다고 생각한다. 왜냐하면 이온이 있는 체액은 인체에 균일하게 분포하지 않으며 부위별, 구획별로 구성요소가 달라 이온의 관점에서 보면 인체 내부에는 수많은 장벽이 있는 것과 같으므로 인체는 하나의 도선으로 볼 수 없고 수많은 도선이 함께 하는 것으로 봐야 하기 때문이다.

뇌는 자극을 받으면 반드시 하는 반응이 있다. 혈관 수축이다(이에 관한 증거는 앞으로 구체적으로 보여 주겠다). 뇌는 좌뇌와 우뇌로 나뉘어져 뇌들보로 연결되어 있는데 좌뇌는 인체의 우측을, 우뇌는 좌측 전체를 지배한다. 따라서 뇌가 자극을 받으면 뇌가 지배하는 인체의 모든 혈관이 수축한다. 혈관 수축이 심하면 인체 조직에 산소와 영양이 부족해져 조직은 약화되고 손상된다(세포가 모여 조직이 되고 조직이 모여 심장, 간, 허파 같은 기관이 되며 기관이 모여 인체를 형성한다). 이러한 조직의 약화와 손상은 자극에 대한 뇌의 반응인 전신의 혈관 수축 때문에 발생하므로 뇌 조직도 약화되고 손상된다. 뇌 조직의 약화는 더 큰 반응, 더 큰 혈관 수축으로 이어져 뇌의 약화와 손상은 시간이 갈수록 더 빠르게 진행된다. 왜냐하면 뇌 신경세포는 회복능력이 전혀 없기 때문이다.

 비전리전자파가 뇌를 자극하는 경로는 두 가지로 추정된다. 하나는 자기장의 뇌 투과 때 발생하는 전자기에너지와 유기전류에 의한 직접 자극이고 다른 하나는 전자파나 자기장이 몸의 감각수용체(신경을 말한다)나 근육세포를 흥분시킬 정도로 자극해 자극이 신경신호로 전환되어 뇌를 자극하는 간접 자극이다. 직접 자극은 전자파의 종류나 세기에 관계없이 발생하며 간접 자극은 전자기에너지가 커야 발생할 수 있을 것이다. 만약 뇌가 직접 자극에 간접 자극까지 받는다면 자극의 크기는 커질 것이다. 주파수가 높다면 광자에 의한 뇌의 간접 자극 가능성도 배제하지 못할 것이다. 광자는 독립적인 에너지를 가진 입자이기 때문이다(광자에너지(E)=플랑크상수(h)×주파수(f)).

 전자파의 본질은 전류이다. 그러므로 인체는 전자파에 노출되면 크든 작든 전기 자극을 받는다. 전자파의 구성요소 중 하나인 자기장은 전기에너지를 싣고 에너지 크기와 관계없이 인체를 완전히 투과하므로 뇌와 몸은 전기 자극을 받는다. 또한 자기장은 뇌와 몸을 투과할 때 인체 내·외부의 수많은 곳에 유기전류를 발생시킨다. 이 유기전류도 뇌와 몸을 자극할 것이다.

 뇌는 인체 전체를 지배하며 자극을 받으면 크든 작든 반드시 혈관을 수축시키는 것으로 추정된다. 지속적인 혈관 수축은 인체의 약화와 손상으로 이어진다. 따라서 인체는 전자파에 지속적으로 노출되면 전자기에너지 크기와 관계없이 약화되고 손상된다. 전자파에 의한 인체의 약화와 손상은 시간의 문제일 뿐이다.

 혈관의 수축 정도는 전자파누적크기(세기+밀도+노출시간)와 인체 상태에 의해 결정되는 것으로 추정된다. 혈관의 수축 정도가 크면 인체는 빠르게 약화되고 손상될 것이다. 그러므로 인체의 약화와 손상 기간은 전자파누적크기와 인체 상태에 의해 결정될 것이다.

 우리가 볼 수 있는 전자파인 가시광선(빛. 우리가 사물을 볼 수 있는 것은 이 전자파 때문이다)은 비전리전자파 중 가장 높은 전자기에너지를 갖고 있지만 인체를 손상시키지 않는다. 그에 반해 인공 전자파는 전자기에너지가 아무리 작아도 인체를 손상시킨다. 나는 이것이 수십억 년에 걸친 인체 진화의 결과라고 믿는다. 달리 말하면 인간은 인공 전자파에 전혀 적응하지 못한 상태이므로 인공 전자파는 어떤 것이든 인체에 안전할 수 없다는 것이다.

 나는 CRPS 발병 후 인체 예민도가 거의 무한대로 상승해 전등을 포함해 어떤 전기, 전자기기를 사용하지 않았음에도 감전을 겪었는데 그것은 방의 전선, 외부의 전선, 방에서 20m 정도 떨어진 변압기에서 발생하는 전자파와 주변의 집들에서 발생하는 전자파들이 복합적으로 작용했기 때문이었을 것이다(믿기 힘들겠지만 나는 방의 보일러 온수관에서 발생하는 전자파(일종의 수맥파)도 영향을 주었다고 생각한다). 이것은 인공 전자파는 아무리 약해도 인체를 손상시킬 수 있다는 것과 건강한 인체 역시 어떠한 자극을 느끼지 못해도 모든 전자파는 인체를 자극한다는 것을 실증적으로 보여 준 것이라 할 수 있다. CRPS에 걸린 후 내 뇌와 몸에는 대단히 특이하고 심각한 증상들이 끊임없이 발현했다. 나는 이 모든 증상들을 전자파 회피라는 방식으로 회복시켰다. 이것은 전자파가 내 뇌와 몸에 발현한 모든 증상들의 원인임을 분명히 말해 준다.

1. 두 사건을 통해 전자파의 존재와
   위험성을 알게 되다

 CRPS 발병 전 내가 전자파에 대해 알고 있었던 것은 '전자파는 유해하다'는 말과 휴대폰과 전기장판에서 발생한다는 것뿐이었다. 그 이상 아는 것도 없고 생각해 본 적도 없었다. 예외가 있었다면 어디선가 휴대폰을 머리 옆에 두고 자면 안 좋다는 말을 들은 적이 있어 잘 때는 머리에서 약간 떨어뜨려 놓고 잤다.
 내가 전자파의 유해성을 처음 알게 된 것은 2016년9월27일사고 후 두 달 보름 정도 지나 무선 인터넷폰을 사용했을 때이다. 나는 인터넷폰을 7분 정도 사용한 후 오른팔을 야구 방망이에 맞은 듯한 극심한 통증을 겪었다. 그 극심했던 통증은 약 2시간 동안 같은 강도로 지속되다 어느 한순간 정말 거짓말처럼 완전히 사라졌다. 이미 말한 대로 나는 그때까지 전자파에 대한 걱정은 고사하고 전자파가 무엇인지 알아 본 적도 없었고 생각해 본 적도 없었지만 본능적으로 이것이 전자파 때문에 발생했다고 생각했다. 나는 이 경험 후 즉시 인터넷 와이파이 모뎀을 껐고 PC와 노트북 사용을 완전히 중지했으며 스마트폰 사용을 최소화했다.
 얼마 후 나는 다시 한 번 아무런 이유 없이 큰 통증을 겪는 사건을 겪었다. 누워 있는데 갑자기 긴 철사가 발바닥을 찌르고 들어오는 것이었다. 나는 철사가 발바닥을 찌르고 들어오는 동안 통증이 너무 심해 큰 비명을 질렀다. 내가 얼마나 놀라고 고통스러웠을 지는 충분히 상상할 수 있을 것이다. 나는 이것을 겪기 전 이미 인터넷폰 사건을 겪어 전자파가 인체에 큰 통증을 줄 수 있다는 것은 알았지만 여전히 전자파가 무엇인지, 어떤 식으로 인체를 자극하는지, 증상은 어떻게 나타나고 크기는 어느 정도인지 등에 관해 전혀 알지 못하고 있었다. 사고 후 발현한 많은 심각한 증상들 때문에 나는 전자파에 관해 생각할 여유가 전혀 없었기 때문이다. 나는 이 사건을 겪었을 때 이미 인터넷폰 사건을 겪었으므로 통증의 원인이 전자파라고 생각했지만 본능적으로도 전자파가 원인임을 알 수 있었고 전자파는 몸을 찌르고 들어온다고 생각하게 되었다.

 이 사건을 겪기 전부터 나는 수시로 발 전체가 수백, 수천 개의 가시나 바늘 같은 것에 동시에 찔리는 통증을 겪고 있었다. 통증 뒤에는 항상 즉시 발의 붓기가 갑자기 훨씬 커지고 심한 열이 발생했으며 색깔이 자줏빛으로 변했다(사고 후부터 발은 항상 부어 있었고 평소에는 차가움을 유지했으며 누워 있을 때는 매우 창백했다. 시간에 따른 발의 변화 모습은 사진2-7 참고). 그리고 손가락, 발가락 끝도 매우 크고 예리한 송곳 같은 것에 수시로 찔렸다. 나는 이 통증이 발생하면 엄청난 통증 때문에 대단히 놀랐고 다시 발생할지 모른다는 공포감에 빠졌었다. 다행히 손가락, 발가락에 발생하던 찔림 통증은 연속으로 발생하지 않았다. 만약 이 현상이 연속으로 발생했다면 나는 아마 기절했을 것이다. 이렇게 발 전체와 발가락, 손가락에 찔림 통증이 발생할 때 나는 단순히 몸 상태가 너무 나쁘기 때문이라고만 생각했을 뿐 원인이 무엇인지 알지 못했고 전자파가 원인이라고는 상상조차 하지 못했다. 그런데 무선 인터넷폰 사건을 겪으면서 전자파에 대해 눈을 떴고 발바닥 찔림 사건을 겪으면서 나는 드디어 전자파의 실체와 위험성을 알기 시작했다.

내가 몸에 찔림 통증이 있다는 것을 언제부터 알았는지 정확히 기억하지 못하지만 대체로 사고 후 한 달 정도 지난 시점부터였을 것이다. 시간이 지나자 찔림 현상은 스마트폰을 사용할 때마다 손등에서 발생했고 발과 다리 일부에서도 발생했다. 시간이 좀 더 지나자 이 현상은 전신으로 확대됐다. 고환에 발생하는가 하면 센서가 있는 소변기 앞에서 복부에 발생하기도 했고 냉장고 앞 또는 슈퍼마켓 안에서 목이나 가슴에도 발생했다(목을 찔리는 경우에는 기분이 정말 상했다). 이외에도 얼굴과 손목에도 발생했으며 산에서 옆 사람이 카메라로 경치를 찍는 순간 가슴에 발생한 일도 있다. 이들 중에서 가장 특이하고 심각했던 사례는 고환의 찔림이다. 나는 그때 어떤 동작도 하지 않은 채 누워 있었다. 이 사례는 다른 사례들과 달리 1-3초(?) 간격으로 4-5번 연속으로 발생했다. 고환이 연속으로 찔리자 몸 전체가 심하게 떨렸고 심장은 제멋대로 뛰었다. 이 상황은 오래 지속되지 않았다. 그러나 짧았던 그 시간 나는 정말로 내 목숨을 포기했었다. 그때는 상황이 너무 심각해 호전될 것이라는 어떤 희망도 가질 수 없었을 뿐만 아니라 그것을 반전시키기 위한 어떤 시도도 해 볼 여유가 전혀 없었다. 얼굴 전체가 잔가시에 찔린 사례도 특이했다. 나는 찔림 현상을 수없이 겪었지만 동시다발적 찔림은 몸의 좌우에서 동시에 발생한 적이 한 번도 없었고 오로지 몸의 오른쪽에만 발생했었다. 그런데 이때는 얼굴의 좌우에서 동시에 다발적 찔림 현상이 발생한 것이다. 물론 워낙 순간적이었기 때문에 내가 착각했을 가능성은 있다. 내가 묘사한 이들에는 조금의 과장도 없다. 이들은 내가 겪은 사례들의 일부이다.

 내가 겪은 찔림 현상은 내부에서의 찔림과 외부로부터의 찔림으로 나누어지며 내부의 찔림은 명백히 내부에서 밖을 향하는 찔림과 방향을 알 수 없는 내부 찔림으로 나누어진다. 외부로부터의 찔림은 발바닥과 고환 사례를 제외하면 모두 무엇인가에 찔린다기보다는 피부가 작은 곤충에 쏘이는 듯한 느낌이었다. 내부 찔림의 크기는 다양했다. 크고 아주 예리한 송곳에 찔리기도 했고 끝이 약간 무딘 것에 찔리기도 했다. 작은 바늘이나 가시에 찔린 적도 있고 찔린다기보다는 타격에 가까운 느낌이지만 타격이라고도, 찔림이라고도 할 수 없는 것도 있었다. 이 경우는 끝이 약간 뭉툭한 무엇인가에 강하게 맞는 듯한 느낌도 섞여 있었다. 나는 찔림 현상의 종류와 방향을 이렇게 상세히 기술할 수 있을 정도로 다양하게, 그리고 많이 겪었다.

나는 계속되는 경험 때문에 찔림 현상이 전자파 때문에 발생한다는 것을 알 수 있었다. 내부 찔림 현상은 통증의 발생 과정을 추측조차 할 수 없었지만 외부 찔림 현상은 스마트폰을 사용할 때마다 발생했고 찔림 방향이 명백히 외부에서 내부를 향했으므로 나는 당연히 전자파에 찔리는 것으로 생각했다. 그렇다면 우리가 끊임없이 접하는 전자파는 정말로 내가 알고 있는 것처럼 찔림 현상을 유발하고 인체를 손상시키는 원인이 될 수 있을까? 나는 스마트폰 사용 때 외부 찔림을 너무 많이 겪었기 때문에 오랜 기간 '그렇다'라고 망설임 없이 대답할 수 있었다. 그런데 전자파 전문가들의 글이나 연설을 들어 보니 경험으로부터 형성된 내 지식에 문제가 있을 수 있다고 생각하게 되었다. 그래서 나는 한동안 내 생각에 확신을 갖지 못하게 되었다. 그렇다고 전문가들의 주장도 도저히 받아들일 수 없었다. 전자파가 존재하는 공간에서는 내 몸에 어떤 증상이든 발현했고 발현한 증상들은 예외 없이 유지되고 악화되었는데 반해 전자파로부터 안전한 공간에서는 어떤 증상도 발현하지 않았고 기존의 증상들은 예외 없이 호전되고 소멸했다(나는 이러한 경험을 반복적으로 했고 철저한 전자파 회피로 내 뇌와 몸을 호전시키고 있었다). 이 때문에 나는 비전리전자파는 인체에 유해하지 않다는 전문가들의 주장을 받아들일 수 없었던 것이다.

 상당 기간 지속되던 전자파의 인체 손상에 대한 나의 확신 부족은 기초적이지만 전자기학, 물리학, 전기학, 생리학, 해부학 지식 등을 습득하면서 해소되기 시작했다. CRPS에 걸린 후 우연히 전자파가 인체를 손상시킨다는 것을 알게 되고 다양한 지식을 습득하자 나는 인공 전자파는 종류와 크기에 관계없이 어떤 형태, 어떤 방식으로든 인체를 손상시키는 실체임을 알게 된 것이다. 그래서 지금부터 나는 인공 전자파의 인체 손상을 내 경험과 과학 지식을 결합시켜 설명하려고 한다. 따라서 비록 기초적인 내용들이지만 앞으로 과학 이론과 용어들이 자주 등장할 것이고 특히 바로 뒤에 나오는 '전자기학, 물리학 기초 지식의 이해'는 상당히 수준이 있는 내용들이다. 내가 과학적 이론과 용어들을 소개하는 이유는 설명의 편의를 위한 것일 뿐, 내용의 중심은 과학 이론이나 용어가 아닌 내 경험이다. 그러므로 과학지식과 용어들을 알 필요 없는 독자들은 그것들을 이해하려고 노력할 필요가 없고 경험 위주의 내용만 이해하면 된다.

 나는 독자가 과학지식을 모르더라도 내가 전달하려는 내용이 무엇인지 충분히 알 수 있도록 설명했다. 그러므로 다시 한 번 강조하는데 과학 지식을 알기 위해 노력할 필요는 없다. 만약 원하지 않는다면 뒤의 전자기학, 물리학 기초 지식의 이해는 읽지 않아도 된다. 물론 이론과 용어들을 안다면 읽는 재미는 좀 더 있을 것이다.

2. 전자기학, 물리학 기초 지식의 이해

2-1. 전자파

전자파는 전자기파의 약자로 전기장(전기에너지, 전계), 자기장(자기에너지, 자계), 광자로 구성된다. 좀 더 구체적으로 말한다면 전자기파는 시변 전기장, 시변 자기장, 광자로 구성된다(시변이란 시간에 따라 변하는 것을 말한다). 전기장은 전기력을 즉각 발생시킬 수 있는 잠재 능력을, 자기장은 자기력을 즉각 발생시킬 수 있는 잠재능력을 말한다.

전기력이란 쉽게 말하면 +전기를 띤 물체와 -전기를 띤 물체 사이에는 인력(끌어당기는 힘)이 작용하고 같은 극성을 가진 물체 사이에는 척력(밀어내는 힘)이 작용하는 것을 말한다-이론적으로 말한다면 +전기를 띤 물체는 양전하로, -전기를 띤 물체는 음전하로 설명해야 하는데 전하라는 개념이 쉽지 않아 물체로 설명했다(전하는 뒤에서 상세히 설명한다).

잠재능력이란 이런 것이다. 예를 들어 한 공간에 +전기를 띤 물체(또는 -전기를 띤 물체)가 하나만 있다면 인력이나 척력이 발생하지 않지만 이 공간에 어떤 극성의 물체를 놓으면 둘 사이에는 즉각 인력이나 척력이 작용하게 된다. 이들 사이에 즉각 인력이나 척력이 발생하는 이유는 +전기를 띤 물체가 주변에 자신의 힘을 저장하고 있었기 때문이다. 즉 잠재능력이란 어떤 힘을 즉각 발생시킬 수 있는 능력을 말한다.

자기력이란 예를 들면 나침반의 N극은 자석의 S극을 가리키고 S극은

N극을 가리키는 힘을 말한다.

 전자파는 전하가 가속도 운동을 할 때 발생한다. 전하가 정지해 있으면 전기장만 발생하며 등속운동을 하면(예를 들어 도선의 전류가 직류인 경우) 전기장과 자기장은 발생하지만 전자파는 발생하지 않는다. 왜냐하면 시변 전기장과 시변 자기장이 발생하지 않기 때문이다. 전하의 가속도 운동(예를 들어 도선의 전류가 교류인 경우)만이 시변 전기장과 시변 자기장을 만드는데 이 시변 전기장과 시변 자기장은 서로 상대방을 근거로 교대로 끊임없이 만들어지며 이것이 전자파가 되어 공간으로 퍼져 나간다. 시변 전기장과 시변 자기장이 끊임없이 만들어지기 위해서는 전하가 외부로부터 에너지를 계속 공급받아야 한다. 지속적으로 전하를 가속도 운동시키기 위해 투입된 에너지는 전자기적인 에너지로 변환되어 전자파에 의해 공간에 저장된다.

 광자는 전자파가 파동 칠 때 나타나는 더 이상 나눌 수 없는 에너지 덩어리인 양자로 물질과 상호작용 시에는 에너지가 변하고 소멸할 수 있다(예를 들어 광자는 원자와 충돌하면 에너지를 소모하고 소멸할 수 있다). 광자는 에너지가 크면 모든 물질의 최소 단위인 원자를 이온화할 수 있다. 이온화란 원자에서 전자가 떨어져 나가거나 원자에 전자가 추가되는 것을 말하는 것으로 정상 원자가 소멸함을 의미한다. 따라서 세포 원자가 다량으로 이온화된다면 세포는 손상되거나 소멸한다.

 전자파의 본질은 무엇일까? 전자파의 본질을 이해하기 위해서는 전기장, 자기장, 전하, 전기에너지, 전류, 전력 등의 이해가 선행되어야 한다. 그러므로 이들에 대한 설명이 되어 있지 않은 지금 전자파의 본질을 말하는 것은 시기상조이다. 그래서 지금은 대략적으로 전자파의 본질에 관해 말해두고자 한다.

 전자파는 전자기과정을 거쳐 만들어지는 에너지, 즉 전자기에너지이다. 전자파, 즉 전자기에너지는 전기장과 자기장으로 구성되는데 이것은 전자파가 전기에너지와 자기에너지로 구성된다는 것과 같은 의미이다. 전기에너지는 전류의 존재를 전제로 한다. 따라서 전기에너지가 존재한다는 것은 전류가 존재한다는 것을 의미한다. 자기에너지는 자석의 존재를 전제로 한다. 자석의 최소 단위인 자구의 근원은 전류이다. 즉, 자석의 근원이 전류이므로(이것은 보어(Bohr)의 원자 모델을 이용한 전자의 스핀과 공전, 전하의 이동, 전류의 발생과 이동, 앙페르(Ampere)의 오른손나사법칙 등을 설명해야하므로 설명을 생략한다) 자기에너지의 존재 역시 전류의 존재를 의미한다. 이렇게 전자파의 구성요소인 전기에너지와 자기에너지가 전류의 존재를 의미한다는 것은 전자파의 존재가 전류의 존재를 의미하는 것이 되므로 전자파의 본질을 전류라고 말할 수 있고 전자기에너지의 본질 역시 전류라고 말할 수 있다. 전자파의 본질이 전류인 것은 이 외에도 전력 송신, 포인팅 벡터, 전자파 흡수율 단위, 전자파의 구성요소를 통해서도 알 수 있다.

 전력은 일반적으로 아는 것처럼 도선으로 이동하는 것이 아니라 전력이 분포한 전자파가 도선이 유도하는 방향으로 초당 30만km로 이동한다(일부는 도선으로도 이동한다). 즉 전자파의 이동은 전력의 이동인 것이다. 전력(기호 P, 단위 W)은 전압(기호, 단위 V)과 전류(기호 I, 단위 A)의 곱이고(W=VA) 전류가 1초 동안 하는 일의 양이므로 전력은 전류의 존재를 전제로 한다. 따라서 전자파의 존재는 전류의 존재를 의미한다고 말할 수 있다. 이것은 전자파의 본질이 전류임을 말해 준다.

전자파의 본질이 전류임은 물리학에서 포인팅 벡터(poynting vector. 전자기에너지 흐름을 나타내는 벡터(크기와 방향을 동시에 표현하는 물리량))를 얻는 과정에서도 알 수 있다. 전자기장에서 전자기에너지 밀도는 전기장과 자기장 에너지의 합인데 전기장은 물론이고 자기장 역시 전기에너지로 표현할 수 있으므로{u(에너지밀도)=$\frac{1}{2}$E(전기에너지)×D(전속밀도)+$\frac{1}{2}$H(자기에너지)×B(자속밀도)⇒$\frac{1}{2}$ε(엡실론, 유전율)E^2+$\frac{1}{2}$εE^2. 출처: namu.wiki poynting vector} 전자기에너지는 전기에너지라고 말할 수 있고 전류라고도 말할 수 있다(식을 보면 알 수 있듯이 전기장과 자기장의 전자기장에의 에너지 기여도는 동등한데 이것은 전자기에너지는 전기장과 자기장에 정확히 반씩 저장된다는 것을 의미한다). 따라서 전자기에너지는 전자파이므로 전자파를 전류라고 말할 수 있다.

전자파의 본질이 전류임은 전자파흡수율 단위를 봐도 알 수 있다. 전자파흡수율(SAR)이란 인체의 단위 질량에 흡수되는 전자기에너지의 양을 말하는 것으로 단위는 W/kg(와트 퍼 킬로그램)이다. 전력(W)은 전압과 전류의 곱이고 전기가 1초 동안 하는 일의 양이므로 전자파 흡수율이란 인체의 단위 질량에 전기가 1초 동안 하는 일의 양이다. 따라서 전자파 흡수율은 반드시 전류의 존재를 전제로 한다. 이렇게 전자파의 흡수율 단위를 보더라도 전자파의 본질은 전류라고 말할 수 있다.

전자파의 본질이 전류임을 가장 쉽게 알 수 있는 것은 전자파의 구성요소이다. 전자파는 전기장과 자기장으로 구성된다. 전기장은 전기에너지가 분포하는 공간이므로 당연히 전류의 존재를 전제로 한다. 자기장은 어떨까? 전자파의 전기장과 자기장은 시변 전기장과 시변 자기장이다. 즉, 자기장이 시간에 따라 변하는 것이다. 자기장이 변하면 자연의 법칙에 따라 전류가 발생한다. 따라서 시변 자기장이 전자파의 구성요소라는 것은 전자파에 전류가 존재한다는 것을 의미한다. 즉 전자파의 본질은 전류라는 것이다.

핵심 내용
1. 전자파는 전기장(전기에너지, 전계), 자기장(자기에너지, 자계), 운반자인 광자로 구성된다.
2. 전자기에너지는 전기장과 자기장에 반씩 저장된다.
3. 전자파의 구성요소인 전기장과 자기장의 본질이 전류이므로 전자파의 본질도 전류이다. 따라서 전자파, 전기장, 자기장은 모두 인체를 자극하고 손상시킨다.
4. 전자파의 운반자인 광자는 파동 때만 나타나는 에너지 입자로 전자파와 별개로 독립적인 물리량을 갖는다. 따라서 에너지가 크면 인체를 손상시킬 수 있다.

2-2. 전기장(전계, 전기에너지)

어느 한 공간에 +전기를 띤 물체 O_1이 있다고 하자. 만약 O_1 근처에 -전기를 띤 물체 O_2를 놓으면 두 물체 사이에는 끌어당기는 힘(인력)이 작용한다. 만약 O_1과 O_2의 극성이 같다면 두 물체 사이에는 밀어내는 힘(척력)이 작용할 것이다 이렇게 전기를 띤 물체 사이에 인력이나 척력이 작용하는 것을 전기력이 고 한다. 그런데 만약 O_2를 치우면 그 공간에는 어디에도 전기력이 나타나지 않는다. 즉 전기를 띤 물체 하나만으로는 공간 어디에도 전기력은 발생하지 않는다. 그런데 전기를 띤 O_1이 존재하는 일정 범위의 공간에는 O_1의 존재 때문에 전기를 띤 어떤 물체가 놓이게 되면 두 물체 사이에는 즉각 전기력이 발생한다. 이것은 전기를 띤 0ᵢ때문에 그 공간에는 전기력을 즉각 발생시킬 수 있는 잠재능력이 분포하기 때문이다. 이렇게 전기력을 즉각 발생시킬 수 있는 잠재능력을 전기장이라고 한다.

 전기장은 전기에너지가 분포하는 공간이므로 전기장은 전기에너지라고 할 수 있다. 그런데 전기에너지는 전류의 존재를 의미하므로 전기장의 본질은 전류라고 말할 수 있다.

 사실 전기장과 전기력은 전하로 설명해야 하지만 전하에 대한 개념이 쉽지 않아 전하 대신 전기를 띤 물체로 설명했다. 정확하게 설명하려면 전기장은 전하로 인해 발생하며 전하 주변에 분포한다고 해야 한다. 그러나 어차피 물체가 전기를 띠기 위해서는 전하를 가져야하므로 위의 설명이 잘못된 것은 아니다.

2-3. 자기장(자계, 자기에너지)

 이미 말했듯이 자기장이란 자기력을 즉각 발생시킬 수 있는 잠재능력을 말한다. 자기력이란 자성을 띤 물체끼리 끌어당기거나 밀어내는 힘이다. 예를 들어 자석의 N극들은 서로 밀어내고 N극과 S극은 서로 끌어당기는데 이것을 자기력이라고 한다.

 자기장은 자석에 의해 만들어지는데 자석은 전류에 의해 만들어지므로 자기장의 근원은 전류가 된다. 전류는 전자의 이동, 즉 전하의 이동이므로 자기장의 근원은 전하의 이동이라고 할 수 있다. 이것을 좀 더 구체적으로 보자. 그런데 이 설명은 일반인들이 이해하기에 약간 무리가 있다. 내용이 짧으므로 가볍게 읽기를 바란다.

 모든 물질의 최소 단위는 원자이다. 원자의 중심에는 핵이 있고 주변에는 전자가 있다. 전자는 음전하를 갖고 원자핵을 중심으로 자전(스핀)과 공전을 한다. 전자는 전하를 갖고 있으므로 전자가 스핀하면 전하도 스핀한다. 전하가 이동하면 전류가 발생한다(전하의 스핀 속도는 일정하므로 전류는 직류가 된다).

 전자(전하)의 스핀으로 전류가 발생하면 전자의 자전축 양 끝은 자연의 법칙에 따라 N극과 S극이 되고, N극에서 S극으로 가는 폐곡선의 자기력선이 나타난다. 만약 이 자기력선이 나타나는 공간에 나침반을 놓는다면 나침반의 N극은 즉각 자전축의 S극을 가리키고, S극은 N극을 가리키게 된다. 그 이유는 전자의 자전축 주위에 자기력선이 형성되어 자기력을 즉각 발생시킬 수 있는 잠재능력이 분포하기 때문이다. 자기장이란 이렇게 자기력을 즉각 발생시킬 수 있는 잠재능력이 분포되어 있는 공간을 말한다. 전하가 정지해 있으면 자기장은 발생하지 않는다.

 시간에 따라 자기장이 변한다는 의미를 갖는 시변 자기장은 전자파의 구성요소 중 하나로 전하가 가속도 운동을 할 때, 즉 전하의 속도가 가변적일 때 발생한다. 자기장은 모든 물체를 투과하므로 인체도 투과하며 자기장이 통과하는 도체에는 유기전류가 발생한다. 인체는 도체이다.

핵심 내용 및 보충

1. 자기장의 근원이 전류이므로 자기에너지의 근원도 전류이다. 앞서 전자파에서 포인팅 벡터를 얻는 과정의 u(에너지 밀도)의 식에서 보았듯이 자기에너지는 전기에너지로 표현할 수 있으며, 전기에너지(기호 E, 단위 joule)는 I^2(전류)R(저항)t(시간)이므로 전류의 제곱에 비례한다. 이것들은 결국 자기장도 전기장과 마찬가지로 본질이 전류임을 말해 준다.

2. 자기장은 전자기에너지의 반을 저장한다. 전자기에너지의 본질은 전류이고 전기에너지와 자기에너지의 합인데 자기에너지는 전기에너지로 표현할 수 있으므로 전자기에너지는 결국 전기에너지로 표현할 수 있다. 따라서 자기장이 전자기에너지의 반을 저장한다는 것은 전기에너지의 반을 갖고 있다는 말과 같다.
3. 자기장은 어떤 물체든 투과하므로 인체도 투과한다.
4. 자기장이 도체를 투과하면 도체에는 유기전류가 발생한다. 인체는 도체이다.
5. 어떤 전자파의 자기장이 됐든 전자기에너지의 반을 가진 자기장은 인체를 투과하고, 유기전류를 발생시키므로 인체를 손상시킨다. 특히 뇌 손상은 인체에 수많은 질병을 유발하는 특별한 의미를 갖는다.

2-4. 전하

지금까지 전하란 용어를 많이 사용했다. 도대체 전하란 무엇일까? 이것을 알기 전에 우선 모든 물질의 최소 단위인 원자의 구조부터 알아보자.

기본적으로 원자는 다음 쪽의 보어(Bohr)의 원자모델에서 보듯이 양전하를 가진 양성자와 전하를 갖지 않은 중성자가 원자의 핵 안에 있고 음전하를 가진 전자가 원자핵 주변을 자전하며 공전한다(양성자와 전자의 수는 같으며 중성자수도 거의 같지만 다른 경우도 있다). 양성자와 전자의 수가 같으면 양전하와 음전하의 합이 0이 되어 원자는 전기적으로 중성을 띤다.

양성자는 전자보다 약 2000배 무거워 잘 움직이지 않으며 중성자와 함께 핵력에 의해 핵 안에 구속되어 있다. 반면 전자는 가볍다. 그래서 외부에서 에너지가 가해지면 최외각 전자는 쉽게 원자궤도에서 이탈한다(하나의 공전궤도에는 최대 2개의 전자가 들어간다). 만약 원자에서 전자가 이탈하면 원자 상태가 달라진다.

그림2. 보어(Bohr)의 원자모델

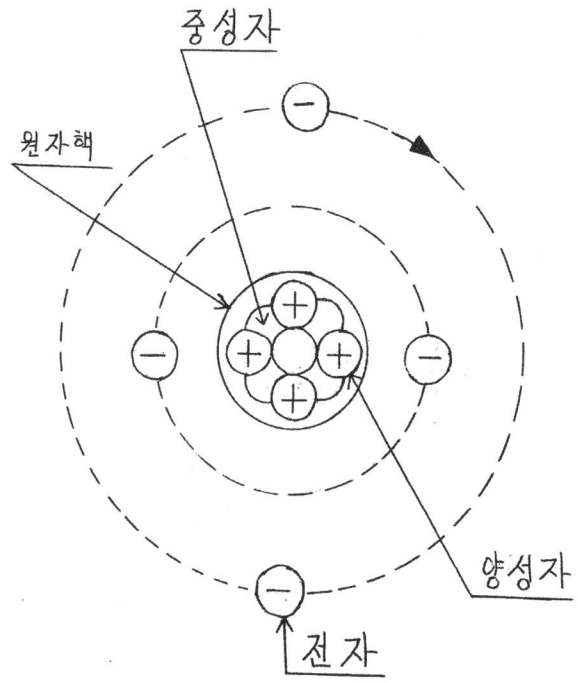

예를 들어 상대적으로 전자를 잘 주는 매질인 사람의 피부와 전자를 잘 받아들이는 매질인 폴리에스터가 마찰해 피부 원자에서 전자 한 개가 이탈해 폴리에스터로 이동했다고 가정해보자(매질이란 파동과 관련된 용어로 공간에 분포하며 파동을 전달하는 매개체로 일반 물체뿐만

아니라 공기, 액체 등도 포함된다). 그러면 피부 원자의 전자 수는 한 개가 줄어 양전하를 가진 양성자의 수가 음전하를 가진 전자의 수보다 한 개가 더 많게 되어 원자 전하의 총합은 +1이 된다. 이 때문에 피부 원자는 양전하를 띠게 되고 전기를 띠게 된다. 따라서 피부 역시 전하의 총합이 +1이 되어 양전하를 띠어 전기를 띠게 된다. 이것은 인체 전체로 확장한다 해도 마찬가지이다.

전자를 잘 받아들이는 매질인 폴리에스터는 어떻게 될까?-피부의 원자에서 이탈한 전자는 자유전자라 하며 음전하를 갖는다. 폴리에스터는 피부에 비해 전자를 잘 받아들이는 매질이므로 피부에서 이탈한 자유전자는 폴리에스터로 이동한다. 그러면 폴리에스터의 전하의 총합은 −1이 되어 폴리에스터는 음전하를 띠게 되며 역시 전기를 띠게 된다. 만약 피부에서 많은 전자가 폴리에스터로 이동해 피부와 폴리에스터의 전하량이 크게 증가하면 양쪽 모두 전기량이 크게 증가한다. 즉 양전하이든 음전하이든 전하량의 증가는 전기량의 증가를 의미한다. 지금까지 원자 모델과 실제 사례를 통해 전하에 대해 설명했는데 이것들을 정리하고 필요한 내용을 추가하면 다음과 같다.

1. 전하에는 양전하와 음전하가 있고 전하 사이에는 전기력이 작용한다.
2. 양전하와 음전하는 부호만 다를 뿐 등가이다.
3. 원자의 양성자는 양전하를 가지며 전자는 음전하를 갖는다. 중성자는 전하가 없다. 인체의 이온은 양전하를 가진 양이온과 음전하를 가진 음이온으로 나누어진다. 이온이 가진 전하 때문에 인체는 도체의 성질을 갖는다.

4. 원자핵 안의 양성자는 전자 질량의 약 2000배로 거의 움직이지 못하는 반면 전자는 가벼워 쉽게 움직인다. 전류는 전하의 이동이다. 그런데 양전하를 가진 양성자는 무거워 거의 움직이지 못하고 음전하를 가진 전자가 움직이므로 전류는 결국 전자의 이동이다(전자가 이동하면 전류가 발생한다).

5. 양전하이든 음전하이든 전하를 갖게 되는 물체는 전기를 띠게 된다. 이것은 전자의 이동에 의해 전하가 많아지거나 적어지기 때문에 발생하는 것이기 때문에 전하가 전기의 근원이라는 것을 알 수 있다. 다시 말해 물체가 전하를 갖는다는 것은 전기를 띤다는 것을 의미한다. 모든 물질의 최소 단위인 원자의 전자와 양성자는 전하를 가지므로 전하는 모든 물질의 전기적 성질을 결정한다.

6. 전하는 물질이 갖는 고유한 성질로 물질의 전기량을 나타낸다-이것이 전하에 대한 교과서 정의이다.

7. 전하는 입자도 아니고 물질도 아니지만 물리량을 갖는 독립적인 존재이다.

8. 전하는 정지 상태에서는 전기장만을 발생시키며 공간이 됐든 도선이 됐든 등속운동을 하면 주위에 전기장과 자기장을 발생시킨다. 만약 전하가 가속도 운동을 하면 전하 주위에는 시변 자기장이 만들어진다. 시변 자기장이 만들어지면 이를 근거로 시변 전기장이 만들어진다. 시변 전기장이 만들어지면 이를 근거로 다시 시변 자기장이 만들어진다. 전자파는 이렇게 생성되는 시변 전기장과 시변 자기장으로 구성되어 공간으로 퍼져나간다. 시변 전기장과 시변 자기장이 계속 생성되기 위해서는, 즉 전자파가 계속 생성되기 위해서는 전하가 가속도운동을 계속해야 한다. 전하의 가속도운동을 유지시키는 것은 전하 자체의 에너지가

아닌 외부에서 투입된 에너지이다. 전하를 가속도운동 시키기 위해 외부에서 투입된 에너지는 전자기에너지로 변환되어 전자파에 실려 공간에 저장된다.
9. 전하는 기본적인 전하량을 가지며 이 값은 전하가 어떤 물리적 변화를 겪더라도 변하지 않는다.

지금까지 전하에 관해 많은 내용을 서술했는데 간단히 말하면 전하는 입자도, 물질도 아니며 물체가 갖는 고유한 전기적 성질이라고 할 수 있다. 왜냐하면 물체의 최소 단위인 원자에는 양전하를 가진 양성자와 음전하를 가진 전자가 있는데 만약 어떤 물체가 양전하와 음전하의 수가 같으면 중성이 되어 전기를 띠지 않으며 양전하와 음전하 양에 비대칭이 생기면 그 물체는 전기를 띠기 때문이다.

핵심 내용

1. 전하는 양전하와 음전하로 나누어지고 양성자는 양전하를, 전자는 음전하를 가지며 전해질이 용해된 이온 또한 양전하를 가진 양이온과 음전하를 가진 음이온으로 나누어진다. 전하는 독립적인 물리량을 가진 존재이다. 전해질이란 물과 같은 용매에 넣었을 때 이온으로 해리되는 물질이다.
2. 전하가 이동(운동)하면 전류가 발생한다. 따라서 전자가 이동하면 전류가 발생한다. 전하가 등속운동을 하면 전기장과 자기장은 발생하지만 전자파는 발생하지 않는다. 그러나 전하가 가속도 운동을 하면 시변 전기장과 시변 자기장이 발생한다. 즉 전자파가 발생한다. 도선의 전자가 가속도 운동을 하면, 즉 도선에 교류전류가 흐르면 도선에는 전자파가 발생한다.

2-5. 전자파의 주파수, 파장, 에너지, 세기

 전자파의 주파수란 전자파가 1초 동안 한 주기를 완성하는 파동의 횟수이다. 예를 들어 우리가 사용하는 전등은 60Hz(헤르츠)이므로 전자파는 1초 동안 60번을 파동하며 4G폰은 8억Hz에서 26억Hz사이이므로 초당 8억-26억 번을 파동한다-100만Hz부터는 고주파로 분류된다. 전자파 에너지(전자기에너지)는 주파수에 비례한다. 파장은 한 파동의 길이를 말하는 것으로 주파수가 증가하면 파장이 짧아지고 주파수가 감소하면 파장이 길어진다(그림 참고).

그림3. 파장, 진폭

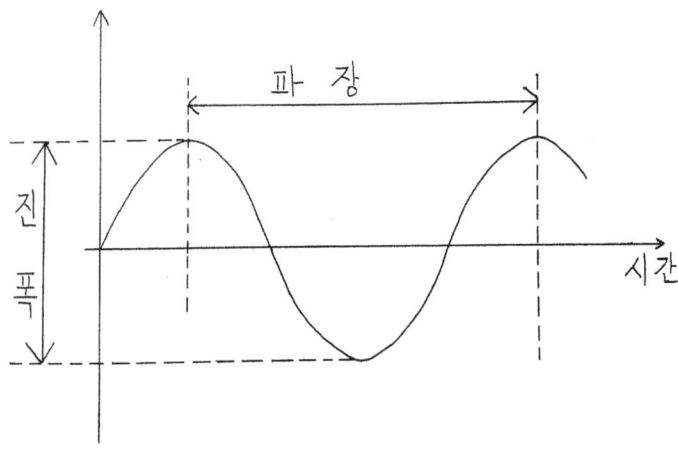

 통신회사 광고를 보면 5기가라는 말을 들을 수 있다. 5기가란 5기가헤르츠(GHz)를 말하는 것으로 50억Hz에 해당한다. 앞서 말한 고주파로 분류되는 100만Hz는 1MHz(메가헤르츠)이다. 주파수 단위는 다양하다. 우리가 많이 사용하는 주파수를 중심으로 단위에 대해 알아보자.

1GHz(기가헤르츠)=1000MHz(메가헤르츠)=10억Hz

1MHz=1000kHz(키로헤르츠)

1kHz=1000Hz

현재 한국의 가정에서 사용하는 와이파이 모뎀의 주파수는 2.4GHz(24억Hz)와 5GHz 두 종류가 있다. 4G(4세대) 스마트폰의 주파수는 8억-26억Hz, 5G(5세대)는 35억-280억Hz사이이다. 우리가 일상생활에 사용하는 무선 주파수는 대략 3kHz-300GHz사이이다(ex:라디오, TV, 무전기, 휴대폰, 전자렌지). GHz보다 높은 단위로는 THz(테라헤르츠), PHz(페타헤르츠), EHz(엑시헤르츠)가 있다.

1THz=1000GHz

1PHz=100만GHz

1EHz=10억GHz

적외선은 300GHz-430THz,

인간이 사물을 볼 수 있게 해 주는 가시광선은 400-800THz,

피부암을 유발하는 것으로 알려진 자외선은 30PHz-30EHz,

x선은 30PHz-3000EHz,

암 치료에 이용하는 감마선은 대략 3-300만EHz이다.

 지금까지 주파수 단위에 대해 알아보았는데 주파수는 파장에 반비례하고 에너지 크기에 비례하며 에너지 크기는 인체에 대한 자극의 크기와 관계가 있다. 따라서 주파수, 파장, 에너지는 전자파의 인체 영향력을 판단할 수 있는 지표들이며 그 중 주파수는 가장 알기 쉬운 지표라 할 수 있다. 그러나 주파수만으로는 전자파의 인체 유해성을 판단할 수 없다. 극저주파 전자파도 인체를 손상시킨다는 연구결과들이 다수 있고 주파수가 낮아도 전력밀도나 자속밀도가 높으면 인체 손상이 커지기 때문이다(전력밀도, 자속밀도 모두 전류량에 비례한다). 알기 쉬운 예로 송전선의 주파수는 60Hz에 불과하지만 전압이 높고 다량의 전류가 흐르기 때문에 송전선 주변의 전력밀도와 자속밀도가 높아 인체에 위험한 것이다.

 전자파 세기는 인체 손상과 관계있다. 구체적으로 보자. 전자파는 전기장과 자기장으로 구성된다. 따라서 전자파 세기는 전기장 세기(V/m, 볼트 퍼 미터), 자기장 세기(A/m, 암페어 퍼 미터), 또는 전력밀도(W/m^2, 와트 퍼 미터제곱)로 알 수 있다(전력밀도는 전기장과 자기장 세기의 곱이다(W/m^2=V/m×A/m).

 전기장은 전기에너지라고 할 수 있고 자기장 역시 전기에너지라고 할 수 있다. 전력밀도는 전기장과 자기장의 곱이므로 당연히 전기에너지와 비례한다. 그러므로 전자파 세기는 전기에너지 크기와 관계가 있다.

 자기장 세기가 크면 전력밀도뿐만 아니라 자속밀도도 커진다. 자속이란 자기장의 자기력선을 말하는 것으로 자속밀도는 단위면적 당 자속의 양이다. 단위는 T(테슬라)와 G(가우스)를 사용한다(B(자속밀도)=μ(뮤, 투자율, H/m,)×H(헨리, 자기장 세기 A/m)=A/m^2×A/m=A^2/m^3, 또는 wb(웨버, 자속)/m^2(이 식의 전개는 복잡하므로 생략한다). 1T=10^4G, 1G=10^3mG(밀리가우스)).

 투자율이란 쉽게 말하면 물체에 자기장이 가해졌을 때 물체가 자화되기 쉬운 정도를 나타내는 물리량이다-투자율이 높은, 즉 자화가 잘 되는 대표적인 강자성체는 철이고 투자율이 1이하로 자화가 안 되는 반자성체는 금, 은, 구리, 유리 등이며 투자율이 1보다 약간 높아 자화가 조금만 되는 상자성체로는 알루미늄 등이 있다.

 자기장 세기는 매질을 고려하지 않은 H=A/m와 매질을 반영하는

B=μH=wb/m^{2}으로 표현된다. 그러므로 실제적인 자기장 세기는 자속밀도(B)이다. 자기장 세기는 매질을 반영하든 반영하지 않든 전류량(A)에 비례한다. 자속밀도(B)의 식에서 알 수 있듯이 전류량이 증가하면 자속밀도가 높아진다. 즉, 단위면적 당 자기력선이 증가하는 것이다. 자기력선은 전자기에너지, 즉 전기에너지를 방출하므로 자속밀도가 높으면 방출되는 전기에너지가 크다.

 자기장이 자성을 가진 매질에 가해지면 매질 내의 자기쌍극자들은 자기장의 방향(N극에서 S극)과 같은 방향으로 배열된다(자기쌍극자란 원자의 공전이나 자전에 의해 만들어지는 미소한(아주 작은) 막대자석이다). 다시 말해 자성을 가진 물체는 외부에서 자기장이 가해지면 내부의 자기쌍극자들이 매질에 가해지는 자기장과 같은 방향으로 배열되어 매질 내의 자기장 세기가 증가하게 된다. 한마디로 말해 자성을 띤 물체는 자기장이 인가되면 자기장 세기가 증가한다.

 인체는 헤모글로빈의 성분인 철분을 함유한 자성체이다. 따라서 전자파나 자기장이 인체에 인가되면(가해지면) 자기장 세기가 증가하고 그로 인해 자속밀도가 높아져 인체는 전자파에서 방출하는 전자기에너지 영향을 크게 받는다. 이것이 국제보건기구(WHO)나 각 나라들이 자속밀도에 관한 규제기준을 갖고 있는 배경인지는 알 수 없지만 자속밀도는 전자파의 인체 유해성을 평가하는 중요한 지표로 사용된다.

 광자는 독립적인 물리량을 갖는 에너지 입자로 에너지가 크면 원자를 이온화할 수 있다(원자의 이온화란 정상 원자가 전자를 얻거나 잃는 것으로 결국 정상 원자가 소멸한다는 것을 의미한다). 광자에너지는 플랑크 상수에 주파수를 곱한 값이므로 주파수가 높은 전자 파는 광자에너지가 크다. 물리학에서는 원자에서 전자를 떼어낼 만큼 광자에너지가 큰 자외선, x선, 감마선 등의 전자파를 전리전자파로, 그렇지 못한 전자파를 비전리전자파로 규정한다. 전자기에너지에 관해서는 이미 전자파에서 상술했다.

2-6. 유전체, 유전율, 분극, 투자율

 앞으로 유전체, 유전율, 분극, 투자율이라는 용어가 자주 등장할 것이다. 그래서 일반인들이 이해하기 쉽지 않다는 것을 알면서도 간단하게나마 설명해 둘 필요성을 느낀다. 물론 이미 말했듯이 나는 일반인들이 이들을 이해할 수 있도록 설명하겠지만 이해하지 못한다고 책이 알려주려고 하는 내용을 이해하는데 문제가 생기는 것은 아니다. 그러므로 앞의 내용들처럼 가볍게 읽기를 바란다.

 유전체란 자유전자(원자핵 주변에 구속되어 있지 않은 전자)가 거의 없는 분극이 발생하는 매질을 말한다(매질이란 파동과 관련된 용어로 공간에 분포하며 파동을 전달하는 매개체이다). 만약 유전체에 전기에너지(전기장, 전계)를 인가하면 원자핵 주변을 공전하던 전자들은 전기에너지의 방향과 반대 방향으로 움직여 모인다(전기에너지는 양극(+)에서 음극(-)으로 이동하며 양성자와 중성자로 구성된 원자핵은 양성자가 무거워 거의 움직이지 못한다). 이렇게 양성자는 그 자리에 있고 전자들이 한 방향으로 움직여 모이면 양전하를 가진 양성자와 음전하를 가진 전자가 나누어지는 결과를 낳는다. 이것을 분극이라고 한다(다음 쪽의 그림 참고).

 전자가 이동하면 전류가 발생하고 그에 따라 전기에너지가 발생한다. 따라서 분극이 발생하면 미소 전기장(전기에너지)이 발생하는데 전류(전기에너지)는 +에서 -로 이동하므로 미소 전기에너지는 그림4에서 보듯이 외부의 전기에너지 방향과 반대 방향이 된다. 매질 원자의 분극에 의해 발생한 미소 전기장 방향은 외부 전기장과 반대 방향이 되어 외부의 전기장(전기에너지) 크기를 감소시킨다. 감소된 에너지는 열로 나타난다(에너지보존 법칙의 결과일 것이다).

그림4. 원자의 분극, 전기에너지, 미소 전기에너지 방향

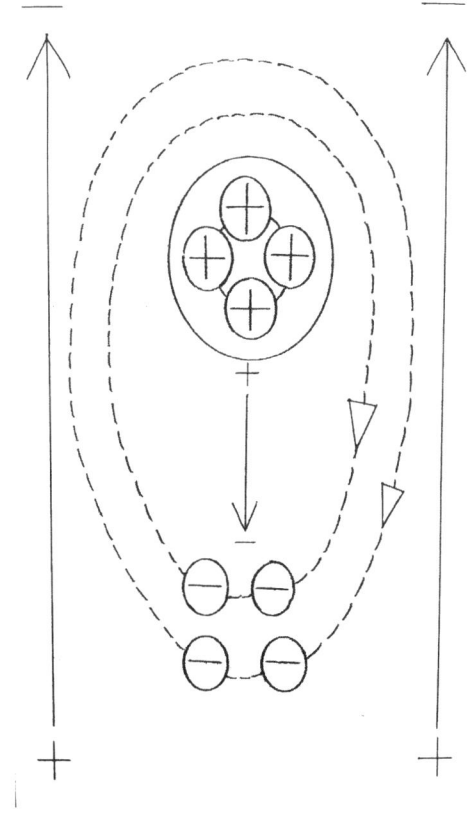

분극의 정도는 매질마다 다르다. 그것을 상수로 표시한 것이 유전율이다. 유전율이 높으면 원자의 분극이 크게 되어 원자에서 미소 전기장이 크게 발생하므로 외부에서 인가된 전기장이 크게 감소하고 그 결과 매질에 열이 크게 발생한다.

예를 들어 보자. 수분이 포함된 모래의 상대유전율은 25이며 담수는 81이다. 만약 이들에 같은 전기에너지를 가하면 열은 모래보다 담수에서 크게 발생한다. 그 이유는 유전율이 큰 담수 원자들은 분극을 크게 하고 모래 원자들은 분극을 작게 하기 때문이다.

2-7. 투자율

투자율은 간단히 말하면 물질이 자기장에 자화되는 정도(자성을 띠는 정도)를 나타내는 것이라고 할 수 있다. 예를 들어 상대투자율이 10만 이상인 철은 자기장에 노출되면 자화가 크게 되고(자성을 크게 띠게 되고) 투자율이 1이상이지만 1에 가까운 알루미늄은 자화가 극히 작게 되며 투자율이 1이하인 구리는 자화가 전혀 되지 않는다. 철처럼 투자율이 높아 자화가 크게 되고 자기장이 사라져도 자성을 유지하는 물질은 강자성체라 하고 알루미늄처럼 투자율이 1보다 높지만 1에 가까워 자화가 극히 작게 되고 자기장이 사라지면 자성도 사라지는 물질은 상자성체라 하며 구리처럼 투자율이 1이하로 자기장에 노출돼도 자화가 되지 않는 물질은 반자성체라 한다.

철이나 알루미늄이 자기장에 노출되면 자화되는 이유는 물질 내의 자기쌍극자들이 자기장의 방향과 동일하게 배열되기 때문이다(자기장의 방향은 자석의 외부에서는 N극에서 S극을 향하지만 자석 내부에서는 S극에서 N극을 향한다).

자기쌍극자란 전자가 원자핵을 자전, 공전하며 만들어내는 미소(아주 작은)한 막대자석이다. 앞서 말한 것처럼 전자가 이동하면 전류가 발생하는데 이 미소 전류가 미소 막대자석을 만든다.

 자기장이 인가되지 않은 매질은 매질의 자기쌍극자들이 일정한 방향 없이 배열되어 있다(이때의 자화는 0으로 간주된다). 그런데 매질에 자기장이 인가되면 자기쌍극자들은 자기장과 같은 방향으로 배열되어 매질의 한 끝에는 N극이 나타나고 반대쪽에는 S극이 나타난다. 즉, 매질의 자기쌍극자들이 자기장 방향과 동일하게 배열되면 매질은 자성을 띠게 되는 것이다.

3. 인공 전자파는 모두 유해하다

오늘날의 우리들은 24시간 인공적인 비전리전자파에 노출된 채 살고 있다(비전리전자파란 물질의 최소 단위인 원자를 직접 이온화할 수 없는 전자파로 쉽게 말하면 세포를 직접 손상시키지 못하는 전자파이다). 이제 인간은 인공 전자파의 도움 없이는 생활이 불가능할 정도이다. 컴퓨터와 스마트폰 없는 삶은 이제 상상조차 할 수 없는 일이 되었다. 전등 없는 삶은 가능할까? 냉장고 없는 생활은 어떻고? 오늘날 인간의 삶을 질서 있게 유지시켜 주는 사회기반시설의 운용은 모두 전기에 의존한다. 따라서 문명화된 사회의 구성원들은 인공 전자파를 피할 방법이 없다. 이렇게 인공 전자파로 둘러싸인 환경에서 살지만 거리에는 건강한 사람들로 넘쳐난다. 이것을 보면 인공 전자파의 문제는 전혀 보이지 않는다. 인간의 평균 수명도 갈수록 증가하고 있다고 한다. 그렇다면 인공적인 전자파로 인한 문제는 정말 없는 것일까?

나는 2016년9월27일 오토바이 사고로 발등을 다쳤다. 그 후 내 몸에는 매우 특이하고 심각한 증상들이 나타나기 시작했다. 이상한 것은 그러한 증상들이 발현할 어떤 이유도 없었다는 것이다. TV를 보거나 무선 노트북, 컴퓨터, 인터넷폰을 사용하면 발에 통증이 발생했다. 스마트폰을 사용하면 손가락에 감전 느낌이 오고 손등에는 수십 마리의 작은 곤충에 동시에 쏘이는 듯한 통증이 발생했으며 손목과 발에도 통증이 발생했다. 폰 사용시간이 조금이라도 길어지면 배변 압박이 급상승했다. 아무 것도 하지 않은 채 누워 있는데 갑자기 긴 철사 같은 것이 발바닥을 뚫고 들어오기도 했다. 또한 누워 있으면 발이 수백, 수천 개의 바늘이나 가시에 찔리고 곧바로 큰 붓기와 열이 발생하곤 했다. 인터넷폰을 사용한 후에 팔에 야구방망이에 맞은 듯한 통증도 발생했다. 손끝과 발끝은 아무런 이유도 없는데 수시로 송곳이나 바늘 같은 것에 찔렸다. 바늘과 같은 것이 고환을 연속으로 찌른 일도 있다. 이러한 증상들이 발생할 때 나의 일상생활은 사고 전과 전혀 다르지 않았다. 단지 발의 통증이 너무 심해 움직이지 못할 뿐이었다. 그런데 사고 후 한 달 정도 지나자 평생 한 번도 겪어보지 못한 매우 특이하고 심각한 증상들이 아무런 이유 없이 쉴 새 없이 나타나기 시작한 것이다. 이미 말한 것처럼 이러한 증상들이 전자파 때문이었다는 것을 알게 해 준 것은 인터넷폰 사건이었다. 이 사건을 겪었을 때 나는 전자파에 대해 아는 것이 거의 없었지만 인터넷폰, PC, 노트북 사용을 중지했고 스마트폰 사용을 최소화했다. 이들의 사용 중지는 내 몸을 호전시켰을까? 노트북, PC, 인터넷폰을 사용하지 않으니 이들을 사용할 때 발생하던 통증과 붓기는 발생하지 않았다. 그러나 손끝과 발끝은 여전히 수시로 송곳이나 바늘에 찔렸고 전등이나 TV를 켜고 있으면 발의 통증, 붓기, 열 현상도 항상 발생했다. 시간이 흐르자 볼 근육이 대폭 감소하고(볼의 변화 모습은 사진8, 9 참고) 팔의 알통이 완전히 사라졌으며 장딴지는 반 정도 소멸됐다. 음식은 말할 것도 없고 물만 마셔도 배변을 해야 했으며(심지어 음식을 먹는 도중에도 배변을 해야 했다) 위가 전혀 활동하지 않는 경우도 있었다. 시간이 흐를수록 상태는 계속 악화되어 갔다. 매우 짧은 시간이었지만 오른팔이 마비되고 이틀 후부터는 수저도 들지 못하게 되었으며 잠을 조금도 자지 못할 정도의 통증이 팔과 어깨에 발생하고 지속되었다. 사고 전부터 있었던 불면증은 여전했고 수면 중에는 입 안이 사막처럼 수분이 전혀 없는 상태로 변했으며 한쪽 유두는 끝이 약간 뭉툭한 송곳처럼 대단히 딱딱하고 뾰족하게 발기했다. 맥박은 1분당 98회였고(정상인은 60-70회 정도) 체중은 51-2kg에서 46kg대로 감소했다(건강할 때는 55kg). 골다공증 지수는 T마이너스3.9(T-3.9)로 대단히 안 좋은 상태까지 진행됐다.

 몸이 극도로 악화되어 가던 시기에 뇌 상태도 극도로 악화되어 갔다. 전혀 의도하지 않는 데도 불구하고 수시로 성적 상상이 떠올랐다. 이 상상에는 항상 동반되는 것이 있었다. 대단히 심한 통증이었다. 누군가에게 복수하는 상상도 수시로 떠올랐다. 역시 심한 통증이 동반됐다. 조금만 복잡한 생각을 해도 통증이 발생했고 생각을 길게 해도 통증이 발생했다. 방 밖의 닭 울음소리에 기절할 듯 놀라고 누군가 내 앞에서 핸드폰을 사용하면 욕이 나오고 싸우고 싶은 충동감에 빠졌다. 스트레스 완화제를 먹었더니 다리와 발에 모든 종류의 통증이 동시에 발생했고, 신경전달물질조절 약을 먹은 후에는 대단히 심한 통증이 항상 통증이 발현하던 오른쪽이 아닌 왼쪽에 발생한 후 며칠을 지속했다.

 이 시기와 내 뇌와 몸이 회복된 시기의 증상의 발현 차이를 보면 이때는 전자파에 노출되면 반드시 즉각적 또는 짧은 시간 안에 몸에 어떤 증상이든 발현했고 전자파누적크기(세기+밀도+노출시간)가 커지면 그에 따라 증상의 크기도 커졌지만, 상태가 회복된 시기에는 전자파누적크기가 아주 크지 않는 한 어떤 증상도 쉽게 나타나지 않는 분명한 차이를 보였다.

 나는 상태가 심하게 악화되어 갈 때 전자파를 최대한 피하고 걷기를 시작했다. 이미 말했듯이 스마트폰, 노트북, PC, TV를 사용하지 않으면 통증이 발생하지 않았기 때문에 전자파에 대해 구체적으로 알지 못해도 전자파가 내 몸에 영향을 준다는 것을 확실히 알게 되었으므로 내가 전자파를 최대한 피하게 된 것은 당연했다. 걷기를 시작한 것은 마음이 답답한 것이 가장 큰 이유였고 걷기를 좋아하는 내 개인적 성향 때문이었다(방에서조차 스틱을 사용해야 할 정도로 발 통증이 심하니 나는 오랫동안 생존과 배설 문제가 아닌 한 거의 움직이지 않았다). 스틱에 의존해 걷기를 처음 시작한 날 약 100m를 걷는데 30분 정도 걸린 것으로 기억한다.

 2016년11월말-12월초 사이부터 2017년5월 말까지 전자파로부터 안전한 산에서의 계속된 전자파 회피와 걷기 운동은 내 몸의 증상들을 크게 호전시켰다(산의 체류 시간은 날이 갈수록 길어졌다). 운동 중에 발의 붓기가 상당할 정도로 빠졌고(더 호전되자 운동하지 않을 때도 약간 빠졌다) 팔과 어깨 통증도 누워 있을 때를 제외하면 대폭 호전되었다. 내장의 예민도도 줄어 물을 마셔도 배변을 하지 않게 됐다. 성적 상상이나 누군가를 잔인하게 살해하는 상상 같은 것이 자연스럽게 떠오르는 현상도 드물어졌고 생각을 길게 하거나 복잡하게 해도 통증이 발생하지 않게 되었다. 이러한 변화는 명백히 내 뇌 상태가 최소한 악화를 멈추고 호전을 시작했다는 것을 말해 준다. 약의 반응에 대해서는 알 수 없게 되었다. 스트레스 완화제와 신경전달물질조절 약에 의한 몸의 반응을 보고 나는 완전한 자가치료를 선택했기 때문이다. 발의 순간적인 색깔 변화 현상도 드물어졌고 배변 횟수는 하루 평균 2-3회로 떨어졌다. 입 안의 사막화 증상이나 한쪽 유두의 발기 현상도 완화됐다.

 전자파로 인한 증상의 발현은 여전했다. 스마트폰을 사용하면 반드시 손, 팔, 발에 통증이 발생하고 배변 압박이 급격하게 상승했다. 전자파로 뒤덮힌 도심을 반복해서 출입하면 입술 안쪽에 점액낭종(사진10 참고, 단순한 물집이 아닌 혹임)이 발생하고 음식을 씹으면 같이 씹힐 정도로 커졌다. 와이파이가 작동하고 거의 모든 승객이 스마트폰을 사용하며 전자파가 넘쳐나는 서울의 중심부를 관통하는 버스를 1시간 동안 타고 전기, 전자기기로 중무장한 대학병원에서 2-3시간 체류를 한 후 눈에 출혈이 생겼고(병원에서 약 2시간 동안 설문지 테스트를 받았다. 사진11 참고) 버스로 병원에서 집으로 오는 도중 발과 다리 근육은 모두 즉시 터져버릴 것 같은 느낌을 줄 정도로 크게 부었다. 집에서 가까운 동네 병원에 가면 전자파 밀도가 조금이라도 낮은 대기실 밖이나 2층과 3층 사이의 계단에서 대기하는 데도(대기실 환자들이 대부분 스마트폰을 사용했기 때문이다) 발에 계속 감전 느낌이나 통증이 발생했다.

사람들은 내가 겪은 이러한 증상들을 들으면 대단히 심각하게 생각하겠지만 나는 여기서 희망을 보고 있었다. 전자파를 피하면 몸이 회복될 것이라는 추측이 몇 달 동안의 자가치료 과정을 거치며 완전한 진실로 변했기 때문이다(전자파가 줄어들면 몸 상태가 좋아지는 것을 나는 계속 경험하고 있었다). 이와 관련된 사례 하나를 구체적으로 말해 주겠다.

내가 살던 집의 방은 주방과 붙어 있었고 주방에는 냉장고가 있었다. 나는 전자파의 실체와 무서움을 알게 되자 방의 전기, 전자기기 사용을 최대한 피했다. 초기에는 주방의 전자제품까지는 생각하지 못했다. 그런데 인터넷으로 전자파의 유해성을 검색하던 중 냉장고가 전자파를 발생시키고 전자파 수치가 전자렌지보다 높다는 한 유저의 글을 본 즉시 나는 냉장고를 주방 밖으로 옮겼다(그림의 빗금 친 부분).

그림5. 집 주변 환경

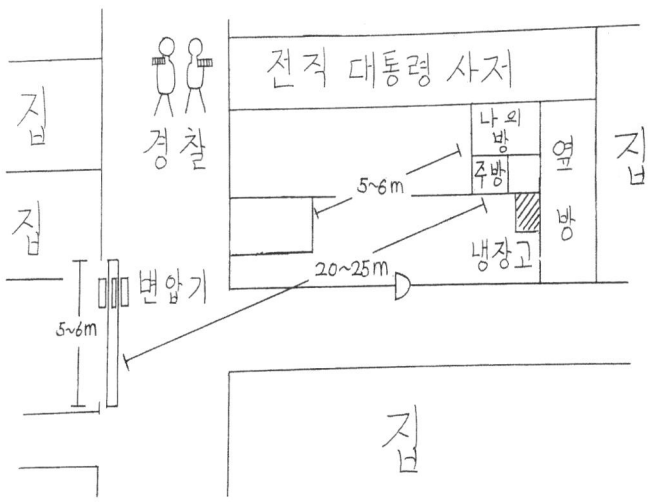

 냉장고를 옮긴 그날 밤 내 몸에 놀라운 일이 생겼다. 사고 후 단 한 번도 없었던 수면 중의 발기 현상이 나타난 것이다. 남자의 발기는 몸이 건강하다는 신호이다. 냉장고에서 발산되는 전자파가 사라지자 내 몸은 편안함을 느꼈던 것 같다. 그런데 이 현상은 2-3일 지속되다 사라졌다. 냉장고 이동 효과는 왜 2-3일 동안만 지속되었을까? 내가 이 병에 걸린 후 알게 된 것 중 하나는 뇌가 전자파 자극을 받고도 인체에 어떤 증상을 발생시킬 정도로 크게 손상되었으면 뇌는 전자파 자극이 0에 수렴할 정도가 되어야 반응하지 않는다는 것이다.
 그림5를 보면 알 수 있듯이 내 방의 전후좌우 집들에서는 와이파이와 각종 전기, 전자기기를 사용하고 있었고 더욱이 바로 뒤의 전직 대통령 집에서는 경호 문제로 훨씬 더 많은 전기, 전자기기들을 자주 사용하고

있었다. 20~30m 떨어진 곳에는 변압기가 있는 전봇대도 있었다. 이 전자파들은 내 방까지 영향을 미쳤다. 스마트폰의 와이파이 찾기 기능을 활성화시켜 보면 다수의 와이파이 신호가 잡혔다. 주변 집들의 전기, 전자기기에서 발산되는 전자파는 스마트폰 기능으로는 알 수도 없다, 그뿐인가. 내 방에 있는 전선에도 전자파가 발생했고 집 주위의 많은 전선에서도 발생했다. 이들로 인해 손상이 심했던 내 뇌는 대단히 미약하지만 기본적으로 전자파로부터 많은 자극을 받고 있었다. 결국 냉장고 이동 효과가 3일 만에 끝난 것은 냉장고 이동으로 전자파 자극이 줄자 내 몸은 자극의 감소를 발기라는 현상으로 일시적으로 보여 주었지만 나는 여전히 다양한 전자파에 노출되어 있었기 때문이다.

 전자파 자극이 0에 수렴하지 않는 한 뇌는 반응을 하고 인체에 증상을 만든다는 것은 방의 호일 작업을 통해서도 알 수 있다. 나는 방의 전기, 전자기기 사용 중단으로 만족할 수 없었다. 몸이 어느 정도 호전된 후에는 더 이상 호전되지 않았기 때문이다. 그래서 외부에서 들어오는 전자파를 차단하기 위해 방의 출입문, 천장, 벽의 네 면을 모두 알루미늄 호일로 도배하기 시작했다. 알루미늄이 전자파를 차단한다는 것을 알았기 때문이다. 처음에는 다섯 겹 정도만 할 생각이었다. 다섯 겹 정도 호일 작업을 해 놓으니 몸이 전보다 훨씬 편하다는 느낌을 받았다. 그런데 그 느낌이 2-3일 정도밖에 지속되지 않았다. 그래서 다섯 겹을 더 붙였다. 그로 인한 효과 역시 2-3일 만에 끝났다. 이 작업은 약 삼십 겹이 될 때까지 계속 됐다. 나는 호일을 조금만 더 붙이면 몸이 자극을 전혀 안 받을 것으로 생각했기 때문이었다. 그러나 내 생각과 달리 호일이 삼십 겹이 된 후에도 몸이 여전히 좋지 않았다. 호일 작업을 전혀 하지 않았던 때와 비교하면 확실히 좋아졌다. 그러나 만족할 수준으로 몸이 편해지지 않았다. 나는 더 이상의 호일 도배를 하지 않았다. 도대체 어느 정도 되어야 전자파를 완전히 막을 수 있는지 확신할 수 없었기 때문이었다(나중에 전자파의 회절능력을 안 후에야 전자파를 완전히 막을 수 없다는 것을 알게 되었다).

 수개월 동안 전자파를 피하는 방식으로 몸은 회복되어 갔지만 회복에 한계가 있다는 것을 알게 되자 나는 사고 후 약 8개월이 지난 2017년 6월 초 결단을 내렸다. 전자파로부터 안전한 산에 텐트를 치고 생활하기로 한 것이다. 나는 평생 단 한 번도 텐트를 설치해 본적도 없고 텐트 안에 들어가 본 적도 없었다. 그래도 실행했다. 왜냐하면 나는 전자파가 0이 되어야만 몸이 자극받지 않고 회복될 수 있다는 것을 경험을 통해 알게 되었기 때문이다.
 산 생활이 시작되자 몸은 급속도로 회복을 시작했다. 언제부터인지 2시간 넘게 자기 시작했다. 나중에 상세히 말하겠지만 나는 2010년 버스에 치이는 사고를 당한 후 계속 심한 불면증에 시달리고 있었다. 이것은 2016년 사고 후에도 계속되고 있었는데 처음으로 깊은 잠을 자기 시작한 것이다.
 산 생활이 계속되자 팔과 어깨 통증도 완전히 사라졌다. 누우면 심하게 발생했던 팔과 어깨 통증까지 사라지니 자는 시간은 더 길어졌다. 사진12에서 보듯이 붓고 검고 딱딱하게 각질화 되어 가던 손가락 마디들도 정상으로 환원되기 위해 시작했고(손가락 마디 변화 사진12-14 참고) 입 안의 사막화와 한쪽 유두의 발기도 드물어졌다. 또한 발의 붓기도 계속 줄어갔으며 발의 색깔 변화도 더 이상 나타나지 않았다. 전자파에 대한 즉각적인 반응도 약화되어 갔다. 전자파에 대한 몸의 반응이 둔해지자 2017년9월 말 나는 고속버스로 2시간 거리의 고향을 다녀왔다. 다녀오는 동안 어느 정도 통증이 있었고, 손이 조금 붓기는 했지만 큰 문제는 없었다. 그 전에는 그러한 여행을 생각조차 할 수 없었다. 언제 회복되었는지 팔의 알통이 완전히 다시 만들어졌고 장딴지 근육도 대부분 회복되었다(볼은 다른 근육에 비해 많이 회복되지 않았다).

 산 생활이 계속될수록 몸은 호전을 지속했지만 산 생활을 계속 할 수 없었다. 혹독한 추위가 다가오고 있었고 구청의 직원들이 텐트 생활을 더 이상 하지 못하도록 텐트를 망가뜨렸기 때문이다. 내 생각에도 겨울에는 텐트 생활이 불가능할 것 같아 전자파로부터 안전한 집으로 이사하기 위해 집을 구하고 있었는데 텐트가 철거되어 이사하기 전까지 집에서 생활하게 되었다.
 집에서의 수면 생활이 다시 시작되자 몸이 회복에 제동이 걸리고 조금씩 악화되기 시작했다. 그래서 이사를 서둘렀다. 그런데 금전 문제가 있어 도심 한복판에서 4일간 오토바이로 일을 해야 했다. 4일간 일을 한 후 내 몸은 마치 광우병에 걸린 소처럼 변했다. 한번 누우면 앉는데 1~2시간, 서는데도 1~2시간이 걸렸다. 이것도 나는 의지를 가진 인간이었기에 가능한 일이었다. 만약 소처럼 의지 없이 단순히 힘만으로 일어나려고 했다면 절대 일어설 수 없었을 것이다. 누워 있으면 무릎이 마치 일자형 막대기처럼 완전히 굳어 눈물과 고통 없이는 펼 수 없었고 몸 전체는 계속 감전현상에 시달렸다. 방에서 나는 어떤 전기, 전자기기도 사용하지 않는데 말이다. 다리가 공기에 노출되면 여러 곳에서 수포가 동시에 솟아 올라오고(사진15-16 참고), 몸에 옷이 스쳐도 심한 통증이 발생하고, 내 몸에 내 손을 대도 심한 통증이 발생했으며 몸의 오른쪽 전체에 강력한 한기, 소름이 발생했다. 개가 짖기만 해도 통증이 발생하고 목줄에 매여 있는 개가 조금만 나를 향해 움직여도 강력한 통증, 소름, 한기가 발생했다.

 심각했던 뇌와 몸 상태는 전자파로부터 비교적 안전한 시골집으로 이사한 후 계속된 자기치료를 통해 회복되기 시작했다. 나는 집에서 전자파에의 노출을 최대한 줄이기 위해 여러 가지 조치를 취했다. 전기차단기를 내려 있을 수 있는 누설 전류나 전원에 연결되어 있는 전기, 전자기기의 기본 전류 사용을 원천적으로 차단했고 길을 걸으며 운동할 때조차 가능한 길가의 전선에서 멀리 떨어져 걸었다. 운동은 하루도 빠지지 않고 계속했다.

 시간이 흐르자 내 뇌와 몸은 정상에 가깝게 회복되었다. 긴 시간이 아니라면 스마트폰을 사용해도 큰 문제가 발생하지 않게 되었고(폰을 최대한 멀리 두고 사용하며 스크린 터치도 가능한 한 손가락으로 하지 않고 전자펜을 봉에 붙여 사용한다) 버스를 타면 생기던 발의 감전 통증도 사라졌다. 그리고 도심을 출입해도 문제가 발생하지 않게 되었다.
 확실히 내 몸은 아직 완벽하지 않지만 거의 정상에 가깝게 회복되었다. 이것은 내 뇌와 몸의 내구성이 증가했음을 의미한다. 몸의 내구성 증가는 명백히 자기치료법의 중심인 전자파 회피 때문이었다. 이것은 전자파가 미약하게라도 존재하는 환경에서는 몸 상태가 악화일로였지만 전자파로부터 안전한 환경에서는 증상들이 모두 호전되었다는 사실이 명백히 증명한다. 물론 운동도 전자파와 더불어 몸을 회복시킨 요인 중 하나이다(운동을 하면 뇌의 상태가 정화된다고 한다). 그런데 인간은 끊임없이 운동할 수 없다. 걷기를 한다 해도 하루 8시간 정도가 최대치일 것이다. 나머지 시간은 자고 먹고 쉬는 시간이다. 전자파가 존재하는 환경에서는 운동효과는 빠르게 사라지고 전자파 자극으로 인해 뇌 상태는 다시 악화될 수밖에 없다. 반면 전자파가 존재하지 않는 환경에서는 운동을 하지 않아도 뇌는 회복될 수 있다. 뇌 신경세포(중추신경계통세포)는 다른 세포와 달리 회복능력이 없지만 계속 새로 생겨나므로 이것들이 자극받지 않으면 정상적으로 성장하고 서로 연결되어 뇌 기능을 정상적으로 수행할 수 있기 때문이다. 따라서 뇌와 몸의 회복을 위해서는 운동도 대단히 중요한 요인이지만 전자파 회피 없이는 뇌와 몸의 회복은 불가능하다고 봐야 한다. 만약 내가 전자파 환경이 나쁜 곳에서 생활했다면 운동을 매일 열심히 했다 해도 결코 회복되지 못했을 것이다. 이 추측을 뒷받침하는 것이 앞서 소개한 텐트 생활을 끝내고 다시 집에서 생활하자 악화된 몸 상태이다. 나는 집에서 생활할 때도 산에서 최대한 오랜 시간 운동을 계속했다. 그런데도 몸의 회복에 제동이 걸리고 악화된 것은 전자파 자극이 운동 효과를 빠르게 소멸시켰다는 것을 분명히 말해 준다.

 내 몸은 명백히 전자파가 존재하는 환경에서는 악화됐고 전자파가 거의 없는 환경에서는 호전됐다. 이것은 내 뇌와 몸, 특히 뇌 상태의 변화 때문이었을 것이다. 인체는 손상되면 자극에 대한 문턱값이 하락하고 하락의 정도는 거의 무한대이다. 뇌도 예외일 리가 없다. 따라서 비전리전자파는 일반인들에게 어떤 즉각적 반응도 일으킬 수 없는 극히 미약한 자극이지만 뇌 손상이 큰 나에게는 큰 자극이었다.

 뇌는 자극을 받으면 혈관을 수축시키는 것으로 추정되고 자극의 크기가 같다면 혈관의 수축 정도는 뇌 손상과 비례관계에 있는 것으로 추측된다. 혈관의 수축과 소멸은 당연히 인체 손상을 유발한다. 이러한 이유로 뇌 손상이 컸던 내 몸은 전자파가 존재하는 환경에서는 어떤 증상이든 즉시 발현했고 기존의 증상은 유지, 악화 되었다. 이것이 전자파에 의한 것이었음은 전자파로부터 안전한 장소에서는 모든 증상이 호전되었다는 것이 증명한다.

 확실히 뇌 손상이 크면 뇌는 자극에 심하게 반응하고 그에 따라 인체에는 큰 증상이 나타난다. 그렇다면 건강한 뇌는 전자파 자극을 전혀 받지 않고 인체에 어떤 증상도 발생시키지 않는 것일까? 나는 앞으로 과학지식과 몇 가지 자료, 그리고 내 경험을 결합시켜 건강한 뇌를 가진 인체도 비전리전자파 자극을 받으면 혈관이 수축하고 인체가 손상된다는 것을 설명할 것이다. 물론 과학지식을 동원하지 않더라도 전자파 환경이 악화되어 어떤 증상들이 발생하고 확대되고 소멸한 사례만으로도 건강한 뇌를 가진 인체도 전자파 자극을 받으면 혈관이 수축하고 그 결과 인체가 손상된다는 것을 충분히 유추할 수 있다. 그래서 여기서는 내 몸에 발생한 증상의 발생, 확대, 소멸만을 가지고 건강한 뇌도 전자파 자극을 받으면 혈관이 수축하고 그에 따라 인체가 손상된다는 것을 말해 보겠다.

 CRPS 발병 이후 몸의 증상들은 거의 오른쪽에 발현했으며 몸의 머리에서 발끝까지 내·외부를 가리지 않고 발생했다. 앞 3쪽의 전신 증상 그림만 보면 이 모든 증상들이 한 가지 문제 때문에 발생했다는 것을 누구도 상상하지 못할 것이다. 그런데 손상된 뇌는 자극에 크게 반응하고 반응의 형태 중 하나는 뇌가 지배하는 쪽 전체의 심한 혈관수축이며 그로 인해 인체 조직이 약화, 손상된다는 것과 내 몸은 뇌를 자극하는 전자파에 지속적으로 노출되어 있었고 내 뇌가 크게 손상되어 있었다는 사실을 안다면 나에게 발생한 모든 증상들의 최종 원인이 전자파 자극이었다는 것을 알 수 있게 된다. 즉, 인공 전자파에 지속적으로 노출되어 있던 내 몸은 오른쪽 혈관 전체가 손상이 큰 좌뇌로 인해 지속적으로 크게 수축, 소멸했고 그 결과 몸의 오른쪽에 수많은 증상이 발현한 것이다. 내 뇌가 손상되어 있었다는 것은 내가 CRPS에 걸렸다는 것이 증명한다. CRPS는 단순한 말초신경염이나 외과적 질환이 아닌 뇌 손상을 기반으로 하는 병이기 때문이다(이에 관한 것은 앞으로 구체적으로 설명할 것이다). 나에게 있었던 실제 사례를 통해서도 내 뇌가 심각하게 손상되어 있었다는 것을 증명할 수 있다.

 나는 2016년9월사고 후 시간이 흐르자 닭울음소리에 기절할 듯이 놀라게 되고 휴대폰을 사용하는 주변 사람에게 욕을 하고 싸우려고 하며 이러한 일이 버스에서 발생하면 순간적으로 목적지가 아닌 곳에서 하차를 했다. 이러한 문제로 의사에게 스트레스 완화제를 처방받아 먹었더니 목숨을 포기할 정도의 통증 부작용이 발생하고 신경전달물질조절 약을 먹은 후에도 대단히 심각한 통증 부작용을 겪었다. 신경안정제 성분이 미량 함유된 것으로 알려진 대추차 한 잔을 마시고 나는 밤새 단 한 순간도 잠을 자지 못했다. 조금만 생각을 깊게 하거나 복잡하게 해도 통증이 발생했으며 성적 상상이 내 의지와 무관하게 떠오르고 항상 심한 통증을 수반했다. 그 상상은 일반인이 하는 상상과 완전히 다르며 실제 성행위와 다름없이 하나하나가 매우 섬세하게 그려지고 쾌감 또한 실제보다 더하면 더했지 결코 작지 않다. 이 상상의 스토리 전개에 내 의사는 전혀 반영되지 않는다. 스스로 스토리를 만들고 스스로 진행한다. 일반인은 그러한 상상이나 쾌락을 결코 경험할 수 없을 것이다. 나는 그러한 상상과 느낌을 경험한 일이 단 한 번도 없었고 비디오를 보면서도 그러한 쾌락을 느껴본 적이 없다. 몸이 정상에 가깝게 회복된 지금은 심한 통증과 함께 경험하던 그 쾌락을 다시 느껴보기 위해 상상을 하려고 노력해도 되지 않는다. 상상은 이것만이 아니었다. 누군가에게 잔인하게 복수하는 상상도 수시로 떠올랐고 그것은 통증의 수반을 포함해 성행위 상상과 모든 면에서 같았다.

결국 그 당시 내 뇌는 심하게 손상되어 있었던 것이다. 뇌의 손상이 좌측에 컸었다는 것은 증상의 대부분이 우측에 발생했다는 사실에 근거한다(드물지만 좌측에도 크고 작은 증상들이 발현한 것을 통해 우뇌 역시 어느 정도 손상이 있었다는 것을 추론할 수 있다). 뇌의 좌측은 몸의 우측을 지배하기 때문이다.

 결론적으로 항상 전자파에 노출되었던 내 몸은 전자파의 지속적인 직간접적인 뇌 자극으로 인해 몸의 오른쪽 혈관들이 지속적으로 크게 수축, 소멸하는 문제를 갖고 있었고 그로 인해 주로 오른쪽 전체에서 다양한 증상들이 발생했다는 것이다.

 몸 오른쪽 전체의 혈관이 크게 수축, 소멸했다는 것은 오른쪽의 심한 체온 저하를 통해서도 알 수 있다. 나는 2016년사고 후 약 세 달이 지난 후부터 체온을 재기 시작했다. 그런데 체온을 잴 때마다 왼쪽에 비해 오른쪽이 심하게 낮았다. 왼쪽 겨드랑이는 36도, 무릎 안쪽은 34.5도 정도를 계속 보여 주었지만 오른쪽 겨드랑이는 35.5±0.5도, 무릎 안쪽은 아예 체온이 표시되지 않았다(내 체온계는 32도 이상만 표시된다). 심지어 입 안의 좌우도 달랐다. 혀 위쪽을 재보면 왼쪽은 36.5±0.2도였지만 오른쪽은 대체로 35.5-36도 사이였고 때로는 36±0.2도도 보여 주었다. 혀 아랫쪽은 양쪽 모두 대체로 36.5±0.2도를 보여 주었다. 나중에 다시 말하겠지만 스탠포드 의대의 한 보고서를 보면 인간의 정상 체온은 37도라고 한다. 설사 한국인이 보편적으로 알고 있는 것처럼 정상 체온이 36.5도라고 해도 내 몸의 오른쪽은 심하게 낮았었다. 몸 오른쪽의 체온 저하 현상은 몸이 정상에 가깝게 회복된 지금도 조금은 남아있다.

 일시적인 체온의 변화는 자율신경계통 기능에 의해 조절될 수 있겠지만 나의 체온 저하 문제는 전자파의 지속적인 뇌 자극으로 인한 지속적안 혈관 수축과 소멸 때문에 발생한 것이기 때문에 회복될 수 없는 것이었다. 결론적으로 몸 오른쪽의 체온 저하 현상은 몸 오른쪽에 혈관의 수축 문제가 있었다는 것을 말해 준다.

 혈관의 수축, 소멸을 보여 주는 다른 증거는 근육의 대량 손실이다. 이것은 혈관의 수축, 소멸을 가장 극명하게 보여 주는 증거일 것이다. 사고 후 시간이 흐르자 볼, 팔의 알통, 다리의 종아리 근육이 대량으로 소멸되었다. 팔의 알통은 완전히 소멸했으며 다리의 종아리는 반 정도 소멸했다. 이 기간 체중도 크게 감소했다. 체중의 감소 이유에는 골다공증도 있었겠지만 근육 손실이 볼, 알통, 종아리에 한정되지 않고 전신에서 발생했기 때문이었을 것이다. 볼, 알통, 종아리는 확인이 쉬웠을 뿐이다. 몸 오른쪽 전체에 혈관의 수축, 소멸 현상이 심하게 있었다는 것을 증명할 수 있는 것은 몇 가지가 더 있다.

첫째, 몸이 정상에 가깝게 회복되어 오른쪽 종아리 근육도 회복되었는데 오른쪽 종아리는 왼쪽과 달리 근육 크기가 분명하게 작다. 이것은 소멸한 오른쪽 혈관들이 왼쪽과 같은 정도로 완전히 회복되지 못한다는 것을 말해 준다.

둘째, 오른손 검지 마디의 각질화와 회복이다. 앞서 사진에서 보았듯이 몸이 악화되어가자 손과 손가락이 붓고 검지 마디가 검고 딱딱하게 각질화 되어 갔다. 이것은 명백히 혈액 순환이 되지 않은 결과이다. 다친 부위도 아닌 손이 붓고 손가락 마디가 검게 각질화 되어갔다는 것은(이것은 피부가 죽어가는 과정이었을 것이다) 명백히 몸의 오른쪽 전체에 혈관 수축이 심하게 진행됐고 그 영향이 큰 사지의 말단에서 더 크게 진행된 결과일 것이다. 손가락 마디의 각질은 전자파로부터 안전한 산에서 회복되었으므로 이 역시 각질화의 진행이 '전자파 자극-혈관의 심한 수축'의 결과였음을 반대로 증명하는 것이라 할 수 있다.

셋째, 좀 더 직접적인 증거를 제시해 보겠다. 우선 사진7을 보자(사진은 운동이 끝난 후에 찍은 것이기 때문에 평소보다 혈관이 좀 더 잘 보인다). 사진의 중앙 발등을 보면 왼쪽과 달리 오른쪽에 굵은 혈관이 하나 보이지 않는다. 나는 의사도 아니고 생리학자도 아니므로 양발의 혈관 위치에 차이가 있는지 없는지 알지 못한다. 다만 일반적으로 생각해 보면 양발의 혈관에는 차이가 없어야 한다. 나는 이것이 세월이 지남에 따라 혈관이 변형된 결과로 생각하지 않는다. 왜냐하면 혈관이 보이지 않는 오른발 중앙 부분은 다친 부분이고 가장 통증을 심하고 오래 겪은 부분이기 때문이다. 나는 이 굵은 혈관이 완전히 붙었다고 생각한다. 혈관이 가장 잘 드러나는 때인 운동 중, 또는 끝난 직후의 발을 실제로 보면 사진보다 더 확실하게 오른쪽 발등의 혈관들은 왼쪽보다 분명하게 더 적고 굵기도 확실히 가늘다는 것을 알 수 있다.

 혈관의 수축, 소멸로 인해 발생했던 다양한 증상, 체온 저하, 근육 감소, 피부의 변형 등은 전자파로부터 안전한 산과 외딴집에서의 계속된 생활을 통해 호전되고 소멸했다. 이들은 모두 왜 호전되고 소멸되었을까?

 나는 앞서 전자파에 노출된 인체의 뇌는 자기장의 존재 때문에 기본적으로 전자기에너지와 유기전류로부터 직접적인 자극을 받으며 인체의 모든 자극은 뇌로 전달되기 때문에 전자파 에너지가 세다면 뇌는 간접적으로도 자극받을 수 있다는 것을 설명했다.

나의 자가치료법은 철저한 전자파 회피와 운동이다. 나의 철저한 전자파 회피 행동양식은 뇌에 대한 자극을 없앴고 하루 종일 계속된 운동은 뇌 상태를 최대한 정화시켰을 것이다. 그 결과 새로 생겨난 뇌 신경세포(뉴런)들은 죽지 않고 성장해 연접(synapse. 신경세포들이 신경신호를 주고받을 수 있을 정도로 접해 있는 상태)을 형성하고 그로 인해 뇌 기능이 정상을 찾아갔을 것이다. 뇌가 회복되어 가자 뇌는 자극에 덜 반응하게 됐고 그 결과 혈관이 수축을 중지하고 복원되어 혈액순환이 정상화 되었으며 운동도 모세혈관의 생성을 촉진하고 혈액순환을 촉진시켰을 것이다. 그 결과 몸의 증상들이 호전되고 소멸되었을 것이다.

이러한 전자파환경 변화에 따른 몸의 호전, 회복은 뇌의 회복 때문에 진행된 것으로 이것은 아무리 약한 전자파라 하더라도 건강한 뇌를 자극하고 그에 따라 혈관이 수축한다는 것을 알게 해 주는 단서가 된다.

단서는 더 있다. 같은 몸 상태인데도 전자파누적크기(세기+밀도+노출시간)에 따라 내 몸에 나타나는 증상의 크기와 속도가 달랐다는 것이다. 예를 들어 전자파 밀도가 엄청나게 높은 장소에 가면 발이나 무릎에 즉시 매우 큰 통증이 발생했지만 밀도가 낮으면 어느 정도 시간이 지나야 통증이 발생하고 통증의 크기도 작았다. 또한 붓기도 마찬가지였다. 전자파 밀도가 높으면 부종(붓기)은 즉시, 그리고 급격히 커지는 반면 밀도가 낮으면 부종은 매우 서서히 그리고 작게 발생했다(앞으로 구체적으로 설명하겠지만 전자파로 인한 몸의 붓기는 모세혈관의 수축과 그로 인한 액압 상승의 결과인 것으로 추측된다). 이러한 차이는 내 뇌의 심한 손상 때문에 발생한 것도 있지만 전자파 환경에 따른 차이도 있기 때문에 건강한 뇌도 전자파 자극을 받으면 혈관을 수축시킨다는 단서가 될 수 있다.

지금까지 나는 전자파가 조금이라도 존재하는 곳에서는 내 몸에 어떤 증상이든 발현, 유지, 악화되었지만 전자파로부터 안전한 공간에서는 어떤 증상도 발현하지 않았고 기존의 증상들은 호전되고 소멸했다는 것, 전자파 환경이 다르면 증상의 발현 속도와 크기에 차이가 있었다는 것, 전자파에 노출된 인체의 뇌는 반드시 직접적이든 간접적이든 전자파로 인한 자극을 받는다는 것, 자극받은 뇌의 반응 중에는 혈관 수축이 있다는 것 등을 들어 건강한 뇌를 가진 인체도 비전리라 해도 전자파에 장시간 노출되면 자극받고 손상된다는 것을 유추했다. 만약 이 유추가 잘못되지 않았다면 우리는 이것으로부터 인공적인 모든 전자파는 인체에 유해하다는 결론에 도달할 수 있다.

전자파는 태양으로부터도 오고 지구 자체에서도 발생한다. 우리가 24시간 보는 전자파인 가시광선은 비전리전자파 중 가장 높은 주파수와 전자기에너지를 가진 전자파이고 지구 자기장의 자속밀도는 250-650 mG(밀리가우스)로 대단히 높다. 인터넷을 검색해 보면 스웨덴의 칼로린스카 연구소의 연구결과가 나오는데 3mG 이상의 자속밀도에서는 소아백혈병이 3.8배 증가하고 2.5mG 이상에서는 어른의 뇌종양 발생이 1.5배로 증가한다고 하니 지구자기장의 자속밀도가 얼마나 높은 수준인지 알 수 있을 것이다(이것은 인터넷 검색 결과로 논문의 원문은 찾을 수 없었다). 자속밀도는 자기장 세기에 비례하고 자기장 세기는 전류에 비례하므로 자속밀도가 크다는 것은 전류량이 많다는 것을 의미한다. 띠라서 지구 자기장의 자속밀도가 크다는 것은 지구 자기장에 의해 발생하는 지구의 전자기에너지가 대단히 크다는 것을 의미한다. 즉 우리는 항상 스마트폰보다 비교할 수 없이 높은 전자기에너지와 광자에너지를 가진 가시광선과 지구자기장에 노출된 채 살고 있다. 이들이 인체에 평생 손상을 전혀 유발하지 않는지는 알 수 없지만 인체의 문턱값(인체가 자극에 반응하는 최소자극값)이 거의 무한대로 하락해도 이들이 인체에 자극과 손상을 전혀 주지 않는다는 것을 나는 몸의 회복 경험을 통해 확실히 알고 있다. 내 몸은 호일로 전자파 방어막을 만든 방에서조차 방 내부의 전기선에서 발생하는 엄청나게 미약한 전자파, 외부에서 들어오는 미약한 전자파, 또는 방바닥 밑의 온수관에서 물과 온수관 내벽의 마찰로 발생했을 극히 미약한 전자파에도 크게 자극받고 손상되었지만 인공적인 전자파로부터 안전한 햇빛이 내리쬐는 들판과 산에서는 어떤 자극이나 손상도 받지 않았고 발생했던 모든 증상들은 급격히 호전되거나 소멸했다. 내 몸은 왜 강한 전자파인 가시광선과 지구자기장에는 반응하지 않으면서 방 안의 미약한 전자파, 외부로부터 들어온 미약한 전자파에는 그렇게 심하게 반응했을까? 나는 그 이유를 인체는 수십억 년 동안의 진화과정에서 자연의 전자파에는 완벽히 적응했지만 인공 전자파에는 전혀 적응하지 못한 결과라고 생각한다.

 인체가 인공 전자파에 적응하지 못하는 것은 단순히 세기만의 문제가 아닐 것이다. 여기에는 전자파밀도 문제도 결합되어 있을 것이다. 생각해 보라. 내 뇌와 몸이 회복된 산이나 들판에도 가시광선, 지구자기장이 존재했고 내 몸을 극도로 악화시킨 방에도 가시광선, 지구자기장이 존재했다. 산, 들판과 방의 차이라면 인공적인 미약한 전자파들이 방에는 다수 존재했고 산이나 들판에는 이들이 없었다는 것이다. 이 차이가 내 몸의 악화와 호전을 결정했다. 이것은 인체를 자극하고 손상시킬 수 있는 것은 전자파 세기만이 아니라 밀도 역시 중요한 요소라는 것을 말해 준다.

 한 생명체가 지구상에 출현했다. 그 생명체는 수십억 년 동안 진화를 거듭해 약 35만 년 전 현생인류인 호모 사피엔스 사피엔스가 되었다(학자에 따라 호모 사피엔스, 또는 호모 사피엔스 사피엔스로 구분한다고 한다). 이것은 하등생명체가 됐든 고등생명체인 인류가 됐든 모두 자연환경에의 적응에 완벽히 성공했다는 것을 말해 준다.

 지금으로부터 약 500년 전인 16세기, william Gilbert가 전기를 체계적으로 연구하기 시작한 이래 1879년 에디슨이 전기를 이용한 백열전등을 발명하고 1882년 뉴욕에 세계 최초의 상업발전소가 세워지는 등 인간은 시간이 흐를수록 전기에의 의존도를 높여갔다. 그리고 인간은 이제 전기 없는 삶은 생각조차 할 수 없게 되었다. 전류는 필연적으로 전자파를 발생시킨다. 따라서 우리 주변에는 전류가 만들어내는 수없이 다양한 전자파로 가득 차 있다. 이들 인공적인 전자파는 자연 전자파와 달리 종류가 다양하기 때문에 주파수, 파장, 전자기에너지, 광자에너지 크기도 다양하다. 인간은 불과 몇 백 년(짧게 보면 몇 십 년) 동안 이러한 다양한 전자파에 적응할 수 있었을까? 만약 적응하지 못했다면 비전리전자파는 아무리 미약해도 인체를 손상시킨다는 것과 인체 손상에는 전자파밀도와 노출 시간이 매우 밀접하게 연관되어 있음을 추정할 수 있다. 나는 앞서 아주 미약한 전자파들이 내 몸에 각종 증상을 유발한 사례들을 소개했다. 그것들은 비록 몸이 최악의 상태에 빠져 문턱값이 거의 무한대로 하락했기 때문에 발생한 것이지만 결국 인공 전자파는 아무리 미약해도 인체를 자극하고 그깃이 징기긴 누적되면 긴깅한 인세도 손상될 수 있음을 말해 준다.

4. 건강한 뇌를 가진 인체도 비전리전자파에 손상된다

나는 건강한 뇌도 전자파 자극을 받으면 혈관을 수축시키기 때문에 건강한 인체 역시 전자파에 손상된다고 추정했다. 그래서 지금부터 과학지식과 몇 가지 보고서, 내 경험 등을 통해 이 추정이 타당한지 검증해 보기로 하겠다.

4-1. 전자파, 전기장, 자기장은 전자기에너지, 전기에너지라고 말할 수 있고 전류라고 말할 수 있다

전자파는 전기에너지를 저장한 전기장, 자기에너지를 저장한 자기장, 운반자인 광자로 구성된다. 전자파는 전자기과정을 거쳐 만들어지는 전자기에너지이고 한 매질(물체 또는 공간)에서의 전자기에너지는 전기에너지와 자기에너지의 합인데 자기에너지는 전기에너지로 표현할 수 있으므로 전자기에너지는 전기에너지라고 할 수 있다. 따라서 전자파, 전기장, 자기장, 전자기에너지, 전기에너지는 모두 전류라고 할 수 있다.

4-2. 전자파에 노출된 인체는 기본적으로 전자기에너지 자극을 받는다

전자파는 광자에너지가 작거나 전자기에너지가 작으면 인체의 얕은 곳에서 소멸한다. 그러나 전자파가 피부에 닿은 순간부터(전자파 속도는 초당 30만km이므로 넓게 보면 전자파가 생성된 순간부터라고 말할 수 있을 것이다) 소멸하기 직전까지 생성된, 전자기에너지의 반을 저장한 자기장은 어떤 매질이든 완전히 투과하므로 뇌와 몸도 완전히 투과한다. 인체는 도체이므로 이때 인체에는 유기전류가 발생한다. 따라서 전자파에 노출된 뇌와 몸은 기본적으로 전자기에너지와 유기전류로부터 자극을 받는다.

4-3. 유기전류는 인체의 내·외부를 모두 자극한다

　인체는 자기장의 투과 때 발생하는 유기전류에 의한 자극을 받는다. 유기전류는 인체 표면에만 발생할까? 이미 말했듯이 나는 자기장이 인체를 투과하면 유기전류는 인체 표면뿐만 아니라 내부의 수많은 부위에서도 발생하는 것으로 추정한다. 이것을 구체적으로 말해 보겠다.

　도체 주위에서 자기장이 변화하면 도체 표면에 전류가 발생하는데 이것을 유기전류라고 한다. 도체 표면에 전류가 흐를 수 있는 이유는 도체에 음전하를 가진 자유전자가 존재하기 때문이다(자유전자란 원자에 구속되어 있지 않고 자유롭게 움직이는 전자를 말하는 것으로 전자가 이동하면 전류가 발생한다).

　인체에는 양전하를 가진 양이온과 음전하를 가진 음이온이 다량 존재하고 이들 이온들은 이동할 수 있기 때문에 인체는 도체이다. 따라서 자기장이 인체를 투과하면 인체에는 유기전류가 발생한다. 그런데 인체에 유기되는 전류는 구리선처럼 표면에만 흐르지 않고 내부에도 흐르는 것으로 추측된다. 이유는 다음과 같다.

　이온은 전해질이 용매(수분)에 용해(해리)된 물질이므로 체액 속에 있는데 체액은 체중의 약 60%를 차지한다. 그런데 체액은 인체에 균일하게 분포하지 않고 부위별, 구획별로 구성이 다르다. 따라서 이온의 양도 인체 부위마다 다를 수밖에 없다. 전하를 가진 이온의 관점에서 본다면 이것은 완전하지 않지만 마치 장벽이 있는 것과 같다. 따라서 이온의 관점에서 보면 인체는 하나의 도선과 같은 것이 아니라 수많은 도선의 집합체와 같은 것이 되므로 자기장이 인체를 투과하면 유기전류는 인체의 표면에만 발생하는 것이 아니라 인체 내부의 수많은 곳에서도 발생한다고 봐야 한다. 결국 유기전류는 인체의 내·외부를 가리지 않고 어느 부분이나 자극한다는 것이다.

4-4. 손상된 뇌이든 건강한 뇌이든 전자파에 노출되면 혈관을 수축시킨다

자기장에 저장된 전자기에너지와 유기전류에 의한 뇌 자극은 뇌의 상태를 구별하지 않는다. 즉 손상된 뇌이든 건강한 뇌이든 전자파에 자극받고 반응한다. 뇌는 자극을 받으면 인체의 모든 혈관을 수축시킨다. 그런데 손상된 뇌는 혈관을 크게 수축시키고 건강한 뇌는 작게 수축시키는 것으로 추정된다. 이렇게 추정하는 이유는 경험 때문이다.

내 몸의 근육들은 뇌와 몸이 크게 악화되었을 때 빠르게 대량으로 손실되었다. 짧은 기간 근육의 대량 손실이 단순히 몸의 악화 때문이 아닌 뇌의 상태 악화로 인한 혈관의 큰 수축 때문이었다는 것은 두 가지 사실을 보면 알 수 있다. 하나는 근육의 손실이 모두 오른쪽에만 발생했다는 사실이다. 이것은 내 좌뇌의 심각한 손상으로 좌뇌가 지배하는 몸 오른쪽 혈관의 심한 수축, 소멸로 인해 증상의 대부분이 오른쪽에 나타났고 근육손실도 그러한 증상 중의 하나였던 것이다. 다른 하나는 몸 상태가 악화될수록 전자파누적크기가 작아도 몸에는 어떤 증상이든 즉시, 또는 짧은 시간 안에 발현하고 빠르게 악화되었다는 사실이다.

이것은 손상이 심한 뇌로 인해 작은 전자파누적크기도 뇌를 크게 자극했고 그로 인해 뇌가 인체의 혈관을 크게 수축시킨 결과였을 것이다.

건강한 뇌 역시 혈관을 작게나마 수축시킨다는 것은 내 경험이나 사회 전체 현상을 통해서 확인할 수 있다. 내 몸은 악화되어 있었을 때 모든 증상의 발현, 유지, 확대에 전자파 자극이 큰 영향을 주었다. 그에 비해 몸이 많이 호전된 상태에서는 전자파가 큰 영향을 주지 못했으며 상태가 거의 정상으로 회복된 이후에는 전자파가 영향을 거의 주지 못했다(조금은 있다는 의미이다). 이것은 내 뇌 상태에 따라 동일한 전자파 자극에 혈관 수축의 크기가 달랐다는 것을 의미하고 이를 통해 건강한 뇌도 전자파에 노출되면 혈관을 작게나마 수축시킨다는 것을 추론할 수 있다. 건강한 뇌도 전자파 자극을 받으면 작게나마 혈관을 수축시킨다는 것은 전자파환경이 악화될수록 거의 모든 질병이 비례해서 증가하고 있는 최근의 사회현상을 통해서도 추론할 수 있다. 이에 관한 것은 많은 설명을 해야 하므로 앞으로 '인공 전자파의 유해성 증거'에서 상세히 다루기로 하겠다.

4-5. 극저주파의 인체 유해성

인체는 극저주파 전자파에 장기간 노출되면 대사관련 이온물질 및 멜라토닌 등 호르몬 분비 이상 등이 발생해 뇌종양, 백혈병, 불임, 기억력 감퇴 등이 발생하는 것으로 알려져 있고(성대신문 2016.9.11), 백혈병, 뇌종양, 유방암, 신경계 질환, 임신결과, 비호지킨성림프종 등과 같은 만성적인 질환을 유발한다는 연구결과도 있다(대한임상검사학회지 2005 '근로자들의 극저주파 전자파 노출 수준에 따른 인체 영향 평가'). 또한 미국 연방통신위원회(Federal Communications Commission)에 게시된 '극저주파 전자기장과 DNA 손상(electromagnetic fields and DNA damage. https//ecfsa-pi.fcc.gov)'을 보면 많은 연구들이 ELF EMF(극저주파 전자기장)가 DNA를 손상시킨다는 것을 보여 주며 그 중 두 연구결과는 극저주파가 DNA 수리메커니즘에 영향을 미치고 자유라디칼(활성산소=유리기)과 전이금속(예: 인체 내 철분)과의 상호작용을 유전독성 영향에 관련되어 있다고 보고했다. 이 외에도 인터넷 검색을 해 보면 퇴행성 질환이나 강력한 암의 원인인 자유라디칼이 증가한다는 연구결과들이 나오고 심장은 50~60HZ의 가정용 교류전류(이것도 극저주파이다)에 매우 민감하게 반응한다고 하는 신문기사도 있다(전기신문 2004.6.30.).

극저주파에 의한 인체 손상은 보이지 않는다는 연구결과도 있다. 앞에서 언급한 2005년 대한임상검사학회지에 발표된 '근로자들의 극저주파 노출 수준에 따른 인체 영향 평가' 보고서 내용 중에는 극저주파 전자기기장은 유방암에 영향이 없다는 보고서도 있다고 한다(kabat 등. 2003: sohoenfeld 등. 2003). 또한 국내의 전자파 노출량이 많은 변전소, 발전소 근로자들과 노출량이 적은 전력회사 각 지점 근로자들의 전자파 질환과의 상관관계를 비교분석한 동보고서에서도 극저주파 전자기장이 혈액질환이나 암을 유발한다는 유의미한 통계는 LDH(암효소표지자)에서만 있었다고 발표했다-백혈병 검사지표인 WBC, 빈혈 검사 지표인 RBC와 Hb는 전자파 노출과의 연관성이 없었으며 PSA로 분석한 전립선암, AFP로 분석한 간암, CEA로 분석한 결직장암 모두 유의미한 통계 차이는 없었다고 한다. 극저주파에 관한 정보들은 극저주파의 인체 유해성은 아직 과학적으로 확실히 입증되지 않았다고 말한다.

이렇게 극저주파의 인체 유해성에 관한 견해가 잇갈리고 있지만 WHO

(세계보건기구) 산하 국제 암 연구소(IARC)에서는 극저주파 자기장과 휴대전화 전자파(RF)의 암 발생등급을 2B로 분류하고 있고 극저주파의 인체 유해성에 관한 연구 결과들이 있는 것을 보면 극저주파의 인체 유해성은 분명해 보인다. 이것은 나의 통증 경험들을 통해서도 확인할 수 있다.

4-6. 극저주파로 인한 증상의 발현 사례

첫 번째는 전등 하나에 의한 통증, 붓기, 열 발생 사례이다. 나는 2016년9월27일사고 후 약 한 달이 지난 시점부터 발이 수백, 수천 개의 바늘이나 가시 같은 것에 찔리고 큰 붓기와 열이 동반되는 증상을 매일 수시로 겪었다. 그 후 인터넷폰에 의한 팔의 통증, 발바닥을 철사 같은 것에 찔리는 현상을 겪으면서 전자파의 실체를 알게 되었고 대부분의 전기, 전자기기 사용을 중지했다. 그런데 이 증상이 계속되었다. 나는 결국 이 증상이 발생하지 않기 위해서는 TV나 전등이 한 개라도 켜져 있으면 안 된다는 것과 이 증상이 일단 발생하면 붓기와 열이 소등하지 않는 한 지속된다는 것을 알게 되었다. 소등이 되면 발은 빠르게 원래 상태로 복구되었다.

이 사례는 전등의 빛(이것도 전자파이다)이 눈의 시각신경(뇌에서 나오는 말초신경 중 하나)을 자극한 것인지 뇌를 자극한 것인지 분명하지 않다. 하지만 분명한 것은 60Hz의 극저주파를 사용하는 전등의 전자파가 뇌나 시각신경을 자극해(시각신경 자극도 결국 대뇌로 전달된다) 인체의 혈관을 크게 수축시켰고 혈관 수축의 영향을 가장 크게 받는 다친 발에서 증상이 발생하고 지속되었다는 것이다. 이것은 극저주파 전자파도 인체를 자극하고 손상시킨다는 것을 말해 준다.

두 번째는 방 안, 또는 외부의 전선과 변압기에서 발산되는 전자파가 전신의 감전 현상, 무릎의 강축화, 피부의 수포 증상을 유발한 사례이다(이것은 앞서 소개한 광우소 증상 사례이다). 이 현상을 겪을 당시 나는 방에서 전등을 포함해 어떤 전기, 전자기기도 사용하지 않았으므로 전기 사용으로 인한 전자파 자극은 받지 않았다. 그러나 외부의 전선에서 발산되는 전자파(송전은 모두 60Hz의 극저주파 전자파를 사용한다)와 20-30m 거리에 있던 변압기에서 발산되는 전자파는 내 몸을 자극했을 것이다. 여기에 가능성은 희박하지만 방 안의 전선에서 발생했을 누설전류로 인한 전자파가 내 몸을 자극했을 가능성을 배제하지 못한다.

 나는 광우소 증상 당시 조금의 전류도 소모시키지 않기 위해 방 안의 모든 전기, 전자기기의 코드를 콘센트에서 분리시켜 놓았었다. 따라서 내 방에는 조금의 전자파도 발생할 수 없었다. 그런데 문제는 내가 살던 집이 상당히 오래 되어 전선이 낡아 전류가 소모되면서 전자파가 발생했을 가능성이 있다는 것이다. 전선은 오래 되면 절연능력이 저하되어 누설전류가 발생할 수 있다고 한다. 따라서 내가 살던 방에는 측정할 수도 없는 양이겠지만 누설전류가 발생했고 그에 따라 극도로 미약한 전자파가 발생했을 가능성이 있었다는 것이다. 방에 정말 그러한 극히 미약한 전자파가 발생했을까? 또한 발생했다 해도 그것이 내 몸에 영향을 줄 수 있었을까? 사실 나도 이 전자파에 의한 자극은 무시하고 싶다. 그럼에도 존재 가능성조차 의심스러운 이 전자파의 존재를 말하지 않을 수 없는 것은 인체는 약화가 심화되면 문턱값(자극에 반응하는 세포의 최소자극값)이 거의 무한대로 하락하는 것을 나는 수없이 경험했기 때문이다.

잠시 내가 방의 전선, 또는 외부의 전선에서 발생하는 전자파에 자극 받았을 가능성에 대해 말해 보겠다. 전선의 피복이 완전하다면 전자파는 3000Hz 이상이 되어야 피복에서 나올 수 있다고 한다. 알다시피 전선의 주파수는 60Hz이다. 그럼에도 나는 이들로부터 전자파 자극을 받았을 가능성을 말했다. 피복이 완전하다면 60Hz의 전자파를 사용하는 전선에서는 전자파가 튀어나올 수 없다. 그러나 전자기에너지의 반을 저장한 자기장은 피복을 투과한다. 즉, 나는 전자파의 구성요소인 자기장을 전자파와 동일시한 것이다. 결국 전선 근처의 인체는 전선에 아무리 미량의 전류가 흐르더라도 전자기에너지 자극을 피할 수 없는 것이다(자기장 세기는 거리가 멀어지면 급격히 감소하지만 인체의 문턱값이 거의 무한대로 하락하면 거리가 멀어도 자극받을 수 있다는 것은 나에게 발생한 증상들이 말해 준다).

　내 몸에 광우소 같은 증상을 유발한 전자파는 이들 극저주파 전자파만은 아니었을 것이다. 다른 집들에서 사용하는 각종 전기, 전자기기에서 발산되는 전자파도 영향을 주었을 것이고 방바닥 아래의 온수관에서 발생하는 전자파도 영향을 주었을 것이다.

　일반적으로 집 아래 수맥이 있으면 건강에 안 좋다고 한다. 수맥에 관한 이러한 속설은 우리의 조상들이 많은 경험을 통해 얻은 생활지식이라 할 수 있다. 이것은 과학적으로도 설명이 가능하다. 두 물체가 마찰하면 전자가 이동한다. 전자가 이동하면 자연의 법칙에 따라 전류가 발생한다. 전류가 발생한다는 것은 전자파가 발생한다는 것을 의미한다. 물은 수맥을 따라 흐른다. 수맥이 있다는 것은 물이 흐르는 통로가 있다는 것을 의미한다. 따라서 물이 흐르면 물은 수맥통로의 벽과 마찰하게 되고 그에 따라 전류와 전자파가 발생한다. 흙이나 돌은 전자파를 막지 못한다. 그 결과 수맥에서 발생하는 전자파, 즉 수맥파는 수맥 위의 인체를 자극하게 된다.

 방 안의 온수관도 마찬가지이다. 물은 온수관을 따라 흐른다. 당연히 물과 온수관 내벽의 마찰로 전자파가 발생한다. 이 전자파도 광우소 같은 증상의 발현에 영향을 주었을 가능성이 충분히 있다. 앞서 소개한 방 안의 전등 한 개에 의한 발의 통증, 붓기, 열 사례 때도 이 자극이 더해졌을 것이다.

 극저주파 전자파가 인체를 손상시키는 것을 알 수 있는 마지막 사례를 소개한다. 나는 전자파가 몸에 통증과 붓기를 유발한다는 것을 안 후 방의 모든 전기, 전자기기 사용을 중지한 것뿐만 아니라 방의 천장과 네면, 출입문, 샤워실까지 모두 호일로 수십 겹을 도배했다. 호일 도배를 하고 나니 몸은 실제로 도배 전보다 확실히 편해졌다. 그러나 몸이 여전히 무엇인가를 느끼고 있었기 때문에 나는 호일 도배만으로는 회복에 한계가 있다는 것을 알 수 있었다. 회복에 제동이 걸렸던 몸 상태는 산에서의 생활이 시작되자 회복이 진행되기 시작했다. 산에서는 방에서와 달리 어떤 자극도 느끼지 못했다.

 산에서 어떤 자극도 느끼지 못했고 몸이 회복을 진행했다는 것은 방에서 무엇인가가 내 몸을 자극했다는 것을 말해 준다. 그것이 무엇이었을까? 당연히 앞서 말한 것처럼 방 내·외부의 전선과 변압기에서 발생한 극저주파 전자파, 전원이 꺼진 전기, 전자기기의 회로 동작을 유지하기 위한 미량의 전기 소모에 따른 전자파, 외부에서 들어오는 다른 종류의 전자파, 보일러 온수관에서 발생하는 전자파였다. 내 몸을 자극한 것은 이들 이외에 있을 수 없었다.

 극저주파에 의한 인체 손상이 아직 확실히 밝혀지지 않았다고 하고 지금까지 소개한 내 경험들을 고려하지 않는다 해도 극저주파가 인체를 손상시킨다는 연구 결과들이 다수 있으니 만약 우리가 극저주파에 의한 인체 손상을 부정하지 않는다면 극저주파의 전자기에너지는 직접적이든 간접적이든 뇌와 몸을 자극한다는 것을 부정하지 못할 것이다.

4-7. 비전리전자파에 의한 건강한 인체의 손상

 극저주파보다 높은 저주파, 통신 주파, 마이크로파, 적외선, 가시광선 같은 비전리전자파는 어떨까? 앞으로 스마트폰의 유해성에서 상세히 말하겠지만 통신주파와 마이크로파를 모두 사용하는 스마트폰은 명백히 인체를 손상시킨다. 따라서 극저주파와 마이크로파 사이의 저주파나 통신주파도 모두 인체를 손상시킨다고 추정할 수밖에 없다. 마이크로파보다 높은 주파수를 가진 적외선은 가열에 이용된다. 이것이 인체를 손상시키지 않는다고 그 누구도 말하지 못할 것이다. 적외선보다 높은 주파수를 가진 가시광선(가시광선은 비전리전자파 중 가장 높은 주파수와 전자기에너지를 가진 전자파로 우리가 세상을 볼 수 있는 것은 이것 때문이다)은 인체를 손상시키지 않는다. 이것은 지구상의 모든 생명체가 가시광선과 지구자기장에 적응하며 진화했듯이 인간도 진화의 선상에서 강한 전자파인 가시광선에 완벽히 적응했기 때문일 것이다.

 비전리전자파는 명백히 광자에너지가 작아 세포를 직접 손상시킬 수 없는(세포를 직접 이온화할 수 없는) 전자파이다. 그러나 비전리전자파도 전자기에너지와 유기전류에 의한 직접 자극 방식과 혈관 수축이라는 간접 방식으로 뇌와 몸을 손상시킬 수 있는 것으로 추정된다.

 뇌 신경세포는 아주 조금만 손상돼도 회복되지 못한다. 따라서 자극은 누적성을 띠게 된다. 뇌 신경세포의 손상 원인은 전자파만 있는 것이 아니다. 공기 오염과 같은 나쁜 자연환경, 사람과의 관계나 일에서 받는 스트레스, 흡연, 음주, 마약, 사고, 유전 등도 뇌의 손상 원인이다. 심지어 누구에겐가 뺨을 맞는 사소한 사건도 뇌 손상의 원인이 된다. 전자파가 세든 약하든 전자파에 노출된 인체의 뇌는 자극을 받는다. 따라서 전자파가 존재하는 환경에서는 어떤 이유로 뇌가 손상이 됐든 뇌 손상은 시간이 갈수록 확대되어 간다. 뇌 손상이 커지면 자극에 의한 혈관 수축이 커진다. 혈관 수축은 인체 전체에서 발생하므로 뇌에서도 발생한다. 뇌의 혈관 수축은 뇌를 추가로 악화시킨다. 즉 전자파가 존재하는 환경에서는 뇌의 손상 속도는 갈수록 커진다. 뇌 손상이 커지면 당연히 몸도 크게 약화되고 손상된다.

결론적으로 뇌를 완벽하게 보호하지 못하는 이상 우리가 일상생활에서 항상 받는 비전리전자파는 전혀 문제없어 보이는 건강한 뇌를 가진 인체도 언젠가는 손상시키게 된다. 비전리전자파에 의한 인체 손상은 손상의 정도와 시간의 문제일 뿐 누구에게나 발생한다고 봐야 한다.

4-8. 증상을 통한 비전리전자파의 건강한 인체 손상 추정

이제는 전자파밀도가 매우 높은 곳에서 오랜 기간 거주하면서 두 번의 교통사고를 겪은 후 내 몸에 발현한 많은 증상들을 통해 비전리전자파가 건강한 인체를 손상시킬 수 있음을 말해 보겠다.

나는 2016년 교통사고가 난 후 CRPS에 걸렸다. 그런데 이미 6년 전인 2010년에도 큰 교통사고가 있었다. 나는 당시 헬멧을 쓰고 오토바이를 타고 가다 버스에 치였다. 그 사고로 갈비뼈 5개가 부러졌으며 쇄골 원위부(어깨와 몸통이 만나는 부분에 있는 쇄골)가 산산조각이 났다(이것 때문에 쇄측 어깨 길이가 우측에 비해 약긴 짧아졌다). 버스에 치인 후 내 몸은 공중으로 떴을 것이고, 헬멧을 쓴 머리는 콘크리트 바닥에 부딪혔을 것이다. 버스는 내 좌측을 강타했으므로 머리의 좌측도 강타당했을 것이다. 당연히 머리에 큰 충격이 가해졌을 것이다. 실제로 사고 후 나는 병원에 도착할 때까지 오랜 시간 정신을 잃었다(중간에 두 번 잠깐 의식을 회복했지만 곧바로 다시 정신을 잃었다). 이렇게 오랜 시간 정신을 잃을 정도로 머리가 큰 충격을 받았지만 사고 후 나에게는 우리가 일반적으로 알고 있는 뇌가 손상된 어떤 증상도 나타나지 않았다(이상 증상이 하나 있었다면 약 한 달 정도 대단히 심한 변비가 있었다). 그런데 시간이 흐르자 이상한 증상들이 나타나기 시작했다.

두세 달이 지나자 이를 닦으면 고관절 부근에서 통증이 발생했다. 한때는 엉덩이쪽 고관절이 굳어 다리가 전혀 움직이지 않는 일도 발생했다. 그리고 걸으면 고관절 쪽에서 계속 소리가 났다. 사고 전 낮은 수준에 머물러 있던 백내장은 급격히 악화되었으며 손가락 끝이 가끔씩 날카로운 무엇인가에 찔리곤 했다(방향은 명백히 내부에서 외부를 향했다). 그 다음에 불면증이 시작됐다. 불면증이란 단순히 잠을 좀 못 잔다거나 오랜 시간 잠이 잘 안 오는 증상이 아니다. 경험을 해보니 불면증에 걸리면 특별한 조치를 취하지 않는 한 평생 잠을 자지 못한다. 누워 있다 지칠 대로 지치면 한두 시간 정도 잠깐 잠이 드는 식이다. 불면증은 단 하루도 거르지 않았다. 불면증이 생긴 이후 나는 정상적인 생활을 할 수 없게 되었다. 다음에 발현한 증상은 호흡기 문제였다. 내가 살던 집은 서울이었지만 산 밑의 주택이었고 차량 통행이 거의 없어 공기가 매우 깨끗한 곳이었다. 그런데 언제부터인지 숨만 쉬면 마치 심한 매연을 맡는 듯하고 그에 따라 기침도 심하게 하는 심각한 호흡기 문제가 발생했다. 이 현상이 너무 심하게 계속 되서 나는 폐암 말기인 줄 알고 병원에 갈 생각도 하지 않고 인생을 포기했었다. 가장 늦게 나타난 증상은 정박아처럼 침을 흘리는 증상이었다. 이 증상은 CRPS 발병의 계기가 된 2016년 사고 전, 일 년에 한 번씩 두 번 경험했다. 너무 생소한 경험이라 정확히 기억한다. 체중도 지속적으로 감소했다.

 이렇게 특이하고 심각한 증상들은 모두 2010년 사고와 무관해 보이는 시점에 발생했다. 어떤 것은 사고 후 몇 개월 후에 발생했고 어떤 것은 수년이 넘은 후에 발생했다. 이 증상들이 발생할 때 나는 이들의 원인을 각각 다른 것으로 생각했었다. 그런데 2016년 사고 후 나타난 수많은 증상들을 오랜 기간에 걸쳐 전자파를 피하는 방식으로 치유하고, 뇌 손상이 있으면 뇌는 아주 사소한 자극에도 심하게 반응하고, 반응의 형태는 뇌가 통제하는 쪽 인체의 모든 혈관 수축이며 그 결과 뇌의 통제를 받는 인체의 모든 조직은 극도로 약화된다는 사실을 알게 되자 그때가 되어서야 비로소 2010년 사고 후에 나타난 모든 증상들도 2016년 사고 후에 나타난 모든 증상들처럼 뇌 손상에 근거하고 있었다는 것을 알 수 있었다.

 나에게 발생했던 증상들이 뇌 손상과 직접 관련이 있었다는 것을 잘 보여준 현상은 불면증의 발생과 큰 호전이었다. 불면증은 2010년 사고 후 약 6개월이 지나 시작되어 7년 동안 계속되다 2017년 산 생활을 시작한 후에야 급격히 호전, 회복되기 시작했다. 사실 나는 불면증이 호전되었던 당시에는 불면증이 뇌 손상과 관련 있다는 것은 생각하지 못했고 단지 뇌가 전자파에 자극받지 않은 결과라고만 생각했다. 그러나 오랜 기간 CRPS 증상들을 회복시키는 과정에서 나는 CRPS가 뇌 손상에 기반하는 병이라는 것을 알게 되고 불면증 역시 뇌 손상의 일종이라고 추정할 수 있게 되었다. 뇌 신경세포는 한 번 손상되면 절대 회복되지 않는다. 그러나 최근의 연구 결과에 의하면 뇌에는 매일 새로운 뉴런(뇌 신경세포)이 발생한다고 한다. 내가 불면증에서 회복된 것은 산에서의 생활로 뇌가 자극받지 않았고 오랜 기간 지속된 전자파 회피 생활로 뇌 상태가 정화되고, 뇌에 발생한 신경세포들이 자극받지 않아 죽지 않고 성장해 서로 연접되어 뇌 기능을 회복했기 때문이었을 것이다.

 2010년 사고로 내 뇌에 손상이 생겼다는 분명한 증거는 불면증만 있는 것이 아니다. 정박아처럼 침을 흘리는 증상 역시 증거 중 하나일 것이다. 이 증상을 경험할 당시 나는 내가 침을 흘린다는 것을 알면서도 어떤 즉각적인 조치를 취하지 못했다. 그것이 안 한 것인지 못 한 것인지 지금은 정확히 알지 못하지만 내가 평소 어디선가 보고 알고 있던 정박아의 모습, 그것이었다. 이것은 두 번 밖에 발생하지 않아 이것이 뇌 손상과 관련이 있는 것인지 확신하기 어렵지만 아니라고 절대 말할 수도 없다.

 손상된 뇌는 자극에 심하게 반응하며 반응은 심한 혈관 수축으로 나타난다는 것을 이해하게 되면 2010년 이후에 발현한 나의 모든 증상들이 손상된 뇌에 기반해 발생했다는 것을 알 수 있게 된다. 시간이 갈수록 더 심한 증상들이 나타난 것을 보면 내 뇌는 2010년 사고 이후 손상이 심화되어갔음을 유추할 수 있다. 그렇다면 2010년 사고 전에는 내 뇌는 건강했다고 말할 수 있을까? 건강했다면 얼마나 건강했을까?

 2010년 사고 2-3년 전부터 내 몸에는 많지는 않았지만 심각한 증상들이 하나씩 시리즈처럼 발현하기 시작했다. 첫 번째는 고관절 부근의 약한 통증이고 두 번째는 백내장의 발생이다(백내장도 매우 낮은 정도였다). 세 번째는 급성폐렴의 발생이었고 네 번째는 지속적인 체중 감소였다. 이러한 증상들이 발생할 때도 나는 2010년 후의 증상들처럼 이들의 원인을 각각 다른 것으로 이해하고 있었다. 그러나 2016년 사고로 2010년 사고 후의 증상들이 뇌 손상에 기반하고 있다는 것을 알게 된 것처럼 2010년 사고 전 증상들도 뇌 손상에 기반한 것이 아니었나 생각하게 되었다. 그 이유는 다음과 같다.

나는 2005년경부터 고시원 생활을 했다. 고시원의 방은 대체로 2X3m 크기의 매우 작은 공간이었다. 그 작은 공간에 TV, 컴퓨터, 냉장고가 있었다. 고시원의 한 층에는 이런 방이 20개 정도 된다. 다른 방에도 모두 냉장고와 TV가 있으며 사람들은 대부분 컴퓨터와 휴대폰을 사용한다. 고시원은 대부분 도심 한복판에 있으며, 내가 거주하던 고시원도 그랬다. 전자파환경 기준으로 보면 고시원은 최악의 거주지였다. 나는 이렇게 나쁜 전자파환경 속에서 오랜 기간 생활했고 2008년경부터 정도는 낮았지만 심각한 증상들이 몸에 나타나기 시작했다.

고관절 통증이 시작되었을 때 나는 그 원인을 장시간의 오토바이 탑승으로 알고 있었다. 그 당시 오토바이를 타며 일했기 때문이다. 백내장은 매일 계속된 장시간의 운전으로 인한 눈의 혹사-빠른 노화가 원인이라고 생각했고 급성폐렴은 발병 당시 3일 동안 계속된 과로가 원인이라고 생각했다. 지속적인 체중감소는 원인을 생각해 보지 않았다. 겉으로 보면 내가 생각한 원인들은 모두 타당성이 있어 보인다.

이 증상들의 원인을 전자파, 뇌 손상, 혈관 수축, 조직 손상을 중심으로 생각해보자. 나는 핸드폰 두 대를 휴대하고 전자파로 가득 찬 도심을 오토바이를 타고 다녔다. 또한 한 층에 약 20개의 방이 있으며 좁은 각각의 방에 TV, 냉장고, 컴퓨터가 있는 고시원이라는 지극히 나쁜 전자파환경에서 거주하며 오랜 시간 컴퓨터를 사용하고 휴대폰을 사용했다. 방 주변의 사람들 역시 나처럼 컴퓨터와 휴대폰을 사용했다. 한마디로 내 몸은 24시간 동안 전자파에 심하게 노출되어 있었다. 내 몸에 영향을 준 전자파는 종류도 많고 밀도도 높았지만 뇌의 문턱값이 정상이던 고시원 생활 초기에는 뇌가 그러한 자극들을 어느 정도 견뎌 혈관 수축이 크지 않았고, 인체의 조직들 또한 나쁘지 않아 혈관 수축의 영향 또한 작았을 것이다. 이것이 초기에는 어떤 증상도 나타나지 않은 이유일 것이다.

 시간이 흐르면서 뇌와 몸의 조직들은 인식하지 못할 정도로 조금씩 악화되어 갔을 것이다. 이러한 인체의 악화 중 뇌 조직의 약화 심화는 시간이 갈수록 혈관의 수축 정도를 크게 했고 그에 따라 인체 조직의 악화 속도가 빨라지고 손상의 크기도 커졌을 것이다.

 조직의 약화는 몸의 약한 부위에서 특히 컸던 것으로 추측된다. 나는 그 당시 등받이 없는 오토바이 시트에 앉아 오랜 시간 운전을 했는데 그것은 고관절에 무리가 많은 자세였다. 눈도 무리가 많은 부위였다. 장시간 오토바이 운전을 하며 햇빛의 직접적인 영향과 차량에서 반사되는 빛, 도로에서 반사되는 빛의 영향도 계속 받았다. 폐도 매연으로 가득 찬 도로에 항상 노출되어 있었으니 약해지지 않을 수 없었을 것이다. 내 뇌와 몸의 대량의 전자파에의 노출은 혈관을 지속적으로, 그리고 심하게 수축시켰고 그 결과 무리가 많았던 부위의 조직들은 다른 부위에 비해 쉽게 망가져 갔을 것이다. 그리고 약화, 손상이 일정 수준에 도달하자 이들 부위에서 증상들이 드러나기 시작했을 것이다. 그것이 고관절 통증, 백내장, 폐렴이었다.

 이 증상들의 원인은 누가 봐도 각각 다른 것으로 보이고 나 역시 당시에는 원인을 완전히 다른 것으로 파악했었다. 이 증상들의 발현에 전자파가 개입했다는 증거는 어디에서도 찾을 수 없다. 그러나 전자파는 손상된 뇌뿐만 아니라 건강한 뇌도 자극하고 혈관을 수축시킨다는 사실을 알게 되면 내 몸에 발생한 증상들이 2008년을 전후해 왜 몸이 약한 부위로 추정되는 부위에서 발생했는지 이해할 수 있게 된다.

 이 증상들이 뇌손상과 관련이 있다는 것은 발생 부위를 통해서도 어느 정도 유추할 수 있다. 내 몸의 증상들인 고관절 통증, 백내장, 심지어 폐렴까지 모두 오른쪽에 발현했다. 그리고 앞으로 계속 말하게 되겠지만 2010년 사고 후에 나타난 증상들과 2016년 사고 후에 나타난 증상들도 거의 오른쪽에 발현했다. 이것은 2010년 전에 이미 내 몸의 우측을 지배하는 좌뇌가 몸에 다양한 증상을 유발할 정도로 어느 정도 크게 손상되어 있었다는 것을 유추하게 만든다.

 내 몸의 증상들이 전자파 자극을 받은 뇌의 혈관 수축이 원인이었다는 것을 뒷받침하는 또 다른 증거는 지속적인 체중 감소였다. 나는 원래 마른 몸이지만 체중은 언제나 55±1kg이었다. 그런데 2010년 사고 전까지 51-52kg으로 계속 감소했다. 오랜 기간에 걸친 체중 감소의 원인이 약한 고관절 통증, 아주 낮은 수준의 백내장이 될 수는 없다. 급성 폐렴은 심하게 발생했지만 완치되었기 때문에 이것으로도 계속된 체중 감소를 설명하지 못한다. 앞서 말했지만 나는 CRPS에 걸린 후 몸의 오른쪽에서 다량의 근육 손실을 경험했고 전자파로부터 안전한 산에서의 생활과 전자파로부터 안전한 집으로의 이사로 근육의 회복을 경험했다. 이것은 우연의 일치가 아닌 명백히 전자파를 피하는 치료법에 근거한 결과였다. 근육이 손실되면 당연히 체중이 감소한다. 내 체중의 지속적인 감소가 혈관의 수축과 소멸로 설명되는 이유이다. 우측 근육의 다량 손실은 혈관의 수축과 소멸이 내 몸의 우측 전체에서 진행되었다는 것을 대표적으로 말해 준다.

2010년 사고 전의 고시원과 직업 환경, 전기, 전자기기 사용 습관 등에 의한 몸의 전자파누적크기를 고려하고 2010년과 2016년 사고 후 몸에 발현한 증상의 발생 부위, 발생량, 증상의 심각성, 크기 등을 비교, 고려해 보면 2005년 고시원 생활을 시작하기 전 건강했던 내 뇌는 고시원 생활을 하며 미세하게 조금씩 약화되다 2010년 사고로 좌뇌가 크게 악화됐고 2016년 사고 후는 CRPS 증상이 나타날 정도로 커졌다는 것을 추론할 수 있다. 이러한 악화에 전자파가 개입했다는 것은 2017년 전자파로부터 안전한 산 생활을 시작한 후 불면증을 비롯한 모든 증상들이 예외없이 회복을 시작하고, 호전되고 소멸했다는 사실이 증명한다. 이 추론이 잘못되지 않았다면 우리는 이것으로부터 내 뇌는 다량의 전자파 자극에 혈관을 심하게 수축시키고 소멸시켰다는 것을 추론할 수 있으며 뇌와 몸의 건강 정도에 따라 혈관의 수축 크기가 달랐음을 추론할 수 있다. 내 몸에 혈관 수축을 유발하고 몸을 손상시킨 것은 비전리전자파였다.

  결론적으로 다양한 시기, 다양한 전자파환경에서 내 몸에 발생한 증상들은 건강한 뇌를 가진 인체도 비전리전자파에 손상될 수 있다는 것을 충분히 보여 준다.

2장 전자파 인체 보호 기준의 문제점

 미국과 한국은 모두 제한되지 않은 일상생활 공간에 있는 일반사람을 대상으로 한 전자파 인체보호기준을 갖고 있는데 그 기준은 IEEE(전기, 전자공학 비영리 조직)의 ERL(Exposure Reference Level 노출 참고 수준)을 따른다. IEEE의 비제한적 환경의 ERL은 100kHz(10만Hz)-300 GHz(3000억Hz) 사이의 비전리전자파를 6단계로 구분해 각각의 주파수에 따른 전기장 세기(v/m 볼트 퍼 미터), 자기장 세기(A/m 암페어 퍼 미터), 전력밀도(W/m^2 와트 퍼 미터제곱 또는 mW/cm^2 밀리와트 퍼 센티미터제곱)의 한계를 규정하고 전자파에의 평균 노출 시간을 30분으로 제시하고 있다.

 전기장 세기는 단위 거리 당 전압의 크기이고 자기장 세기는 단위 거리 당 전류량이며 전력밀도는 단위 면적 당 전력의 크기를 말한다.

 전력(W)은 전압(V)과 전류(A)를 곱한 값으로(W=VA) 전기가 1초 동안 흐르면서 하는 일의 양이다. 한국은 자속밀도(wb/m^2 wb: 웨버)도 제시한다. 자속밀도는 단위 면적 당 자기력선(wb 웨버. 자속)의 수를 말하는 것으로 자기장 세기에 투자율을 곱한 값이다. 단위는 T(테슬라 10^{4}G)와 G(가우스 10^{3}mG)이다.

투자율이란 물체(매질)가 자기장에 의해 자화되는 정도를 상수(변하지 않는 값)로 표현한 것이다. 따라서 자속밀도는 자기장의 세기가 물체에서 어떻게 변하는 지를 나타낸다. 자속밀도는 전자파의 인체 유해성을 평가하는 중요한 지표이다. 그 이유는 자기장이 자기 에너지를 방출하기 때문일 것이다.

비전리전자파의 인체 유해성 평가는 열작용에 근거하므로 IEEE의 ERL은 주파수 별 전기장, 자기장, 전력밀도를 인체에 30분 동안 노출시켜 인체에서 발생하는 열을 근거로 정해졌을 것이다. 전자파에 의한 열작용은 전자파 흡수율(SAR)로 나타낸다. 단위는 w/kg(와트 퍼 킬로그램), 또는 mW/g(밀리와트 퍼 그램)으로 인체의 단위 질량에 흡수되는 전자기에너지 양을 말한다(전자기에너지는 전자파 에너지이다).

나는 IEEE의 ERL이 인체 특성을 정확히, 그리고 충분히 반영하지 못해 세 가지 문제를 갖고 있다고 생각한다.
첫째, 전자파의 인체 유해성을 30분이라는 짧은 시간으로 판단했다.
둘째, 전자파 안전 기준을 극히 예외적인 환자를 제외한 모든 사람에게 적용했다.
셋째, 전자파밀도의 중요성을 충분히 반영하지 않았다.
이 결과로 나타난 것이 IEEE의 ERL의 지나친 단순화이고 그것을 따른 FCC(미연방통신위원회)와 KCA(한국방송통신전파진흥원)의 전자파인체보호기준의 지나친 단순화이다.

FCC나 KCA의 기준은 단기적 관점에서는 전자파로부터 사람들을 보호하는 역할을 할 수 있다. 그러나 인공 전자파의 특성과 인체, 특히 뇌의 특성 때문에 그 기준은 장기적 관점에서는 인체를 보호하는 역할을 전혀 하지 못한다. 그것은 오히려 사람들에게 무분별한 전자파 사용을 방치해 5년, 10년, 또는 그 이상이 흐른 후 언젠가는 되돌이킬 수 없는 심각한 뇌 질환을 유발하는 요인으로 작용할 수 있다. 뇌는 인체 전체를 지배한다. 그래서 뇌 질환이 발생하면 인체의 모든 기능이 망가진다. 아마 암, 희귀, 난치, 불치병, 또는 많은 심각한 만성 질환들이 뇌 손상과 깊은 관련을 맺고 있을 것이다.

 미국과 한국의 안전 기준은 분명히 전자파에 의존한 인간의 끝없는 효율성, 경제성, 편리성 추구와 전자파의 인체 손상 사이에서 어느 정도 균형자 역할을 할 것이다. 그러나 안전 기준이 갖고 있는 심각한 문제들 때문에 상당한 위험성도 내포하고 있는 것이 분명하다. 만약 우리가 진정으로 전자파로부터 안전하기를 원한다면 지금보다 훨씬 더 많은 요소들이 반영된 기준을 가질 필요가 있다. 그러기 위해서는 먼저 지금의 문제들에 관해 구체적으로 알아야 한다.

1. FCC 인체보호기준의 문제점

1-1. 장기적인 인체 손상을 반영하지 않았다

 FCC의 전자파인체보호기준은 비전리전자파를 대상으로 한다. 비전리전자파의 인체 유해성은 열을 근거로 판단한다. 전자파는 인체에 열을 발생시키므로 에너지가 크면 인체는 손상될 수 있다. 인체가 손상된다는 것은 열에 의해 세포가 손상, 소멸된다는 것을 의미한다. 다량의 세포 손상, 소멸은 조직(세포의 소집단)의 손상, 소멸을 의미한다.

 세포, 조직의 손상, 소멸은 열에 의해서만 발생할까? 이미 말한 것처럼 뇌는 인체 전체를 지배하고 자극을 받으면 인체 전체의 혈관 수축으로 대응하는 것으로 추정된다. 심하고 장기적인 혈관 수축은 조직의 손상, 소멸을 유발한다. 전리전자파는 말할 것도 없고 인간이 적응하지 못한 인공적인 비전리전자파도 주파수, 파장, 에너지 크기에 관계없이 어떤 형태, 어떤 방식으로든 뇌를 자극한다. 그러므로 인체는 어떤 인공적인 비전리전자파에 노출되든 언젠가는 손상될 수밖에 없다(약한 뇌는 자극에 심하게 반응해 혈관을 심하고 오래 수축시키고 건강한 뇌는 약하고 짧게 수축시키는 것으로 추정되기 때문에 인체가 손상되는 기간은 뇌 조직의 유전적 차이, 건강 상태 차이 등에 따라 사람마다 다를 것이다). 즉, 전자파에 의한 인체 손상은 열에 의한 단시간 손상만 있는 것이 아니라 '전자파의 직, 간접적인 뇌 자극-혈관 수축'에 의한 간접적이고 장기적인 손상도 있다는 것이다. FCC 기준은 이러한 간접적이고 장기적인 측면에서의 인체 손상 기준을 제시하지 못했다(KCA 기준도 마찬가지이다). 혈관의 수축, 소멸에 의한 인체 손상은 오랜 시간이 지난 후 대부분 대단히 심각한 증상으로 나타난다. 이것을 내 사례를 통해 말해 보겠다.

 이미 말한 것처럼 2016년 사고 전부터 손상되어 있던 것으로 추정되는 내 좌뇌는 사고 후 손상이 확대됐고 그로 인해 전자파에 계속 노출되어 있던 나는 몸의 오른쪽 혈관들이 심하게 수축하는 문제를 안고 있었던 것으로 추정된다. 이것을 뒷받침하는 것은 증상들이 오른쪽에 집중적으로 발생했다는 사실이다. 특히 오른쪽 볼, 알통, 종아리의 대량의 근육 손실은 몸의 오른쪽에서 혈관의 수축, 소멸이 크게 진행되었음을 매우 잘 보여 준다. 앞서 보여 준 볼의 손실 사진은 실제 상태를 잘 보여 주지 못한다. 그 당시 볼에는 근육은 전혀 없이 가죽만 남아 있었다. 상태가 조금만 더 악화되었다면 잇몸이 무너지고 이가 빠지고 얼굴의 우측 전체가 이그러졌을 것이다. 종아리는 약 반이 줄었으며 팔을 굽히면 생기는 알통은 완전히 사라졌다. 알통이 사라지면 어떻게 되는지 아는가? 알통이 있던 곳을 손가락으로 눌러보면 마치 살처럼 아무 저항 없이 들어간다.

 근육 손실이 이들 부위에서만 발생했을까? 내 체중은 2016년 사고 전 51-52kg 정도였는데 사고 후 몸 상태가 악화되자 46kg대로 감소했다. 앞서 말했듯이 나는 2010년에 버스에 치인 후 체중이 55±1kg에서 51-52kg로 감소했다. 이것이 2016년 사고로 CRPS가 발병하자 46kg대로 감소한 것이다. 2016년 사고 후 몇 달 지나 받은 골다공증 검사 수치는 T-3.9였다. 이것은 심각한 수치라고 한다. 골다공증이 2010년 사고 후부터 진행됐는지 아니면 2016년 사고 후부터 진행됐는지 분명하지 않지만 2016년 사고 후 단기간의 큰 체중 감소를 골다공증만으로 설명하지 못한다.

 2016년 사고 후 내 몸은 전자파에 조금이라도 노출되면 어떤 증상이든 발현, 유지, 확대시켰다. 이것은 내 뇌와 몸의 문턱값이 크게 하락했기 때문이었다. 인체의 문턱값 하락은 인체의 약화로 발생하며 인체 모든 조직의 동시적 약화는 자극에 대한 뇌의 반응인 전신의 혈관수축으로 인해 발생한다(조직이란 세포의 소집단으로 세포 사이의 물질까지 포함하는 용어이며 조직이 모여 심장, 허파, 간, 뇌와 같은 기관이 된다).

 자극에 대한 뇌의 반응 중에 혈관수축이 있다는 것은 다양한 전자파환경에서의 증상들의 발현, 유지, 확대와 호전, 소멸을 비교해 보면 알 수 있다. 내 몸에 새롭게 발현, 유지, 확대된 증상들은 모두 내가 전자파에 대해 알지 못해 전자파에 전혀 대처하지 못했거나 확실하게 대처하지 않았던 시기에 발생했다. 반대로 이러한 증상들은 내가 전자파에 확실하게 대응했던 시기에 모두 호전, 소멸되었다. 이것은 내가 주장하는 '전자파 자극-뇌의 반응에 의한 혈관 수축, 소멸-조직의 손상, 소멸' 과정이 사실일 수 있음을 말해 준다. 각종 부위의 다량의 근육 손실과 회복은 이것을 시각적으로 가장 잘 보여 주는 것이라 할 수 있다. 전자파 환경에서 손실이 계속되던 근육들이 손실을 멈추고 체중 감소가 더 이상 진행되지 않기 시작한 것은 내가 전자파에 확실하게 계속 대처한 이후였다. 결국 내 몸의 심한 체중 감소는 손상된 뇌, 지속적인 전자파 자극, 혈관의 심한 수축, 소멸, 조직의 손상, 소멸 때문에 발생한 것이었다.

 우측의 다량의 근육 손실과 다양한 증상의 발현은 내 좌뇌가 무엇인가에 지속적으로 자극받았다는 것을 말해 준다. 내 뇌를 지속적으로 자극한 것이 무엇이었을까? 근육 손실을 포함해 내 몸에 발현한 모든 증상은 철저한 전자파 회피에 의해 모두 호전되고 소멸되었다. 반대로 모든 증상들은 전자파로 둘러싸인 환경에서 발생하고 유지되고 악화되었다. 전자파가 존재하는 공간에서는 어느 증상도 호전이란 존재하지 않았다(나는 병원 치료를 전혀 받지 않았고 약을 처방 받은 적은 있어도 치료를 위해 먹은 적은 단 한 번도 없었다). 이러한 전자파환경 차이에 따라 달리 나타난 몸 상태의 차이는 내 뇌를 자극한 것은 명백히 전자파였다는 것을 말해 준다. 다른 자극의 원인이 존재할 가능성은 전혀 없다.

 잠시 근육의 손실, 회복 이유에 대해 생각해보자. CRPS에 걸렸다는 것은 뇌 손상이 있음을 의미한다. 손상된 뇌 조직은 다른 손상된 조직과 마찬가지로 자극에 대한 문턱값이 크게 하락하는 것으로 추정된다. 자극에 대한 뇌의 반응 중에는 혈관 수축이 있다. 혈관 수축의 영향은 조직에 산소와 영양을 공급하는 가장 가는 혈관인 모세혈관과 이것과 연결된 가장 가는 동맥인 세동맥에서 가장 큰 것으로 추정되고 세동맥과 모세혈관의 장기적인 수축 지속과 심화는 필연적으로 이들의 소멸로 이어질 것으로 추정된다. 다량의 혈관 수축 심화와 소멸은 당연히 세포의 다량 손상과 사멸을 유발한다. 내 몸에 발생했던 각종 부위의 다량의 근육 손실은 이러한 과정을 거쳤을 것이다. 전자파로부터 안전한 장소에서의 근육들의 회복은 이 추정을 충분히 뒷받침한다. 전자파로부터 안전한 장소에서의 각종 근육들의 회복과 체중 회복은 혈관의 회복과 새로운 혈관의 생성 때문이었을 것이다.

 혈관의 수축, 소멸로 오랜 기간이 지난 후에 나타난 것으로 추정되는 심각한 증상은 근육 손실, 체중 감소만 있었던 것이 아니다. 내 몸에 생긴 모든 증상들은 명백히 손상이 큰 뇌와 전자파 자극, 혈관의 수축, 소멸, 조직 손상이 오랜 기간 결합되어 만들어낸 결과이다. CRPS 발병 후 내 몸에는 수많은 증상이 발현했다. 그 증상들 중 일부는 근육 손실처럼 오랜 기간에 걸쳐 진행된 것으로 보이는 것들도 있고 눈의 출혈처럼 짧은 시간 동안 악화되어 발현한 것처럼 보이는 것들도 있다. 그런데 눈의 출혈 같은 증상은 정말 인체가 짧은 시간 동안 악화되어 발생한 것일까? 이것에 관해 생각해보자.

대학병원에서 눈에 출혈이 발생하던 날, 나는 약 2시간에 걸쳐 설문지 테스트를 받았다. 그 날 눈 출혈이 발생한 이유가 단지 설문지 테스트를 받았기 때문이었을까? 눈 출혈을 겪을 당시 내 몸은 전자파가 많은 곳에 가면 즉시 어떤 증상이라도 발현시킬 정도로 악화된 상태였다. 따라서 눈도 극도로 약화되어 있는 상태였을 것이다.

내가 탄 버스는 1시간 동안 전자파로 넘쳐나는 도심 한복판을 지났다. 버스에는 승객들을 위한 와이파이가 설치되어 있었고 엔진에서도 전자파가 발생했다. 승객들은 대부분 스마트폰을 사용했다. 나는 1시간 동안 이렇게 극도로 나쁜 전자파 환경에 노출된 후 병원에 도착했다.

최근의 병원은 전기, 전자장비로 무장하고 있다. 전압은 220V이지만 (병원 내에는 고전압 전선도 있을 것이다) 사용하는 전기량이 엄청나다. 대학병원에는 수많은 환자와 보호자들이 있고 그들은 대부분 스마트폰을 사용한다. 나는 병원에 도착해서도 오랜 시간 대단히 다양하고 많은 양의 전자파에 노출되었다. 기본적으로 극히 약화되어 있었던 내 몸은 이러한 환경을 견딜 수 없었을 것이고 두 시간동안 설문지를 읽은 내 눈에는 엄청난 부하가 걸렸을 것이다.

 병원에서의 눈의 혈관 파열은 약해져 있던 내 몸과 눈, 전자파에의 심한 노출로 인한 인체 전체 혈관의 심한 수축, 눈을 포함한 인체의 일시적인 악화 심화, 그리고 혈관 수축으로 인한 혈관의 압력 상승 등을 배경으로 한다. 결론을 말한다면 병원에서의 눈의 혈관 파열은 인체의 심한 약화에 일시적인 악화가 겹쳐 발생한 것이므로 눈의 출혈 역시 오랜 기간에 걸쳐 발생한 결과로 생각해야 한다는 것이다.

 눈의 출혈은 내가 겪은 증상 중 전자파에 의한 인체의 장기간에 걸친 약화의 결과로 보이지 않는 대표적인 것이다. 그러니 다른 증상들은 말할 것도 없이 모두 전자파로 인한 장기간에 걸친 인체의 악화 때문에 발생했다고 할 수 있다. 이렇게 내 몸의 모든 증상들은 뇌가 크게 손상되어 있었음에도 불구하고 전자파 자극에 의한 인체 손상은 상당히 오랜 시간이 지난 후에 나타났다. 만약 건강한 뇌와 몸을 가진 인체라면 인체 손상으로 인한 증상은 몇 달이 아닌 몇 년, 혹은 몇 십 년이 지난 후에 나타날 것이다.

 비전리전자파 유무에 따라 증상이 발생하고 소멸했던 것은 명백히 존재했던 사실이다. 따라서 우리는 이것으로부터 비전리전자파가 인체를 손상시키는 방식에는 직접적인 열작용만 있는 것이 아니라 혈관 수축이라는 간접적인 방식도 있다는 것과 단시간 또는 단기간에는 전자파 영향력을 절대 알 수 없다는 것을 유추할 수 있다.

 비전리전자파에 의한 장기적인 인체 손상 메커니즘을 정확히 이해하지 못하면 사람들은 전자파에 적극적으로 대응하지 않는다. 전자파의 효율성, 편리성, 경제성, 오락성, 경쟁 우위성 등의 많은 장점 때문에 전자파의 위험성을 알고 있어도 대응하기 쉽지 않은데 위험성을 정확히 알지 못한다면 말하나마나이다.

미국 FCC의 전자파 안전 기준이나 한국 KCA의 기준은 장기적인 관점에서의 인체 보호 기준을 제시하지 않고 단기적 관점에서의 인체 보호 기준만 제시하고 있다. 따라서 이들 기준들이 장기적인 측면에서는 인체에 매우 위험한 기준으로 작용한다는 것을 나는 분명히 말할 수 있다.

1-2. 인체 상태 반영이 부족하고 전자파밀도 반영도 부족하다

내 몸에 발생했던 증상들은 전자파로 인한 자극의 크기는 전자파누적크기(세기+밀도+노출시간)와 인체 상태에 좌우됨을 말해 주고 있다. 이것은 전자파에 의한 인체 손상 요소에는 전자파 세기만이 아니라 밀도와 노출 시간, 그리고 인체 상태도 있다는 것을 말해 준다. 그러므로 이들 모두를 반영하지 않거나 불충분하게 반영한 기준은 상당한 결함을 갖고 있다고 봐야 한다.

FCC의 안전 기준은 이들이 충분히 반영되지 않아 안전하지 않은 기준이다. 미국의 FCC와 한국의 KCA는 IEEE의 참고 수준을 따른다. IEEE는 분명히 인체 상태를 반영했다. 그러나 IEEE의 노출 참고 수준은 의학적 진단과 치료를 받고 있는 환자들 중에서도 DRL(Dosimetric Reference Level 약량 또는 선량측정 참고 수준)과 ERL(Exposure Reference Level 노출 참고 수준)을 초과하는 전기장, 자기장, 전류 노출이 요구되는 환자를 제외한 모든 사람에게 적용했다. 이것은 IEEE도 동일한 자극이 인체 상태에 따라 크기가 다르다는 것을 인지하고 있다는 것을 말해 준다. 그러나 IEEE가 인체 상태를 좀 더 세분화하지 않은 것은 인체 상태가 다르면 자극의 크기가 얼마나 크게 달라지는지 정확히 알지 못하고 있다는 것도 동시에 말해 주고 있다.

 IEEE는 전자파밀도도 분명히 반영했다. 그래서 IEEE의 ERL은 제한되지 않은 노출 환경에 있는 사람들에게 적용되는 것과 제한된 노출 환경에 있는 사람들에게 적용되는 것이 다르다. 단기적인 전자파의 인체 손상 관점에서 보면 그 정도의 전자파밀도 반영은 건강한 뇌와 몸을 가진 인체에는 어느 정도 보호 기준으로 작용할 수도 있을 것이다. 그러나 인공 전자파는 아무리 약하고 주파수가 낮아도 인체를 손상시킨다는 것을 알게 되면 그 정도의 반영으로는 절대 전자파로부터 인체를 보호할 수 없다는 것을 알게 된다. 나는 앞으로 이와 관련된 사례를 구체적으로 소개, 설명할 것이다.

1-3. 인체 상태가 세분화 되어야 하는 이유

 FCC 기준은 비전리전자파인 RF(Radio Frequency)를 대상으로 하며 전자파의 인체에 대한 열작용에 근거한다. 전자파로 인해 인체에 열이 발생하는 것은 다음과 같은 이유 때문일 것이다.

첫째, 전자기에너지에 의한 열 발생이다. 매질에 전자기에너지가 인가되면(가해지면) 매질 원자의 양성자와 전자가 분극을 한다. 이 과정에서 전류가 발생하고 그에 따라 전자파, 즉, 전자기에너지가 발생한다. 이 내부 전자기에너지의 방향은 외부 전자기에너지의 방향과 반대가 되어 외부 에너지가 감소한다. 감소한 에너지는 열로 나타난다(에너지보존 법칙의 결과이다). 인체는 매질이다. 그러므로 인체에 전자파가 인가되면 열이 발생한다.

둘째, 파동 때만 나타나는 전자파의 에너지 입자인 광자가 세포를 흥분시켜 열이 발생할 수도 있다(원자<세포<조직<기관<인체). 세포는 흥분할 정도의 자극을 받으면 열 발생, 에너지 소비, 전기적 변동, 이온의 이동 현상이 발생한다. 그러므로 만약 전자파의 운반자인 광자가 에너지가 커 세포를 자극해 흥분시킬 수 있다면 인체에는 열이 발생할 수 있다.

셋째, 광자와 원자의 충돌에 의해 열이 발생할 수 있다. 광자는 물질적으로 원자보다 훨씬 작다고 한다. 그래서 매질을 투과하는 광자는 원자와 쉽게 충돌하지 않는다고 한다. 그런데 두꺼운 매질인 인체를 통과할 때는 원자와 충돌할 수밖에 없다. 만약 주파수가 높다면 충돌 가능성은 더 높아질 것이다. 왜냐하면 주파수가 높다는 것은 초당 진동수가 많다는 것이고 진동수가 많다는 것은 상하 움직임이 많다는 것을 의미하기 때문이다. 광자는 원자와 충돌하면 자신의 에너지를 원자에 주지만 약간의 에너지 손실을 겪는다. 이 에너지 손실은 열로 나타난다. 세포는 원자의 집합체이고 인체는 세포의 집합체이다. 따라서 광자와 원자의 충돌은 인체에 열을 발생시킬 수 있다.

 FCC의 전자파 흡수율에 근거한, 즉 인체 발열에 근거한 전자파의 유해성 평가는 전자기에너지와 광자의 인체 조직에의 직접 작용만을 대상으로 한다. 그런데 앞서 말했듯이 전자파로 인해 인체 조직이 손상되는 이유에는 열에 의한 직접 방식만이 아니라 혈관 수축에 의한 간접 방식도 있다.

 전자파로 인한 혈관 수축과 그로 인한 증상은 인체 상태, 특히 뇌 상태에 따라 발현 시기가 크게 다르다. 뇌와 몸 상태가 나처럼 나쁘다면 증상은 즉각적으로 나타날 수 있지만, 작거나 없다면 어떤 증상도 나타나지 않고 단지 우리가 알 수 없을 정도의 인체 약화만 발생하고 자극이 지속된다 해도 인체 약화는 역시 우리가 인식할 수 없는 상태로 오랜 기간 진행될 것이다. 이러한 혈관 수축에 의한 인지할 수 없는 인체의 약화는 오랜 기간 누적된 후에 어떤 증상으로 표현될 것이다.

 나는 앞에서 방의 전등 하나 때문에 발생한 발의 통증, 붓기, 열 사례를 소개했다. 이 사례는 발이 전자파에 직접 자극받았다기보다는 크게 손상된 뇌가 전자파 자극을 받고 혈관 수축을 심화시킨 결과로 추측된다(전자파의 직접 자극도 어느 정도 있었을 것이다). 이 현상은 내가 TV나 전등에 1시간 이상 노출되어야 발생했다. 이것은 발열에 의한 즉각적인 인체 손상과 달리 나처럼 뇌와 몸의 손상이 심해도 혈관수축으로 인한 인체 손상은 어느 정도 시간을 필요로 한다는 것을 말해 준다.

 내가 겪은 수많은 증상들 중 발열에 의한 조직 또는 기관(폐, 심장, 콩팥, 간 등은 기관이고 조직은 세포의 집단이다)의 손상으로 발생한 것이 있는지는 알 수 없지만 거의 모든 증상들이 혈관 수축으로 인해 발생했다는 것은 분명하다. 각종 근육의 소멸, 손과 발의 붓기의 지속, 손가락 마디의 각질화, 무릎의 강축화 등은 혈관의 수축이나 소멸을 직접적으로 보여 주며 눈의 출혈, 공기에 노출되면 발생했던 피부의 수포현상, 손이나 옷만 스쳐도 통증이 발생했던 몸통, 허벅지, 다리의 예민도 상승 등도 혈관의 수축으로 인한 각종 조직의 약화가 원인이라는 것을 말해 준다. 입 안의 사막화, 식도 수축, 음성을 상실시킨 성대, 후두의 마비, 위의 기능 상실, 객혈, 어깨 마비와 사용 불능, 그리고 각종 통증 역시 혈관의 수축, 소멸로 인해 발생했을 것이다. 전자파 밀도가 극도로 높은 대형 버스터미널과 도심에서 장시간 머무른 것 외에는 어떤 충격도 없었는데 발톱이 새까맣게 죽은 것도 혈액순환 부족이 원인이었을 것이다. 이비인후과 의사는 부정하지만 점액낭종(입술 안쪽에 생기는 혹으로 우리가 일반적으로 겪는 물혹이 아니다)의 발생과 확대도 혈액 순환 부족으로 인한 인체의 조직 약화가 근본적 원인이었을 것이다. 내 주장이 잘못되지 않았다는 것은 수술을 해야 할 정도로 커졌던 점액낭종이 산에서의 생활로 완전히 사라진 사실이 증명한다. 결국 내 몸에 발생했던 증상들의 발현 과정에는 반드시 혈관 수축이 개입되어 있었던 것이다. 이러한 내 몸의 증상들은 어느 것이 됐든 전자파에의 노출과 발현 사이에 길든 짧든 반드시 시간 차이가 존재했다. 이러한 시간 차이는 전자파 세기, 밀도, 노출 시간, 인체 상태의 차이가 만들어낸 결과일 것이다.

  결론을 말한다면 인체 손상이 나처럼 심해도 혈관 수축으로 인한 인체 손상은 어느 정도 시간이 지난 후 나타나기 때문에 건강한 인체의 혈관 수축으로 인한 인체 손상은 매우 오랜 기간이 지난 후에 나타난다는 것이다. 이것은 내 몸이 약화되었을 때, 호전되었을 때, 회복되었을 때 각각 같은 정도의 전자파 노출임에도 불구하고 증상의 크기와 발현 시기에 차이가 심했던 것을 봐도 알 수 있다. 건강한 인체와 심하게 약화된 인체 사이에는 다양한 단계의 상태가 존재한다. 따라서 이들은 동일한 비전리전자파에 노출된다 해도 혈관 수축으로 인한 증상의 크기, 발현 시기가 모두 다를 수밖에 없다. 이것이 전자파 인체 보호 기준에 인체 상태가 세분화 되어 있어야 하는 이유이다.

  오늘날의 사회구조는 절대적으로 전기에 의존한다. 그러므로 오늘을 사는 우리의 인체, 특히 전신을 지배하는 우리의 뇌는 주변의 인적, 사회적 환경, 사고, 인체의 유전적 차이 등에 전자파환경, 개인의 전기 사용 습관 등이 더해져 개인차는 있겠지만 누구든 크든 작든 손상되어 있을 것이다-노년층은 자연적인 신경 약화가 더해지므로 뇌 손상이 좀 더 클 것이다. 이러한 이유로 현대인의 인체 상태는 매우 다양하다. 전자파는 실제로 존재하는 뇌와 몸 손상의 핵심 요인이다. 그러므로 전자파의 인체 보호 기준에는 다양한 인체 상태가 최대한 반영되어야 한다. 그렇지 않으면 그 기준은 오히려 사람의 건강을 위협하는 기준이 될 수도 있다.

1-4. 전자파밀도가 최대한 반영되어야 하는 이유

 전자파의 구성요소 중에 자기장이 있다. 자기장은 어떤 전자파의 것이든 전자기에너지의 반을 저장하고 어떤 매질이든 투과한다. 따라서 인공 전자파에 전혀 적응하지 못한 인체의 뇌와 몸은 어떤 전자파에 노출되든 자기장의 존재 때문에 자극받고 손상된다. 이러한 이유로 비전리 전자파일지라도 한 공간의 밀도가 높다면 뇌와 몸이 받는 자극은 커지고, 자극이 지속된다면 뇌와 몸은 손상될 수밖에 없다. 이것이 논리적 타당성에 머무르지 않고 실제로 인체를 손상시키는 원인이라는 것을 내가 경험한 사례를 통해 확인하자.

 2016년9월사고 후 악화만 되던 몸은 전자파로부터 안전한 산에서의 운동을 통해 조금씩 회복되다 2017년 6월 초부터 시작된 본격적인 산 생활 이후에는 회복이 눈에 띄게 커졌다. 그런데 11월 말경 구청 직원에 의해 텐트를 철거당한 데다 겨울이 시작되어 산 생활을 계속 할 수 없어 집 위주의 생활을 다시 하게 되었다. 그 당시 나는 어떤 과학지식도 알지 못했지만 전자파가 내 뇌와 몸을 손상시킨다는 것을 알고 방으로 들어오는 외부 전자파를 차단하기 위해 방의 네 면과 천장은 물론 방문 출입문까지 모두 수십 겹의 호일로 도배했고 방에서 발생하는 전자파를 최소화하기 위해 어떤 전기, 전자기기의 사용도 극도로 제한했다.

호일 작업은 효과가 있었을까? 몸이 좀 더 편해지는 효과는 분명히 있었다. 그 당시 호일 도배를 하기 전 스마트폰의 와이파이 찾기 기능을 활성화시켜 보면 안테나 4개가 모두 잡혔는데 수십 겹의 호일 도배를 한 후에는 1-2개로 줄었다. 호일을 수십 겹 도배한 이유는 안테나 표시를 안 나오게 하기 위함이었다. 그러나 수십 겹의 호일도 와이파이 전자파를 완전히 차단하지 못했다. 나중에 안 일이지만 전자파의 회절능력 때문이었다. 방으로 들어온 전자파가 와이파이만이었을까? 내가 살던 뒷집은 전직 대통령 집이었다. 그 집은 경호 문제로 다수의 경찰과 경호원들이 계속 무전기를 사용했고 다른 집보다 전기, 전자기기를 훨씬 더 많이 사용하고 있었으니 많은 다양한 전자파가 발산되고 집중되고 있었을 것이기 때문에 내 방에도 영향을 주었을 것이다. 또한 내 방으로부터 약 20-30m 떨어진 변압기(변압기 자극은 BOOK Ⅱ 에서 상세히 다룬다)와 집 주변의 전선에서 발생하는 전자파, 주변의 집들에서 사용하는 전기, 전자기기에서 발산되는 전자파도 있었다(60Hz의 전선에서 발생하는 전자파는 전선 피복을 투과하지 못한다고 하지만 자기장은 투과한다). 이들 전자파들은 세기는 약화됐지만 내 방에 들어왔을 것이다. 방에는 외부 전자파만 있는 것이 아니었을 것이다. 나는 어떠한 전기, 전자기기도 사용하지 않았고 코드도 전원으로부터 분리해 놓았기 때문에 기기들의 회로 동작에 필요한 전류도 소모되지 않아 전기, 전자기기로 인한 전자파는 없었다. 그러나 전원 차단기를 내리지 않아 방에는 누설 전류에 의한 전자파가 발생했을 가능성이 있고(낡은 주택이었다) 앞서 말한 것처럼 온수관에서 발생하는 전자파도 있었다.

지금까지 나는 방에 존재할 수 있었던 모든 전자파를 말했다. 그래서 마치 내 방에는 엄청나게 많은 전자파가 존재했고 그것들이 내 뇌와 몸을 심하게 자극했을 것이라고 생각할 수 있다. 그러나 실상은 많은 전자파가 내 방으로 들어왔다 해도 모두 세기가 크게 약화된 것들이었다. 일반적 시각으로 보면 수십 겹의 호일로 도배되어 있고 어떤 전기, 전자기기도 사용하지 않았던 내 방은 많은 전자파가 존재했지만 모두 세기가 약화된 전자파였기 때문에 상당히 안전한 공간이었다. 나는 산의 텐트를 철거당한 후 결코 나쁘다고 말할 수 없는 전자파환경의 방에서 수면을 하는 생활을 하게 되었는데 산에서와 달리 몸의 회복에 제동이 걸렸다는 것을 바로 알 수 있었다. 그때 객혈도 발생했다.

 나는 전자파로부터 안전한 집으로 이사하기 전에 집에서 수면하면서 전자파밀도가 엄청나게 높은 도심 한복판에서 오토바이로 4일간 일을 한 후 며칠 동안 거의 반혼수 상태를 거친 후 앉는데 1-2시간, 서는 데에도 1-2시간씩 걸리는 증상을 겪게 되었다. 마치 TV에서 보던 광우소처럼 몸이 최악의 상태에 빠진 것이다. 이때 같이 발생한 증상이 온몸의 감전 현상, 허벅지와 다리의 수포 현상, 무릎의 강축화, 내 손이나 옷만 닿아도 극심한 통증이 발생하고 심한 소름과 강력한 한기가 덮칠 정도가 된 우측 몸 전체의 극도의 예민화 현상, 단순히 개가 짖는 소리나 작은 움직임에도 역시 강력한 통증, 소름, 한기가 발생하는 정신 상태의 악화 등이었다. 한마디로 나는 집에서 수면 생활을 하면서 4일 일을 한 후 뇌와 몸이 갑자기 통제할 수 없을 정도로 엄청나게 악화된 것이다.

 그 당시 방에 있으면 항상 온몸에 감전 통증이 발생했다. 이 통증을 겪을 때 분명히 감전이라고 느꼈지만 나는 그것을 감전이라고 도저히 받아들일 수 없었다. 생각해 보라! 내 몸에 어떤 전기, 전자기기도 닿지 않았는데 내가 어떻게 몸이 감전되었다고 생각할 수 있겠는가? 그래서 나는 몸 상태가 너무 안 좋아 그것을 감전으로 착각하는 것이라고 생각했다. 그런데 지금은 그것이 감전이었다고 생각한다. 어떻게 몸이 전기가 흐르는 어떤 물체와도 접촉하지 않았는데 몸에 감전이 발생할 수 있었을까? 이것을 이해하려면 그 당시 내 뇌와 몸이 극한으로 악화되어 자극에 대한 문턱값이 거의 무한대로 하락해 있었다는 것을 먼저 이해해야 한다.

개가 목줄에 매여 있어 나를 공격할 수 없음을 알면서도 개가 짖거나 나에게 조금이라도 다가오면 몸의 오른쪽에 강력한 통증, 소름, 한기가 덮쳤고 몸에 옷만 스쳐도 매우 날카로운 통증이 발생했다(옷이 스칠 때마다 발생하지는 않았고 통증이 한 번 발생하고 나면 상당한 시간 간격을 두었다). 내 몸에 내 손을 대도 극심한 통증이 발생했다. 방은 난방을 충분히 하고 있었기 때문에 그리 춥지 않았는데도 바지를 벗으면 약간의 찬 공기에 다리와 허벅지에서 수포들이 솟아났다. 나는 수포가 커지는 과정을 자세히 볼 수 있었는데 수포는 포도송이처럼 몇 개씩 무리를 지어 피어났다. 이 수포들은 이상한 점이 있었다. 손끝만 닿아도(절대 누르지 않았다) 터지던 이것들은 옷을 입고 있으면 전혀 터지지 않았다. 몸을 움직이면 옷이 수포에 수없이 닿을 텐데 수포들은 옷의 마찰로는 단 한 개도 터지지 않았다. 이 증상들은 내 뇌와 몸의 문턱값이 거의 무한대로 하락해 있었다는 것을 증명한다. 문턱값이 무한대로 하락하게 되면 인체는 상식적으로는 도저히 자극으로 받아들일 수 없는 아주 작은 자극에까지 절대 발생할 수 없는 증상을 만들어낸다.

이미 상세히 설명했듯이 내 방은 전자파로부터 상당히 안전한 공간이었다. 그러나 중요한 것은 방에는 세기는 약했지만 뇌와 몸을 자극하는 인공 전자파가 수없이 존재했다는 사실이다. 광우병에 걸린 소처럼 되기 전까지 이들 전자파들은 내 몸에 어떤 증상도 유발하지 못했지만 자극을 주고 있었다는 것은 분명하다. 산에서와 달리 몸의 회복에 제동이 걸리고 객혈이 발생한 것을 보면 알 수 있다.

 전자파에 대해서는 이미 많은 설명을 했다. 전자파는 전자기 과정을 거쳐 만들어지는 에너지이고 전자파의 구성요소인 전기장과 자기장의 존재는 전기에너지, 즉 전류의 존재를 의미하므로 전자파의 존재는 전류의 존재를 의미하며 자기장은 인체를 투과하며, 유기전류도 발생시킨다. 따라서 나에게 발생했던 감전 느낌은 실제로 감전이었다. 다만 일반적 관점에서 그것은 감전이라고 받아들이기 힘든 정도의 크기였을 뿐이다. 그래서 이 현상을 겪을 때 나 역시 그것을 감전으로 받아들이지 못했던 것이다.

 무릎의 강축화에 대해 잠시 설명하겠다. 강축이란 근육에 문턱값을 넘는 자극이 지속적으로 주어질 때 근육이 지속적으로 수축하는 현상으로 강직과 달리 근육이 회복되는 특징이 있다. 그 당시 나는 방에서 1-2시간 정도 누워있으면 항상 이 현상을 겪었는데 무릎이 굳으면 오른쪽 다리 전체는 마치 막대기처럼 변했었다. 나는 막대기처럼 전혀 굽혀지지 않는 무릎을 회복시키기 위해 손바닥으로 무릎을 계속 문지르고 무릎을 굽혔다폈다를 반복했다. 그 복구 과정에서 생기는 통증이 너무 심해 나는 많은 눈물을 흘려야 했다. 이 강축화 역시 내 뇌와 몸의 문턱값의 무한 하락으로 방 안의 미약한 다수의 전자파가 뇌를 직간접적인 방식으로 자극했고 뇌가 인체 전체의 혈관을 수축시켜 약한 부위였던 무릎의 혈관들이 심하게 수축한 결과였을 것이다.

나에게 발생했던 모든 현상의 원인이 방 안에 존재했던 다수의 극히 미약한 전자파라는 것은 내가 극심한 통증을 겪으면서도 병원 치료를 거부하고 영하의 날씨에 산 밑의 밭에서 텐트 생활을 다시 시작하자 모든 증상들이 즉시 회복을 시작하고 시간이 지날수록 회복 속도가 커지고 결국 완전히 회복되었다는 사실이 명백히 증명한다. 즉시 몸이 회복을 시작하고 짧은 시간 안에 증상이 사라지거나 크게 회복된 것에 다른 이유가 존재할 수 없다.

 일반적 관점에서 보면 텐트 생활은 최악이었다. 텐트를 설치할 때 나는 몸 상태가 너무 나빠 바닥의 눈을 치울 수도 없었고 울퉁불퉁한 밭을 정지할 수도 없었다. 그리고 기온이 영하였기 때문에 아무리 옷과 이불을 두껍게 입고, 덮고, 털신을 신어도 추위를 피할 수 없었다(이불을 너무 두껍게 덮으면 몸이 눌려 무한정 덮을 수 없다는 것을 그때 알았다). 그때는 100m를 걷는데 1시간이 걸릴 정도로 몸이 나쁜 상태였기 때문에 걷기 운동도 할 수 없었다. 그러니 내 몸의 회복은 산의 신선한 공기나 환경의 개선, 또는 운동 등으로 설명하지 못한다(집이 산과 가까워 집에 있을 때도 공기는 신선했다).

 내가 겪은 이 증상들은 뇌와 몸의 약화가 심화되면 인체의 문턱값이 거의 무한대로 하락한다는 것을 보여 주기도 하지만 아무리 약한 전자파도 인체에 유해하다는 것을 명백히 말해 준다. 전자파는 세기에 관계없이 인체를 손상시킨다는 사실은 인체가 받는 전자파 밀도가 인체의 유해성 평가에서 왜 중요하게 다루어져야 하는 지를 분명히 말해 준다. 인체가 받는 자극의 크기는 전자파 밀도에 확실하게 비례한다. 그것을 분명하게 보여 주는 사례 하나를 소개한다.

 나는 2016년12월에 전자파가 몸을 심각하게 손상시킨다는 것을 안 후

자가치료를 시작하고, 자가치료로 몸을 회복시켜 가는 과정에서 뇌와 몸을 완전히 회복시키기 위해서는 전자파를 완전히 피해야 한다는 사실을 분명히 알게 되었다. 그래서 2017년6월부터 산에서 생활하기 시작했다.

 하루는 산에서 내려와 대로변의 인도를 걷고 있었다(도로는 왕복 12-16차선이었다). 내가 걷던 인도는 대부분 밭과 접해 있고 주유소 하나가 있었다. 도로 건너편에는 큰 건물이 다섯 개 정도 있었고 건물의 옆과 뒤는 산이었다. 그래서 내가 걷던 장소는 도로에 차량이 어느 정도 있었지만 전자파 환경이 절대 나쁘지 않은 곳이었다. 그런데 인도를 걷던 중 갑자기 발에 큰 통증이 연속으로 발생했다. 그 통증은 많은 센서와 전등이 설치된 화장실이나 전기, 전자기기, PC로 가득 찬 사무실에서 경험하던 것과 같은 종류였다.

 통증이 발생했을 때 나는 이유를 알지 못했다. 그곳은 전자파환경이 비교적 좋은 장소였고 그 길을 자주 다녔지만 그러한 통증을 겪은 일이 한 번도 없었기 때문이다. 이유는 바로 밝혀졌다. 바로 20-30m 앞에 퇴근하는 60-80명 정도의 사람들이 버스를 기다리고 있었는데, 중요한 것은 그들 모두가 정말로 단 한 명도 예외 없이 스마트폰을 사용하고 있었다는 사실이다. 내 발에 통증이 발생했던 이유는 그들이 사용하는 대단히 많은 전자파가 내 뇌와 몸을 자극했기 때문이었다. 만약 스마트폰 사용자가 몇 명밖에 되지 않았다면 내 발에는 절대 통증이 발생하지 않았을 것이다. 이 사례는 전자파밀도와 인체 손상 사이에 인과관계가 있고 비례관계가 있다는 것을 너무나 분명하게 보여 준다.

2. 실제 사례를 통한 전자파인체보호기준의 문제 확인

사례 1. 강남사거리에서의 감전 통증

 나에게 발생했던 많은 증상들은 비전리전자파도 인체를 자극, 손상시킨다는 것, 따라서 약한 인체는 물론이고 건강한 인체도 언젠가는 손상될 수 있다는 것, 자극의 강도는 인체 상태에 따라 달라진다는 것, 그리고 전자파는 세기만이 아니라 밀도가 높아도 자극이 커지고 손상이 커진다는 것 등을 말해 준다. 이것을 한 사례를 통해 좀 더 상세히 설명하고 이와 연관된 전자파와 인체 특성에 관해서도 말해 보겠다.

 나는 2017년6월부터 산에서 수면과 휴식을 하는 생활을 하기 시작했다. 그 당시 몸 상태는 2016년12월부터 계속된 산과 농로에서의 걷기 운동으로 조금 회복된 상태였지만 여전히 전자파 있는 곳에만 가면 몸에 어떤 증상이든 발생하고 확대될 정도로 상태가 극히 나빴던 때였다. 하루는 산에서 필요한 모기장을 사기 위해 강남사거리에 있는 한 생활용품 매장을 가야 했다. 강남사거리는 여느 도심과 마찬가지로 수많은 고층 건물과 사람, 차들로 가득 찬 곳이다. 먼저 이곳의 전자파환경을 생각해 보자.

 강남사거리와 주변은 수많은 건물에서 사용하는 전기를 공급하기 위한 고압선이 매설되어 있고 지상에도 수많은 전선과 변압기가 설치되어 있어 이들로부터 많은 전자파가 발산되는 곳이다(전자파는 흙, 콘크리트, 아스팔트 모두를 투과한다). 또한 그곳에는 사회기반시설에서 발산되는 전자파도 있다. 지중에는 지하철역이 있으므로 고압선, 전기, 전자장비들이 설치되어 있어 그들이 발생시키는 전자파도 있고 수많은 승객들이 사용하는 휴대폰 전자파도 있다. 인도를 가득 메운 사람들은 모두 휴대폰을 켠 채 휴대하고, 사용하므로 그로 인한 전자파도 엄청나게 발산되고 집중된다(휴대폰은 사용하지 않아도 주기적으로 기지국과 교신한다). 도로를 메운 자동차의 엔진과 전자 장비에서 발산되는 전자파도 있다. 이 많은 전자파들은 도로, 건물, 자동차 등에 반사, 산란하기도 하며 투과, 굴절, 회절, 편광하기도 한다.

 나는 강남사거리 버스 정류장에 내린 순간부터 오른발에 감전 통증을 겪기 시작했고 강남사거리에 가까워질수록 통증을 크게 겪었다. 발의 감전 통증은 버스 안에서 항상 겪는 일이었지만 이때의 강도는 비교가 되지 않을 정도로 심했다. 견딜 수는 있었지만 참기 어려운 정도였다. 버스를 타고 있을 때는 통증이 심해지면 버스에서 내리면 됐는데 이때는 피할 방법이 없었다. 처음에는 일시적인 현상으로 생각해서 매장이 있는 강남사거리를 향해 걸었는데 매장이 가까워질수록 통증이 심해져 뛰기 시작했다. 나는 그날 모기장을 사고 다시 버스에 탈 때까지 통증을 줄이기 위해 사람으로 메워진 인도에서 차도로 들어가 심장이 허락하는 한 뛰었다.
강남 사거리에서 나는 왜 감전 통증을 겪었을까? 몇 가지 원인이 복합적으로 작용한 것으로 추정된다. 내가 강남 사거리에서 감전 통증을 겪었다는 것을 이해하기 위해서는 그 당시 내 발의 근육과 신경의 문턱값이 거의 무한대로 하락해 있었다는 것을 먼저 이해해야 한다. 이것을 이해하지 못하면 내가 겪은 감전 통증을 한 개인의 예민함이나 과장, 또는 논리적 억지 등으로 보게 된다. 그래서 그것에 대한 정확한 이해를 필요로 한다.

 건강한 인체는 절대 전자파 자극을 인식할 수 없다. 내 경험상 인체가 전자파 자극에 반응한다는 것은 뇌 손상이 크게 있다는 것을 의미한다. 손상이 큰 뇌는 아주 작은 자극에도 심하게 반응하며 반응은 혈관의 심한 수축으로 나타난다. 혈관 수축은 뇌의 통제를 받는 인체 전체에서 발생하고 그에 따라 인체의 전체 조직들이 약화된다. 뇌 조직은 조금이라도 손상되면 절대 회복되지 않고 악화만 되기 때문에 자극이 계속되면 인체 조직들은 악화가 계속되어 문턱값이 크게 하락하고 심해지면 거의 무한대까지 하락한다. 인체가 전자파에 반응하는 단계는 인체의 문턱값이 이러한 수준에 도달할 때이다.
 강남사거리에서 감전 통증을 겪을 당시 내 뇌와 몸은 극도로 악화된 상태였다. 그래서 전자파 자극이 주어지면 내 몸 전체에는 즉시 어떤 반응이든 나타나고 있었다. 그 당시 전자파로 넘쳐나는 도심으로 나가면 배변 압박이 급상승하고 설사를 하며 입술 안쪽에는 점액낭종이 생기고 급격히 커졌다. 버스를 타면 항상 발에 감전 통증과 붓기가 발생했다. 전자파 영향이 그리 크지 않았던 집에만 있을 때조차 각종 근육들이 대량 손실되었다. 이들 증상들의 발현 원인이 전자파라는 것은 전자파로부터 안전한 산에서는 어떤 증상도 새롭게 발현한 일이 단 한 번도 없었고 전자파가 존재하는 환경에서 발현했던 증상들은 모두 호전되거나 소멸됐다는 사실이 증명한다.

 전자파에 의한 증상의 발현과 소멸을 투병했던 전 기간으로 확장하면 전자파가 원인임을 시각적으로 잘 보여 주는 것은 근육의 손실과 회복, 손가락 마디 각질화의 진행과 회복, 점액낭종의 발생과 소멸, 손등 전체의 찢어짐과 회복, 다리의 수포의 발생과 소멸이고, 보이지는 않지만 전자파가 증상 발현의 원인임을 충분히 증명할 수 있는 것은 불면증의 소멸, 무릎 강축의 발생과 소멸, 성대, 후두의 마비와 회복이다.

 눈에 보이는 증상 중 근육과 손가락 마디의 각질화 회복은 철저한 전자파 회피에 의한 것이지만 회복에 시간이 오래 걸려 전자파가 증상 발현의 원인임을 쉽게 증명할 수 없다. 그러나 손등 전체의 찢어짐, 다리의 수포, 점액낭종은 전자파 회피로 즉시 상태가 호전되고 매우 짧은 기간 내에 완전히 회복되었기 때문에 전자파가 증상 발현의 원인임을 확실하게 증명할 수 있는 사례들이다.

 도심 출입이 많아지자 발생했던 손등 전체의 찢어짐은 도심보다 기온이 더 낮은 산에 머물자 매우 단기간에 완전히 사라지고 손등 피부가 완전히 회복되었으며, 난방이 되는 방 안에서 약간의 찬 공기에도 다리의 피부에 수포를 발생시켰던 현상도 영하의 날씨에 산 밑의 밭에서 텐트 생활을 시작하자 즉시 발생하지 않았다. 전자파 유무 환경에 따른 두 증상의 발생과 소멸은 명백히 전자파가 증상 발현의 원인임을 말해 준다.

 도심출입이 빈번해지자 발생했던 점액낭종은 매우 짧은 기간(10일 정도) 안에 음식을 씹을 때 같이 씹힐 정도로 급격히 커졌다. 의사는 나에게 대학병원에서의 수술을 생각해야 한다고 말했다. 점액낭종은 암은 아니지만 암처럼 세포가 이상 증식하는 현상이다. 그 당시 나는 이것을 단순하게 '전자파의 뇌 자극-혈액공급 부족'의 결과라고 생각하고 도심 출입을 완전히 끊고 산에서 생활하면서 결과를 지켜보기로 했다(의사는 점액낭종 발생은 혈액순환과 관계없다고 했다). 며칠 동안 도심출입을 완전히 중단하고 산에만 있자 크기가 줄기 시작했다. 점액낭종이 컸을 때는 음식을 씹을 때 같이 씹혔기 때문에 정확히 알 수 있었다. 나는 의사의 말과 상관없이 이것은 '전자파의 뇌 자극-혈관의 수축, 소멸' 때문에 발생했다는 나의 추측을 믿고 자가치료를 계속했다. 산 생활이 계속되자 점액낭종은 크기가 계속 감소했고 결국 완전히 소멸했다. 이것은 점액낭종의 발생과 소멸이 전자파 자극 유무에 좌우됐음을 명백히 증명한다. 비록 당시에는 과학지식이 전혀 없어 단순히 경험에 기대 전자파가 내 뇌를 직접 찌르고 그로 인해 혈액순환이 되지 않아 점액낭종이 발생하고 커졌다고 잘못 추정했지만 점액낭종의 발생과 확대의 원인이 전자파였다는 사실에는 변함이 없다. 혈관 수축에 따른 혈액 공급 부족으로 일부 뇌 기능이 약화된 것도 원인일 가능성이 있다. 손상된 내 뇌는 많은 전자파 자극에 크게 반응해 전신의 혈관을 크게 수축시켜 인체의 모든 조직이 더 크게 약화되었을 것이다. 그로 인해 인체 조직이나 기관들이 기능을 잃거나 저하되었을 것이고 점액낭종 발생을 억제하는 뇌 기능도 약화되었을 것이다. 그 결과 이미 점액낭종 발생 경력이 있어 특히 약한 지점으로 추정되는 곳에서 점액낭종이 발생, 확대되었을 가능성이 있다.

불면증의 소멸, 무릎 강축의 소멸, 성대, 후두의 회복-음성의 회복은 눈에 보이지 않지만 철저한 전자파 회피 이후 소멸, 회복된 증상들이기 때문에 전자파가 증상 발현의 원인임을 잘 알 수 있는 사례들이다.

이미 말했듯이 거의 7년 동안 계속됐던 불면증이 산에서의 생활 이후 매우 빠르게 호전됐으며 무릎의 강축화 역시 영하의 날씨에 밭에서 텐트 생활을 시작하자 즉시 소멸했다. 몸이 거의 정상으로 회복되어 문제가 없을 것으로 생각하고 한 노트북 타이핑은 약 20일간 매일 오랜 시간 계속되자 성대와 후두근육을 마비시키고 음성을 상실시켰는데 이러한 마비 역시 전자파 회피 이틀 후부터 회복을 시작해 40-50일 후 완전히 회복되었다. 당연히 음성도 되찾았다(인터넷을 검색해 보면 성대 마비로부터의 회복 확률은 21%라고 한다).

내 몸에 발생했던 모든 증상들이 전자파를 피하면 소멸했다는 것은 전자파가 이들의 발생 원인임을 분명히 말해 준다. 그런데 일반사람들에게는 어떤 반응도 일으키지 않는 전자파가 어떻게 내 몸에는 수많은 심각한 증상을 유발할 수 있었을까? 그것은 '내 뇌의 큰 손상-문턱값의 큰 하락-지속된 전자파 자극-지속적이고 심한 혈관의 수축, 소멸-인체 전체 조직의 큰 약화, 손상과 기관의 기능 저하 또는 상실' 때문이었을 것이다.

결론은 내 상태가 극도로 악화되어 있을 당시 일반사람에게는 단기적으로 어떤 반응도 유발하지 않는 전자파가 내 몸에 수많은 증상을 유발할 수 있었던 것은 내 몸의 극도의 악화에 따른 문턱값의 무한대에 가까운 하락 때문에 발생한 것이고 강남사거리에서의 감전 통증도 그러한 이유로 발생한 증상이었다는 것이다.

참고로 내가 강남사거리에서 겪은 통증은 예민도가 상승한 발이 바닥에 닿아 발생한 것이 아닌 완전히 다른 종류의 통증이었다. 그 당시 발이 바닥에 닿을 때 발생하는 통증은 약 7개월에 걸친 자가치료를 통해 적어도 걷는 동안은 전혀 발생하지 않았다(사고 후 몇 달 동안은 발이 바닥에 닿기만 해도 큰 통증이 발생했다).

비전리전자파가 어떻게 내 발에 감전 통증을 유발할 수 있었는지 과학 지식을 동원해 생각해 보자.

도체는 전자파와 만나면 표면에 전류가 흐른다. 전류가 흐르면 전자파가 발생한다. 부도체인 콘크리트와 아스팔트에는 이 현상이 전혀 발생하지 않는 것일까? 과학적 시각이 아니라면 부도체인 이들에 전류가 발생하고 전자파가 발생한다고 생각할 수 없다. 그런데 물리학, 전자기학을 동원해서 보면 극히 적은 양의 전류가 발생한다.

물질의 최소 단위는 원자이다. 원자의 핵에는 양성자와 중성자가 핵력에 의해 묶여 있고 주변을 전자가 공전한다. 콘크리트와 아스팔트는 부도체이지만 유전율이 낮은 유전체이다(유전체란 분극이 되는 물체이며 유전율은 분극의 정도를 정량화해 상수로 표시한 것이다. 앞의 유전체, 유전율, 분극 설명 참고. 상대유전율: 공기 1, 아스팔트 3-5, 콘크리트 5-10, 화강암 5, 진흙 8-12, 해수 70, 담수 81. 한국도로공사 도로교통 연구원 2018년도 연구보고서).

만약 유전체에 전자기에너지(전기에너지)를 인가하면(가하면) 유전체 원자들은 작게나마 분극을 한다(분극이란 양전하와 음전하가 나누어지는 현상으로 쉽게 양극과 음극이 나누어진다고 생각하면 된다). 전기에너지는 전류가 존재해야 발생한다.

양전하를 가진 양성자와 음전하를 가진 전자의 분극은 양성자는 무거워 거의 움직이지 못하기 때문에 실질적으로 전자의 이동에 의해 발생한다. 전자가 이동하면 전류가 발생하고 전기에너지가 발생한다.

그러므로 콘크리트나 아스팔트에 전자파(전자파란 특별한 과정을 거쳐 만들어지는 전자기에너지이다)가 인가되면 극히 적은 양이지만 이들에도 전류가 발생하고 그에 따라 전자파가 발생한다(콘크리트나 아스팔트 표면에서 발생하는 전자파는 그들의 표면이 거칠기 때문에 에너지가 잘게 쪼개져 산란하는 것이다).

 잠시 반사와 산란의 차이를 보기로 하자. 전자파는 표면이 완전한 평면인 도체를 만나면 반사하고 거칠면 산란한다. 만약 전자파가 도체에서 반사한다면 자신의 거의 모든 에너지를 갖고 한 방향으로 움직인다(물체와 만나면 약간의 에너지 손실을 겪는다고 한다). 이에 비해 산란은 전자파가 물체와 충돌한 후 에너지가 잘게 쪼개져 흩어지는 것이다. 이 과정을 좀 더 구체적으로 보자.

 만약 전자파가 자유공간(진공)으로 진행하다 완전한 평면인 도체를 만나면 에너지를 모두 잃고 소멸한다. 대신 순간적으로 도체에 전류가 발생하고 그에 따라 전자파가 발생한다. 새로 생긴 전자파는 충돌한 전자파의 거의 모든 에너지를 갖고 입사각과 완전히 같은 각도의 반사각으로 튀어 나간다(다음 쪽의 그림 참고. 법선이란 두 매질. 그림의 경우 공기와 도체가 만나는 경계면에 수직으로 그은 선을 말한다). 이것이 반사의 과정이다. 만약 도체 표면이 고르지 않다면 전자파는 에너지가 쪼개진 다수의 전자파가 되어 흩어진다. 그것은 산란이다.

 본론으로 돌아가자. 강남사거리와 주변은 비전리전자파이지만 대단히 다양한 전자파가 엄청나게 밀집되어 있는 공간이다. 나는 그곳에서 엄청난 밀도의 전자파에 노출되었다. 그 때문에 내 뇌는 자극에 심하게 반응했을 것이고 자극에의 심한 반응은 심한 혈관 수축으로 나타났을 것이다. 그로 인해 상태가 극히 나빴던 오른발은 일시적으로 더 크게 악화되어 문턱값이 폭발적으로 하락했을 것이다. 지금 와서 생각해 보면 당시의 감전 현상이 발을 바닥에 디딜 때 발생했는지 완전히 확신하지 못하지만 분명히 오른발을 바닥에 디딜 때 발생한 것으로 기억한

그림6. 전자파의 반사

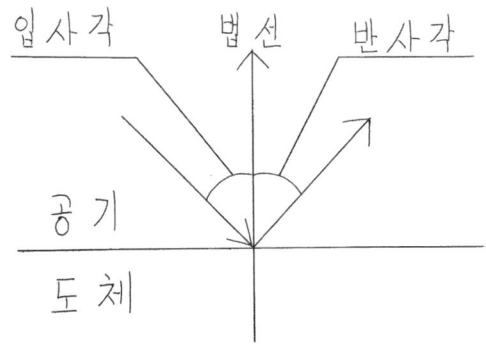

다. 이미 말했듯이 이 통증은 발이 바닥에 닿을 때 발생하는 압박 통증이 아니었다. 이 현상을 겪을 때 나는 너무나 당황했는데 그 이유는 통증이 우리가 전기에 감전될 때 느끼는 것과 너무나 비슷했기 때문이다. 나는 그 감전을 도저히 믿을 수 없었다. 버스에서 처음 내렸을 때는 심하지 않았다. 그런데 강남사거리에 가까워질수록 감전 느낌이 심해졌다. 매장이 바로 앞에 있었기 때문에 쇼핑을 포기할 수도 없었다. 내 느낌이, 기억이 잘못되지 않았다면 감전통증이 왜 발이 바닥에 닿을 때만 발생했을까? 강남사거리와 주변의 전자파밀도는 엄청나게 높다. 그 많은 전자파 중 일부는 우주로 날아갔을 것이고 일부는 콘크리트나 아스팔트를 투과했을 것이다. 그리고 극히 일부는 반사, 산란했을 것이다. 이들 반사, 산란한 전자파들은 에너지가 쪼개져 생긴 전자파이므로 전자기에너지가 극도로 작다. 그러나 강남사거리와 주변은 전자파 세기와 밀도가 워낙 높아 바닥의 에너지 총량이 높을 수밖에 없다. 그런데 전자파 세기는 거리가 멀어지면 급격히 감소한다. 전기장(V/m)과 자기장(A/m)은 거리에 반비례하며 전력밀도(W/m^2)와 자속밀도(wb/m^2)도 면적(m^2) 또는 거리의 제곱(m^2)에 반비례하기 때문이다. 그래서 에너지가 극히 작은 반사, 산란한 전자파는 바닥에서 조금만 떨어져도 세기가 급격히 감소한다. 즉, 바닥의 전자기에너지 총량은 높지만 바닥에서 조금만 떨어져도 에너지 크기와 총량이 급격히 감소한다. 나는 그 당시 지면과 거의 밀착할 정도로 바닥이 얇은 신발을 신고 있었다(실내화보다 밑창이 훨씬 얇았다). 그래서 발이 바닥에 닿으면 발은 바닥의 큰 전자기에너지 세기를 느꼈을 것이고 바닥에서 떨어지면 세기가 크게 감소한 세기를 느꼈을 것이다. 내 발이 그 둘의 차이를 구별할 수 있었던 것은 몸 상태가 극히 나쁜 상태에서 강남사거리의 많은 전자파 자극으로 인해 일시적으로 크게 악화되어 문턱값이 거의 무한대로 하락했기 때문이었을 것이다. 이것이 내 오른발이 강남사거리에서 감전 통증을 겪은 이유일 것이다.

 나는 그 당시 발에 분명히 감전이라는 느낌을 받았다. 전자파의 본질은 전류이다. 그러므로 내가 겪은 통증은 감전으로 인한 통증이었다. 내 해석이 맞는 것일까? 사실 나도 의문이다. 어쨌든 나는 이와 같은 감전 현상을 몸 상태가 극도로 나빴던 시기에는 버스를 타면 예외 없이 겪었다. 그리고 발이 바닥에서 떨어지면 감전 현상이 발생하지 않았다. 통증의 크기에 차이만 있었을 뿐 강남사거리에서 겪었던 것과 완전히 같은 것이었다.
 이 감전 현상이 실제로 발생할 수 있다는 것은 앞서 소개한 방의 전등으로 인한 통증, 붓기, 열의 발생 사례와 광우소 증상 사례를 비교해 봐도 어느 정도 수긍할 수 있다.
 두 사례는 모두 전자파가 매우 약하고 적은 환경의 방에서 겪었다. 그러나 두 사례에는 차이점이 있다. 발의 통증, 붓기, 열 사례는 적어도 전등 한 개는 켜진 상태에서 겪었지만 광우소 사례는 전등을 켜지 않은 상태임에도 발생했다. 즉, 두 사례 모두 몸의 문턱값이 폭발적으로 하락해 발생한 사례이지만 광우소 사례는 전등을 제외한 방의 다른 극히 미약한 전자파만으로도 발생한 것으로 발 사례 때보다 문턱값이 더 크게 하락해 있었던 것이다.

 두 사례의 비교를 통해서도 알 수 있듯이 인간의 몸은 약화되면 예민도의 상승은 상상할 수 없을 정도로 높아진다. 달리 말하면 인체의 자극에 대한 문턱값은 상상할 수 없을 정도로 하락한다. 내가 강남사거리에서 겪은 발의 감전 현상은 이러한 몸 상태와 엄청나게 높은 강남사거리의 전자파밀도가 결합한 결과였다고 말할 수 있다.

 내가 강남사거리에서 겪은 감전 현상이 착각이나 잘못 인식된 것이었을까? 버스정류장에서 매장까지의 거리는 300m가 넘는다. 나는 그날 왕복 600m가 넘는 거리에서 계속 감전 통증을 겪었다. 이 현상은 버스에서도 항상 겪던 것이었다. 그러므로 그것이 착각이나 선입견, 잘못 인식된 느낌일 수가 없다. 다시 말하지만 그 통증은 발이 바닥에 닿을 때 발생하는 통증이 아니었다.

 이 현상에 일조한 원인에는 자기장에 의해 인체에 유기된 전류도 생각해 볼 수 있다. 비전리전자파에 의해 인체에 유기되는 전류의 크기는 건강한 조직을 가진 인체에는 자극으로 작용하지 않지만 뇌 손상이 심한 사람에게는 자극이 될 수 있다. 더욱이 많은 전자파가 인체에 인가되면 유기되는 전류량은 많을 수밖에 없다. 따라서 강남사거리의 엄청나게 많은 전자파가 만들어낸 많은 유기전류도 발의 감전 통증 원인에 더해졌을 가능성이 있다.

지금까지 강남사거리에서 전자파가 내 발에 어떻게 감전 현상을 유발할 수 있었는지를 과학지식을 동원해 논리적으로 설명했다. 그런데 많은 사람들은 아직도 우리가 일상생활에서 항상 접하는 비전리전자파가 정말로 인체를 그렇게 자극하고 손상시킬 수 있는지에 대한 의문을 버리지 못할 것이다. 그래서 전자파 때문에 버스에서 내 발과 다리가 얼마나 크게 부었는지 본 사람이 있는 사례를 소개해 보고자 한다.

 나는 대학병원에 갈 때 항상 버스를 타고 다녔다. 시간은 1시간 정도 걸렸고 병원 체류 시간은 2-3시간이었다. 하루는 집에 돌아오는 버스를 탄 직후부터 심한 감전 통증을 느끼기 시작했다. 그런데 시간이 지나자 발과 다리가 크게 붓고 감전 느낌은 사라지는 대신 일반적인 심한 통증이 계속됐다. 그때의 다리의 붓기 상태를 묘사한 것이 다음의 그림이다.

그림7. 버스에서의 다리 붓기

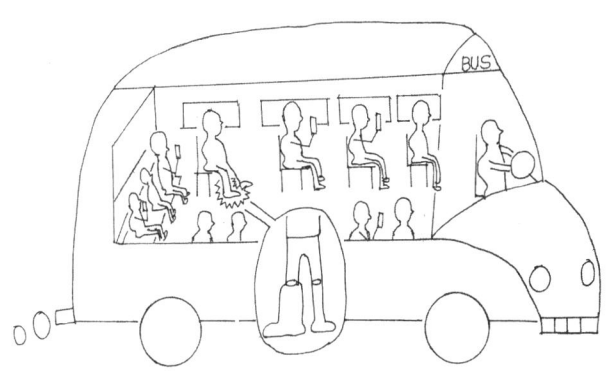

 사람들은 아마 그림이 과장됐다고 생각하겠지만 실제로 나는 발과 다리가 너무 크게 부어 근육이 모두 터져버릴지 모른다는 공포감에 빠졌었다. 나는 평생 그런 심한 붓기를 경험한 일도 없고 들어본 일도 없다. 나는 그때 붓기와 통증의 원인이 버스 안의 와이파이에서 발산되는 전자파, 외부에서 들어오는 전자파, 승객들이 사용하는 휴대폰으로 인한 전자파가 원인이라고 생각하고 전자파 노출량을 줄이기 위해 버스를 내렸다 (통증과 붓기가 계속 심해지고 있었기 때문에 버스를 계속 타고 갈 수도 없었다). 이렇게 버스를 타고내리며 집으로 돌아갔는데 가는 도중 한 의원에서 물리치료를 받았다. 그 의원의 원장이 발과 다리의 붓기 크기를 본 것이다.

물리치료는 효과가 있었을까? 전혀 없었다. 오늘날의 병원은 전기, 전자기기로 가득 찬 곳이고 물리치료기기 역시 대부분 전기, 전자기기에 의존한다. 나는 그날 물리치료효과가 없을 것을 알면서도 받았다. 발과 다리 상태가 너무 심각해 그저 지푸라기라도 잡고 싶은 마음 때문이었다. 나는 저녁 늦게 집에 도착한 후 엄청난 피로와 통증을 무시하고 산을 올랐다. 약 2-3시간 산행 후 잠을 조금 잔 다음 어두운 새벽에 다시 산을 올랐다. 이런 노력 끝에 발과 다리의 붓기가 빠졌다. 이 사례는 의사가 봤으니 믿을 수 있을 것이다.

잠시 내가 전자파가 전류를 유기한다는 사실을 어떻게 알았는지 소개하겠다. 나는 스마트폰 전자파가 몸을 손상시킨다는 사실을 안 이후 폰 사용시간을 최소화하고 사용할 때만 켰다. 이 사용법이 불편해서 하루는 폰 케이스 안쪽에 10겹의 알루미늄 호일을 붙이고 전원을 켜보았다. 그러자 즉시 손에 감전 현상이 발생했다. 다른 때의 감전 느낌들, 예를 들어 버스 안의 발바닥에서, 폰을 사용할 때 손에서, 강남사거리에서 발에, 호일조끼를 입은 몸통과 호일밴드를 감은 팔과 다리에서, 천장과 벽이 수십 겹의 호일로 도배된 방에서 몸 전체가 느끼던 감전 느낌과 다르게 이것은 몸이 전기에 닿으면 발생하는 완벽한 감전이었다. 처음에 나는 이 현상을 도저히 믿을 수 없어 전원을 끄지 않고 그대로 두어 보았다. 그랬더니 감전 통증이 계속됐다. 나는 이 사례를 겪고 나서 전자파는 감전을 발생시킨다는 것을 정확히 알 수 있었다.(당시에는 과학지식이 전혀 없어 전자파가 알루미늄 호일에 전류를 유기해 감전이 발생했다는 것을 알지 못했다). 이 사례 때문에 호일조끼를 입고 밴드를 하면 왜 감전현상을 겪었는지도 알게 되었다(조끼와 밴드는 내가 직접 만들었다. 사진17 참고).

방, 사무실, 버스, 화장실 같은 좁은 공간이 아닌 완전히 열린 공간인 강남사거리에서 감전통증을 겪은 것은 분명히 내 몸이 극도로 약화되어 있었기 때문에 발생했다. 그러나 이 사례가 우리에게 분명히 말해 주는 것은 어떤 비전리전자파일지라도 인체에 자극을 준다는 것과 전자파밀도가 높으면 자극의 크기가 커진다는 사실이다. 그리고 우리는 이 사실을 통해 전자파에 의한 자극의 크기는 인체 상태에 따라 달라진다는 것과 건강한 인체도 시간의 문제일 뿐 언젠가는 비전리전자파에 자극받고 손상된다는 것을 추정할 수 있다.

PS. 점액낭종이 오른쪽이 아닌 왼쪽에 발생한 이유
나는 몸의 증상들 대부분이 우측에 발생한 것을 근거로 좌뇌가 크게 손상되었을 것이라고 추정했다. 우뇌는 완전히 정상이었을까? 나는 아니라고 생각한다. 나는 CRPS 발병 초기부터 몸의 좌측에도 우측보다 빈도는 대단히 낮았지만 특이한 증상들을 겪었다. 발병 초기 신경전달물질조절 약을 먹은 후의 야구 방망이에 맞은 듯한 왼쪽 팔의 통증, 도심출입이 빈번해지자 발생한 입술 안 왼쪽의 점액낭종, 몸이 다소 회복되었을 때 도심에 장시간 머무르자 발생한 왼쪽 발톱의 죽음 등이 그것이다. 작은 통증은 손, 팔, 발 등에 비교적 자주 발생했다. 나는 이러한 사실을 근거로 우뇌 역시 좌뇌 만큼은 아니지만 손상이 어느 정도 있었다고 생각한다.

현재 내 몸은 정상으로 회복되어 있고 특별한 증상이 없으며 전자파에 잘 반응하지도 않으므로 나의 뇌는 거의 정상으로 회복되었다고 생각한다. 완전히 정상이라고 말하지 않는 것은 뇌가 엄청나게 회복은 했지만 아직 완전하다고 말하기에는 조금 부족하다는 느낌을 지울 수 없기 때문이다. 왜냐하면 지금도 전자파누적크기가 커지면 과거와 비교하면 증상의 강도, 발현 시간 등에 큰 차이가 있지만 몸이 반응할 때가 드물게 있기 때문이다. 또한 지금 발생하는 증상들은 예전과 달리 몸의 좌우측을 가리지 않는다(증상의 발생은 매우 드물다). 이것은 이유는 알 수 없지만 우뇌가 좌뇌와 달리 회복이 좌뇌 만큼 빠르지 않다는 것을 말해준다.

우뇌가 불안정하다는 것을 잘 보여 주는 것은 최근에 겪은 노트북 타이핑으로 인한 왼쪽 성대와 후두의 마비 사례이다. 나는 이 책의 마무리를 위해 최근 뇌의 회복을 믿고 매일 오랜 시간 반복적으로 오랜 기간 노트북을 타이핑했다(CRPS 발병 직후부터는 노트북을 사용하기 시작하면 발생하는 통증과 붓기 때문에 오랫동안 노트북을 전혀 사용하지 못했다). 그렇게 20일 정도 타이핑을 하자 왼쪽 성대와 후두가 마비되었다. 나는 성대 마비를 풀기 위해 TV 시청을 안 하는 것은 물론이고 방 안의 보일러 온수관에서 발생하는 전자파까지 막으며(전자파 발생을 최소화하기 위해 보일러 밸브를 최소한만 개방했다) 자가치료를 한 끝에 회복 가능성이 21%라는 성대 마비에서 회복됐다(사진16 진료의뢰서 참고). 의심할 여지없이 노트북 전자파가 성대 마비의 원인이었던 것이다. 성대 마비의 원인이 다른 것일 가능성은 제로이다.

    나는 CRPS는 뇌 손상을 기반으로 발병하는 뇌 질환의 하나로 좌우 뇌의 심각한 비대칭 손상을 특징으로 하는 병이라고 추정한다. 즉, 좌뇌이든 우뇌이든 정도에 차이만 있을 뿐 뇌에 손상이 있다는 것이다. 따라서 내 입술 안쪽에 발생한 점액낭종이 오른쪽이 아닌 왼쪽에 발생했다고 이상한 것은 아니다. 더구나 점액낭종이 발생한 지점은 2016년 CRPS 발병 1-2년 전 이미 점액낭종이 발생했다 소멸한 곳이다. 즉 재발이다. 나는 앞서 2010년 왼쪽 머리와 몸을 버스에 치이는 사고를 당한 후 몸에 심각한 증상들이 시리즈처럼 발현했다고 했는데 그 증상 중에 점액낭종도 있었던 것이다.

사례 2. 전등 한 개에 의한 통증, 붓기, 열

  나는 강남사거리에서의 감전 사례를 통해 비전리전자파도 인체를 손상시킨다는 것, 인체는 약화가 심화되면 문턱값이 무한대까지 하락할 수 있다는 것, 전자파밀도가 증가하면 인체 손상이 커진다는 것 등 전자파와 인체 특성을 설명했다. 이번에는 인체는 전자파 자극을 받으면 혈관이 수축하는 현상을 한 사례를 통해 구체적으로 설명하고자 한다.

  2016년사고 후 두 달 정도 지나자 방에 전등을 켜고 1-2시간 누워 있으면 오른발이 수백, 수천 개의 바늘이나 가시 같은 것에 동시에 찔리는 현상이 발생하기 시작했다. 찔리고 나면 바로 큰 붓기와 열이 뒤따랐다. 이 현상이 반복되다보니 어떻게 하면 이것이 발생하지 않고 발생한 붓기와 열을 해소시킬 수 있는지 알게 되었다. 그것은 전등을 끄는 것이었다. 전등이 켜져 있으면 이 현상은 항상 발생했고 붓기와 열은 아무리 시간이 흘러도 빠지지 않았다(TV 시청도 마찬가지였다). 점등과 소등은 어떻게 이러한 차이를 만들었을까?

 이 현상이 반복될 당시 내 뇌와 몸은 극도로 약화되어 있었고 계속 악화되고 있었다. 이것은 곧 뇌와 몸의 문턱값이 크게 하락해 있었고 하락이 지속되고 있었다는 것을 의미한다. 뇌와 몸, 특히 뇌의 문턱값이 하락하면 같은 전자파 자극에도 혈관을 크게 수축시킨다.

 내 방에는 다양한 전자파들이 존재했으므로 손상된 뇌로 인해 기본적으로 몸의 혈관들은 어느 정도 크게 수축하고 있었을 것이다. 그런데 점등이 되면 뇌와 몸이 받는 자극은 소등 때에 비해 더 커지고 그에 따라 혈관은 좀 더 수축했을 것이다. 이 자극의 차이로 인한 혈관의 수축 차이가 증상의 유무 차이를 만들었을 것이다. 즉, 내 뇌와 몸은 점등 때와 소등 때의 자극의 크기를 구별한 것이다. 그런데 발에 수백, 수천 개의 바늘이나 가시에 찔리는 통증이 정말로 발생했던 것일까? 지금부터 이 현상이 실제로 일어났는지 확인해 보자.

 세포는 문턱값 이상의 자극을 받으면 에너지가 소비되고, 열이 발생하며, 전기적으로 변동하고, 이온이 이동한다. 만약 발이 바늘 같은 것에 찔리는 통증만 느꼈다면 그것은 병의 심각성 때문에 생긴 나의 착각이었을 수도 있다. 하지만 통증이 발생하고 나면 바로 큰 붓기와 열이 뒤따랐기 때문에 착각이 아니었다. 발에 열이 발생했다는 것은 발 세포들이 무엇인가에 큰 자극을 받았고 그로 인해 세포들이 많은 에너지를 소모했다는 것을 말해 준다. 부종(붓기)의 원인은 다양한데 내 발의 붓기는 발이 찔리는 느낌을 받은 후 즉시 발생한 것이므로 무엇인가에 찔린 것과 관련이 있을 것이다.

사실 나는 발의 부종 원인을 정확히 알지 못한다. 한때는 전자파에 찔려 염증이 발생한 것을 원인으로 생각했는데 이 생각이 맞지 않는 이유는 전등을 켜고 있으면 붓기가 그대로 유지됐지만 전등을 끄면 붓기가 빠르게 빠졌기 때문이다(염증에 의한 붓기였다면 붓기는 점등이나 소등에 영향을 전혀 받지 않았을 것이다). 다른 원인, 예를 들어 전자파에 찔려 모세혈관이 수축하고 그로 인해 모세혈관의 액압이 상승해 부종이 발생했다고 생각할 수도 있을 것이다(혈관은 찔리면 즉시 수축한다고 한다). 이 생각을 전혀 배제할 수 없는 이유는 부종은 전등이 켜져 있으면 전혀 빠지지 않았고 오로지 소등이 되어야 빠졌다는 사실 때문이다. 그런데 정확히 알 수 없지만 이 추측에도 문제가 있다고 생각한다. 어쨌든 통증 뒤에 나타난 부종과 열은 발이 가시 같은 것에 찔린 통증이 착각이나 상상, 선입견 같은 것이 아닌 실제로 무엇인가에 찔린 통증이었음을 명백히 증명한다.

— 발에 찔림 통증이 발생한 이유

발은 왜 수백, 수천 개의 가시에 동시에 찔렸을까? 나는 앞서 각종 근육들의 대량 손실 원인이 전자파 자극에 대한 손상된 뇌의 과도한 혈관 수축의 결과라고 주장했다. 그것은 전자파 자극에 의한 혈관 수축의 대표적인 예일 뿐이다. 앞서 말했듯이 각종 과학지식을 동원해서 보면 CRPS 발병 후 내 몸에 생긴 모든 증상들의 근본 원인은 혈관의 수축, 소멸 때문이었다는 것을 발견할 수 있다.

발에는 눈에 보이지도 않는 수많은 모세혈관과 이와 연결된 가장 가는 동맥인 세동맥이 수없이 분포한다. 만약 전자파의 직, 간접적인 뇌 자극으로 인해 혈관이 수축한다면 혈관 수축의 영향은 대동맥(지름

2-3cm)이나 중간동맥처럼 굵은 혈관이 아닌 모세혈관과 세동맥 같은 가는 혈관에서 가장 크게 나타날 것이다.

혈관은 수축하면 혈행압력이 쌓여간다. 만약 혈행압력이 전자파 자극에 의한 혈관 수축의 힘보다 커지면 혈관은 일시적으로 이완되거나 파열될 수도 있을 것이다.

혈관이 갑자기 이완된다면 혈관에는 일시적으로 빠른 속도를 가진 혈액 흐름이 만들어져 약화되어 예민도가 크게 상승해 있는 혈관벽의 신경을 자극할 수도 있을 것이다(모세혈관의 정상적인 혈류속도는 대동맥의 약 1000분의 1이다). 내 발에 내부에서 외부를 향하는 가시 같은 것에 의한 찔림 현상은 일시적으로 혈류 속도가 크게 증가한 눈에 보이지도 않는 미세한 양의 혈액이 극도로 예민해져 있는 혈관벽의 신경을 자극했기 때문일 가능성이 있다. 혈관이 갑자기 파열된 경우라면 혈관이 파열되는 순간 분출한 혈액이 발에 분포하는 수많은 예민해져 있는 신경들을 자극했기 때문일 것이다. 어떤 과정을 거쳤든 발에 찔림 통증이 발생한 것은 순간적으로 빠른 속도를 가진 눈에 보이지도 않는 극히 미량의 혈액이 예민도가 거의 무한대로 상승해 있던 발의 신경들을 자극했기 때문이었을 가능성을 배제할 수 없다. 통증 후 즉시 발생한 큰 붓기와 열은 이 추론을 충분히 뒷받침한다고 생각한다.

이 현상이 발에만 발생한 이유는 발 상태가 다른 부위에 비해 훨씬 나빴기 때문이었을 것이다. 또한 몸이 전등이나 TV에 노출되자마자 이 현상이 즉시 발생하지 않고 항상 1-2시간 지난 후에 발생한 것을 보면 전자파 자극이 인체에 주어지면 혈관은 시간이 지나며 수축이 심화되어 간다는 것도 추정할 수 있다.

― 전자파 자극으로 인한 혈관 수축 경로

 나는 발에 찔림 통증이 발생한 과정 중에 혈관 수축이 있었음을 주장했다. 내 몸에 발현한 모든 증상들을 보면 전자파 자극에 의한 혈관 수축 현상의 존재는 의심할 수가 없다. 그렇다면 비전리전자파에 노출된 인체의 혈관은 어떤 경로를 거쳐 수축하는 것일까? 결론부터 말하면 전자파의 자기장에 실린 전자기에너지, 자기장에 의해 유기되는 전류에 의한 뇌에 대한 직접 자극과 전자파의 몸에 대한 자극이 뇌로 전달되는 간접 자극이 합해져 혈관이 수축하는 것으로 추정된다. 이것을 구체적으로 보자.

1. 뇌에 대한 직접 자극

 전자파는 전기장, 자기장, 광자로 구성된다. 따라서 세 에너지 중 하나가 소멸하면 전자파는 소멸한다. 전기장의 생존은 매질의 유전율과 전기장 크기에 좌우된다. 매질의 유전율이 높으면 분극이 크게 발생해 내부에 전기장이 크게 만들어지고 그것이 전자파의 전기장을 크게 감소시키므로 매질의 유전율이 높으면 전기장이 소멸할 수 있다. 인체에는 유전율이 대단히 높은 수분이 많기 때문에 비전리전자파의 전기장은 에너지가 작아 인체 깊숙이 진행하지 못하고 소멸하므로 전자파도 소멸한다. 따라서 비전리전자파는 전자파가 됐든 전기장이 됐든 피부, 두개골, 뇌 척수막, 뇌 척수액 등에 의해 보호받는 뇌를 직접 자극할 수 없어 이들의 뇌에 대한 직접 자극으로 인한 혈관 수축은 발생하지 않는다. 이에 반해 전자기에너지의 반을 가진 자기장은 매질에 관계없이 진행하므로 자기장은 뇌도 자극한다. 따라서 자기장의 전자기에너지에 의한 혈관 수축은 발생하는 것으로 추정된다.

전자파의 자기장은 전기장을 근거로 만들어지므로 자기장은 전기장이 소멸할 때까지 생성된다. 따라서 비전리전자파의 전기장이 인체의 높은 유전율 때문에 소멸한다면 자기장이 생성되지 않고 그에 따라 전자파는 소멸한다. 그러나 전자파가 피부에 닿은 순간부터 소멸할 때까지 생성된 자기장은 뇌와 몸을 투과한다(전자파 속도는 초당 30만km이므로 사실상 전자파가 발생한 순간부터 생성된 자기장이 인체를 투과한다고 할 수 있을 것이다). 뇌를 보호하는 인체의 그 어느 것도 자기장의 투과를 막지 못한다. 따라서 뇌는 자기장에 실린 전자기에너지(전기에너지)로부터 자극을 받는다. 또한 뇌는 자기장이 뇌를 투과할 때 발생시키는 유기전류로부터도 자극을 받는다. 유기전류 역시 전기에너지이다.

광자는 전자파의 운반자로 파동 때만 나타나는 에너지 입자이다. 이 말은 광자는 전자파가 존재해야 그 자신도 존재할 수 있다는 것을 의미한다. 광자는 물질적으로 원자보다 훨씬 작아 대체로 물질을 자유롭게 투과할 수 있으므로 단독으로는 뇌 보호막을 투과해 뇌를 자극할 수도 있을 것이다. 그러나 비전리전자파의 전기장이 일찍 소멸하고 그에 따라 전자파도 소멸하므로 에너지가 작은 비전리전자파의 광자는 뇌를 직접 자극할 수 없다. 한마디로, 비전리전자파의 광자에 의한 직접적인 뇌 자극과 혈관 수축은 발생할 수 없다.

요약한다면 비전리전자파는 뇌를 직접 자극하지 못해 전자파에 의한 혈관 수축은 발생하지 않지만 전자파의 구성요소인 자기장은 전자기에너지, 즉 전기에너지의 반을 싣고 뇌를 투과하며 자극하고 자기장에 의해 발생되는 유기전류도 뇌를 자극하므로 기본적으로 비전리전자파에 의한 혈관 수축은 발생한다는 것이다.

2. 뇌에 대한 간접 자극

비전리전자파로 인한 혈관 수축은 전자파의 뇌에 대한 간접 자극에 의해서도 발생할 수 있는 것으로 추정된다. 인체에 대한 모든 자극은 뇌로 전달되고 뇌는 여기에 반응하기 때문이다(이에 관해서는 '휴대폰의 유해성'에서 상세히 다루기로 하고 여기서는 필요한 내용만 말하겠다).

인체 피부는 외부 자극을 가장 먼저 받는 조직이다. 피부는 바깥 부분인 표피와 안쪽 부분인 진피로 나누어진다. 표피는 바깥쪽부터 각질층, 투명층, 과립층, 종자층이 안쪽으로 배열되는데 투명층은 손바닥, 손바닥 끝, 발바닥에만 존재하므로 인체 표피는 사실상 각질층, 과립층, 종자층(유극층+바닥층)으로 구성된다.

각질층은 죽은 세포로 이루어진 층으로 약 15%의 수분을 함유하며 과립층은 죽은 세포와 살아 있는 세포가 공존하는 층으로 약 40%의 수분을 함유한다. 종자층은 살아 있는 세포로 구성된 층이므로 수분은 정상적으로 50-70%일 것이다. 외부의 자극을 받아들이는 감각수용체인 신경은 유극층(종자층의 윗부분)부터 분포한다. 신경은 자극을 받으면 국소전류(발생전압)를 발생시킨다. 자극의 크기가 일정 한도를 넘으면 활동전압이 발생한다. 즉, 자극이 크면 자극이 신경신호로 전환되어 뇌로 전달된다.

비전리전자파가 인체에 인가되면 전자파의 자기장은 매질에 관계없이 진행한다. 광자는 에너지가 작아 원자와 충돌하면 에너지를 잃고 소멸하지만 원자보다 훨씬 작아 원자와 쉽게 충돌하지 않고 인체 내부로 어느 정도 진행할 수 있을 것이다.

전자파의 인체 내부로의 진행은 전자기에너지 크기와 매질의 유전율에 좌우된다. 만약 광자가 에너지를 잃지 않고, 또한 전자파가 신경이 분포하는 유극층에 도달한다면 전자파는 유극층의 신경을 자극하게 된다. 그 자극의 크기가 신경에 활동전압을 발생시킬 정도라면 자극은 신경신호로 전환되어 뇌에 전달되고 자극받은 뇌는 반응하게 된다. 나는 자극에 대한 뇌의 반응 중에는 반드시 혈관 수축이 있다고 주장한다. 이것은 전자파로 인해 뇌가 자극받아 생긴 혈관 수축이지만 전자파가 뇌를 직접 자극하는 것은 아니므로 간접 자극이라고 할 수 있을 것이다.

 비전리전자파는 신경이 분포하기 시작하는 유극층에 도달할 수 있을까?(이 가능성은 '휴대폰의 유해성'에서 구체적으로 다루겠다). 그리고 만약 전자파가 유극층에 도달한다면 광자도 신경 자극의 한 원인이 될 수 있을까? 광자는 파동 때만 나타나지만 에너지 입자이고 에너지 크기는 주파수에 비례하므로〔광자에너지=플랑크상수(h)×주파수(f)〕 주파수가 큰 비전리전자파라면 가능성은 있겠지만 이것은 직접 실험을 해야 알 수 있을 것 같아 나는 이 의문에 대답할 수 없다.

 미국 FCC(연방통신위원회)와 한국 KCA(한국방송통신전파진흥원)의 전자파인체보호기준은 사람들에게 전자파의 위험성을 알리고 전자파에 대한 막연한 두려움을 해소시켜 주는 역할은 할 수 있을 것이다. 그러나 이것들은 문제점을 갖고 있기 때문에 실제로 사람들의 건강을 지켜 주는 기준은 되지 못한다. 오히려 이 기준 때문에 사람들은 전자파로부터 피해를 당하고 있다고도 할 수 있다. 전자파의 인체 보호 기준에는 반드시 인체 상태, 전자파밀도가 최대한 표시되어야 하고 장기적인 관점에서의 유해성이 표시되어야 한다. 만약 전자파 안전 기준이 없다면 사람들은 정서적 안정은 가질 수 없겠지만 전자파의 위험성을 인식하고 있는 한 자신의 몸을 지금처럼 전자파에 무분별하게 노출시키지는 않을 것이다.

 나는 미국을 가보지 않아 미국인들의 스마트폰 사용 행태에 대해 정확히 알지 못한다. 하지만 한국인의 사용 행태에 대해서는 잘 안다. 이제 거의 모든 한국인들은 스마트폰을 마치 신체의 일부처럼 가지고 다니며 사용한다. 심지어 말을 못하는 유아들까지 장난감처럼 사용한다. 친구들이 모여 있어도 각자 폰을 보며 대화를 하고 데이트 중인 연인들까지 각자 폰을 본다. 그런 광경을 처음 접했을 때 나는 그들의 행태를 도저히 이해할 수 없었지만 이제는 너무 많이 봐서 이상하게 보이지도 않는다.

 나는 이처럼 스마트폰과 컴퓨터에 빠져 있는 사람들의 미래의 건강에 대해 확실하게 말할 수 있다. 인체의 지속적인 전자파에의 노출은 혈관의 심한 수축과 소멸을 초래해 뇌 신경세포가 소멸하므로 어린이들은 지능이 발달하지 못해 학습력이 떨어질 것이고(이것은 미국 국립보건원(NIH)에서 진행하는 연구결과이기도 하지만 나는 이 결과를 보고 말하는 것이 아니다) 세월이 흐름에 따라 치매, 파킨슨, 공황장애, 우울증, 불면증 등 뇌가 손상되어 발생하는 각종 뇌 질환에 걸릴 위험이 크게 상승할 것이다. 혈관의 수축과 소멸은 체온을 저하시키므로 인체의 모든 조직들은 크게 약화되어 작은 충격을 받아도 인체는 그것을 큰 충격으로 인식하게 되고 그로 말미암아 인체 전체에는 심각한 다양한 질병이 발생하고 잠복하게 될 것이다. 혈관의 수축, 소멸로 세포에 충분한 산소와 영양이 공급되지 않고 세포가 배출하는 노폐물이 회수되지 않으며 체온이 저하되면 세포가 돌연변이를 일으켜 암이 발생할 수도 있을 것이다. 또한 각종 희귀병과 난치병, 그리고 각종 만성질환에 걸릴 위험도 크게 상승할 것이다.

세상은 이제 인터넷과 무선통신의 대중화, 전자기기의 발달로 건강에 관한 정보들로 넘쳐나고 있다. 건강에 관한 정보가 종이책에 머물던 시대에는 정보 얻는 것을 주저하고 어려워하던 사람들도 인터넷과 유, 무선통신으로 정보습득이 빠르고 간편해진 지금은 정보를 얻는데 전혀 망설이지 않고 적극적이며, TV에는 어떤 채널에서든 항상 명의들이 등장해 사람들에게 건강에 관한 정보를 주고 있다. 오늘날의 사람들은 건강에 관한 정보를 인류 역사상 가장 많이 얻고 있다. 그런데 정말로 이상하게 시간이 갈수록 심각하고 치명적인 질환을 가진 환자들이 폭발적으로 증가하고 있다. 이러한 질환들의 표면적 원인은 모두 다른 것으로 보인다. 그러나 전자파와 인체 특성, 특히 뇌의 특성을 구체적으로 알게 되면 수많은 병이 전자파 자극과 혈관의 수축, 소멸로 인해 발생한다는 것을 알게 될 것이다. 즉 인공 전자파가 넘쳐나는 오늘날의 환경에서는 전자파가 거의 모든 병의 발병, 또는 확대, 심화의 원인이라는 것을 누구나 분명히 알게 된다는 것이다.

3장 휴대폰의 유해성

  내가 겪은 경험들을 과학지식을 동원해 분석해 보면 인공적인 전자파는 모두 유해하다는 결론에 도달하게 된다. 그런데 그중에서도 가장 문제가 되는 것은 휴대폰이며 휴대폰 중에서도 스마트폰이다. 휴대폰은 인류의 전기 사용을 제한된 시간 동안의 집단 사용 중심에서 무제한적인 개인 사용 중심으로 이동, 극대화시킨 기기로 전기의 휴대 사용에 따른 인체의 전자파에의 노출을 극대화시킨 기기이다. 스마트폰은 통화와 문자 중심의 셀룰러폰에 PC 기능이 추가된 폰이다. 문명화가 고도로 진행되고 있는 현재의 사회구조 속에서 경쟁하며 살아남기 위해, 그리고 수많은 편리한 기능 때문에 스마트폰은 이제 24시간 휴대하지 않을 수 없는 기기가 되었다. 또한 수많은 다양한 기능 때문에 중독성도 매우 강하다. 스마트폰의 24시간 필수불가결성과 중독성은 인체의 전자파에의 노출을 지속적이게 만들었고 극대화시켰다.

  일반적으로 휴대폰(스마트폰 포함)은 비전리전자파를 사용하므로 광자에너지와 전자기에너지가 작아 세포를 손상시키지 못하고 인체를 투과하지 못해 인체에 유해하지 않다고 알려져 있다. 과연 그럴까?

  나는 CRPS 증상이 나타난 이후 스마트폰을 사용할 때마다 다양한 증상을 겪었다. 오른손으로 폰을 사용하면 오른쪽 손등의 많은 지점에서 동시에 작은 곤충에 쏘이는 듯한 느낌이 발생하고 스크린을 만지면 전기에 감전되는 듯한 느낌이 오며 손목, 팔, 발, 다리 등에 통증이 발생했다. 사용이 계속되면 다리의 신경들이 볼록거리고 배변압박이 크게 발생했다. 그리고 잠을 전혀 자지 못하고 오른쪽 유두는 마치 송곳처럼 딱딱하게 발기했으며 수면 중에는 침이 전혀 분비되지 않아 입 안은 마치 사막처럼 변했다. 이러한 현상들이 내 개인의 특이한 체질이나 예민함 때문이었을까?

나는 셀룰러폰을 1990년대 말부터 사용하기 시작했으며 스마트폰이 출시된 이후에는 스마트폰만 사용했다. CRPS 발병 몇 년 전부터는 매우 심한 컴퓨터와 스마트폰 과다 사용자였다. 그럼에도 불구하고 CRPS 발병 전까지 내 몸에는 컴퓨터나 휴대폰 사용에 의한 어떤 증상도 나타나지 않았다. 만약 내가 특이한 체질이나 예민함의 소유자였다면 CRPS 발병 전에도 휴대폰을 사용하면 CRPS 발병 후 발현한 증상들이 나타났어야 했다. 그런데 그때는 어떤 증상도 나타나지 않았다. 이것은 내 몸이 극히 평범한 인체였다는 것을 말해 준다. 그렇다면 내가 겪은 현상들은 착각, 상상, 또는 선입견의 산물이었을까? 이미 말했듯이 나는 발병 후에도 전자파가 내 몸을 자극하고 어떤 증상을 유발한다는 것을 알기 전까지 전자파에 대해 아는 것이라고는 '전자파는 해롭다'라는 문구 하나였다. 이것이 무엇을 의미하는지 알지도 못했고 생각해 본 적도 없었다. 그러니 전자파의 유해성을 구체적으로 알기 전까지는 선입견이 개입될 수 없었고 한두 번도 아닌 수많은 경험이 착각이었을 가능성도 없으며 상상의 근거도 없었으니 상상의 산물도 아니었다.

나에게 발생했던 증상들은 명백히 전자파가 내 몸을 자극했기 때문이었다. 내 몸이 약화되어 몸의 예민도가 아무리 폭발적으로 크게 상승해 있었다 해도 자극이 없었다면 어떤 증상도 발생할 수 없었다. 도대체 비전리인 스마트폰 전자파가 내 몸을 어떻게 자극했던 것일까? 그것을 이해하기 위해서는 인체 구조, 특히 피부구조와 신경 분포, 신경 자극과 뇌의 반응, 전자파와 전자파를 구성하는 요소들의 특징 등을 알아야 한다.

1. 인체의 피부구조

 인체의 피부는 바깥 부분인 표피와 안쪽 부분인 진피로 나누어진다. 표피는 바깥쪽부터 안쪽으로 각질층, 투명층, 과립층, 종자층(유극층(가시층)+바닥층(기저층))으로 나누어지고 진피는 기저층 밑에 위치한다(그림 참고).

그림8. 피부 구조

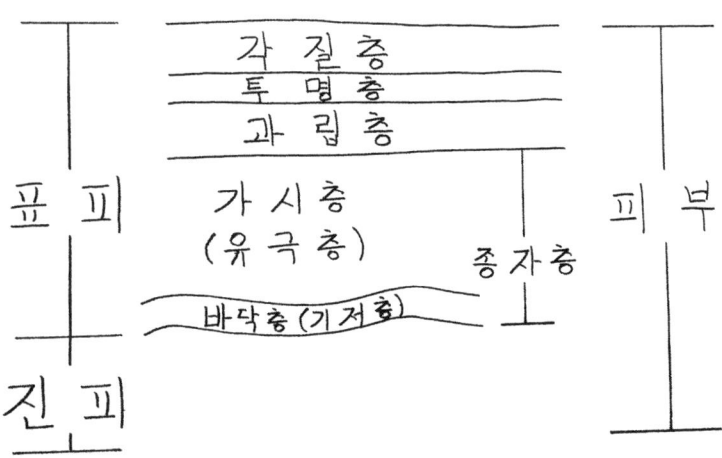

 표피의 종자층인 바닥층에서는 표피세포가 만들어진다. 표피에는 세포에 산소와 영양을 공급하는 모세혈관이 없어 바닥층의 세포는 진피층의

모세혈관으로부터 산소와 영양을 공급받아 세포 분열을 한다. 바닥층에서 만들어진 세포는 시간이 지나면 유극층으로 밀려 올라간다. 표피의 가장 두터운 층인 유극층의 세포들은 살아 있으며 시간이 지나면 역시 밀려 올라가 과립층을 형성한다. 과립층 하부는 죽어가는 세포들이며 상부는 죽은 세포들이다. 과립층의 세포들 역시 시간이 지나면 밀려 올라가 투명층 또는 각질층을 형성한다. 투명층은 죽은 세포들로 되어 있으며 손가락, 손가락 끝, 발바닥에만 존재한다. 따라서 인체 표피는 사실상 각질층, 과립층, 유극층, 바닥층으로 되어 있다. 각질층 역시 완전히 죽은 세포들로 되어 있는데 반유동성 물질로 되어 있는 투명층과 달리 딱딱하게 굳어 있다.

 인체 세포는 주로 단백질과 지질로 구성되어 있고 세포 내·외부에는 다량의 수분이 존재한다. 이러한 구성은 표피층 전체에서 그대로 나타난다. 다만 수분이 각질층으로 갈수록 적어진다. 인체의 체액(수분)은 체중의 50-70%를 차지하는데 과립층에서는 40% 정도로 줄고 각질층에서는 15% 정도로 줄어든다.

2. 피부의 신경 분포와 활동전압

　인체는 내·외부의 자극을 감지한다. 인체가 자극을 느끼는 것은 신경 때문이다(근육세포도 어느 정도 신경전도를 발생시킨다). 피부에는 신경이 분포하므로 인체는 외부로부터 자극을 받으면 통각, 촉각, 압각, 온각, 냉각 등을 느낀다. 그런데 신경은 피부 전체에 분포하지 않고 표피의 유극층부터 분포한다. 즉 각질층, 투명층, 과립층에는 신경이 분포하지 않는다. 외부의 환경 변화를 느끼는 피부의 감각수용체(신경)는 자유신경종말(free nerve ending), 메르켈원반(merkels's disk), 마이스너소체(meissner's corpuscle), 루피니소체(ruffini corpuscle), 파치니소체(pacinian corpuscle), 크라우제소체(krause corpuscle), 층판소체(lamellated corpuscle) 등 다양한데 이들은 모두 약한 자극에도 신경섬유에 활동전압을 발생시킨다는 특징을 갖고 있다.

　감각수용체에 대한 자극은 직접 자극만이 있는 것이 아니다. 피부에 변형이 생겨도 수용체들은 자극을 받는다. 피부에 변형이 생기면 수용체도 변형되기 때문이다.

　신경섬유에 활동전압이 발생한다는 것은 수용체에 대한 자극이 일정한 크기에 도달했다는 것을 의미한다. 자극이 일정한 크기에 도달하지 못하면 감각수용체에 단지 국소전류(local current)만 발생할 뿐 신경섬유에 활동전압이 발생하지 않기 때문이다. 신경섬유에 활동전압이 발생해 신경신호가 대뇌로 전달되면 대뇌는 자극을 통증으로 해석한다.

3. 비전리전자파에 의한 인체 손상은 전자파와 자기장으로 분리해서 봐야 한다

 전자파는 전자기에너지이고 전기장, 자기장, 광자로 구성된다. 광자는 전자파의 운반자이며 독립적인 에너지를 가진 에너지 입자로 양자이다(양자란 더 이상 쪼갤 수 없는 물리적 독립체의 최소 단위로 주로 에너지량을 표기할 때 사용한다). 광자는 에너지가 크면 원자에서 전자를 떼어놓을 수 있다. 다시 말해 에너지가 큰 광자가 원자를 공전하는 전자와 충돌하면 원자는 전자를 잃고 이온화된다(원자가 이온화된다는 것은 정상적인 원자가 소멸함을 의미한다). 광자는 이때 에너지를 소모하는데 에너지를 모두 잃을 수도 있다. 만약 광자가 에너지를 모두 잃는다면 광자를 구성요소로 하는 전자파는 소멸할 것이다.
 전자파의 전기장(전기에너지)과 자기상(자기에너지)은 서로 상대방을 근거로 만들어지며 전자기에너지를 반분한다. 전자기에너지는 전기에너지로 표현할 수 있다(전자파편의 포인팅벡터 부분 참고). 즉, 전기장과 자기장은 전기에너지를 반분한다고 말할 수 있다. 따라서 전기장이든 자기장이든 인체를 투과하면 인체는 자극받고 손상된다.
 전자파가 매질에 인가되면(가해지면) 전자파의 진행은 전자기에너지(전기에너지)와 매질의 유전율에 좌우된다. 만약 전자기에너지가 충분히 크다면 전자파는 매질을 투과할 것이고 매질의 유전율이 크고 전자기에너지가 작다면 전자파는 에너지를 모두 잃고 매질을 투과하지 못할 것이다. 자기장은 매질에 관계없이 진행한다. 이러한 이유로 전자파의 매질 투과는 광자에너지, 전자기에너지, 매질의 유전율에 의해 결정된다고 할 수 있을 것이다.

　우리의 생활공간을 에워싸고 있는 비전리전자파는 인체를 투과해 손상시킬 수 있을까? 먼저 광자 관점에서 보자. 비전리전자파는 주파수가 낮아 광자에너지가 작다(광자에너지(E)=플랑크상수(h)×주파수(f)). 만약 전자파가 인체에 인가되어 광자가 인체의 원자, 분자와 충돌하면 광자는 피부 표면에서 에너지를 모두 잃을 것이다. 그런데 광자는 물질적으로 원자보다 훨씬 작아 쉽게 원자와 충돌하지 않는다. 광자는 인체 원자들과 충돌하지 않고 투과할 수 있을까? 인체는 두껍다. 전자파의 광자는 에너지의 최소 단위이지만 어마어마하게 많은 인체의 원자와 전혀 충돌하지 않고 투과한다는 것은 상상할 수 없다. 그것보다는 인체 원자들과 충돌하며 내부의 얕은 어디쯤에서 에너지를 모두 잃는다고 추측하는 것이 현실적일 것이다.

　다음은 전자파 관점에서 보자. 전자파의 매질 투과는 전자기에너지, 매질의 유전율에 좌우된다. 비전리전자파의 전자기에너지는 크기가 작다. 따라서 전기에너지 크기가 작다. 인체는 체중의 약 60%가 유전율이 높은 수분으로 구성되어 있어 유전율이 높은 유전체이다. 그런데 피부의 가장 바깥층인 각질층은 수분이 15% 정도로 적고 과립층 역시 40% 정도로 적다. 또한 두께도 대단히 얇다. 과립층 밑의 유극층에는 신경이 분포하기 시작한다. 따라서 비전리전자파라 하더라도 주파수가 높은 전자파라면(주파수와 전자기에너지는 비례관계에 있다) 인체 깊게 진행할 수는 없어도 최소한 각질층과 과립층을 투과해 신경이 분포하는 유극층에 도달할 가능성은 충분하다. 즉 전자기에너지는 인체 내부의 어디쯤에서 에너지를 모두 소진할 것이고 그때 전자파도 소멸할 것이다. 자기장은 매질에 관계없이 진행하므로 어떤 비전리전자파의 자기장도 인체를 완전히 투과한다.

명백히 비전리전자파는 광자에너지와 전자기에너지가 작아 인체를 완전히 투과하지 못한다. 그렇다고 비전리전자파는 인체를 손상시키지 못한다고 말하지 못한다. 자기장은 전자기에너지의 반을 싣고 크기에 관계없이 매질을 투과하고 자기장 투과 때 유기전류도 발생하므로 전자파가 존재하는 공간에 있는 인체는 기본적으로 전자파에 자극받고 손상되며 전자파도 신경이 분포하기 시작하는 유극층까지 진행해 인체를 자극, 손상시킬 수 있는 가능성이 존재하기 때문이다(자극의 크기는 전기장, 자기장, 광자가 모두 신경을 자극할 때 최대화될 것이다). 이러한 자기장에 의한 기본적인 인체 손상과 전자파에 의한 추가적인 인체 손상 가능성은 내가 전자파가 존재하는 공간에서는 어떤 증상이든 겪었다는 것과 내 몸에 발현한 증상의 크기가 전자파가 세고 밀도가 높은 장소와 약하고 밀도가 낮은 장소에서 달랐다는 것을 통해 알 수 있다. 이러한 이유로 비전리전자파에 의한 인체 자극과 손상은 전자파로 단순화해서 말할 수 없고 전자파를 전기장, 자기장, 광자 또는 전자파와 자기장으로 분리해서 봐야 한다.

4. 비전리전자파의 인체 투과는 투과 정도를 세분화해서 봐야 한다

 전자파에 의해 인체가 자극받고 손상된다는 것은 전자파가 어떤 방식으로든 인체의 감각수용체를 자극한다는 것을 의미한다. 이미 몇 번을 말했듯이 자기장은 매질에 관계없이 진행하므로 전자파가 존재하는 공간에 있는 인체는 기본적으로 자극받고 손상된다. 만약 전자파가 피부의 감각수용체를 자극한다면 인체의 자극과 손상은 커질 것이고 전자파가 인체를 완전히 투과한다면 인체의 수많은 감각수용체를 자극해 인체의 자극과 손상은 훨씬 커질 것이다. 그런데 전리전자파에 비해 주파수가 낮아 전자기에너지가 작은 비전리전자파도 피부의 감각수용체에 도달할 수 있을까? 그리고 피부를 투과해 인체 내부로 좀 더 진행할 수 있을까? 만약 이 가능성들이 실제로 존재한다면 비전리전자파에 의한 인체 자극과 손상은 단지 자기장에 의해서만 발생하는 것이 아니라는 것과 전자파의 인체 투과 정도는 인체가 받는 자극과 손상 크기에 비례한다는 것이 된다. 그렇다면 우리는 비전리전자파에 의한 인체 자극과 손상을 전자파의 인체 투과 정도에 따라 다르게 평가해야 한다는 결론에 도달한다.

 나는 한 대학의 전자기학 교수에게 스마트폰 전자파가 인체를 투과할 수 있는지 질문한 일이 있다. 그 교수는 인체의 유전율은 공기와 비슷해서 스마트폰 전자파는 공기에서처럼 인체를 진행할 수 있지만 인체에는 유전율이 높은 수분이 있어 대부분 투과하지 못하고 일부만 투과한다고 말해 주었다. 교수의 대답은 실험결과를 포함하고 있는 것으로 보인다. 그리고 그는 아마 전자파의 인체 투과를 전자기에너지 관점에서만 말한 것으로 추측된다. 왜냐하면 그는 전자파의 인체 투과를 유전율에 연결시켰기 때문이다.

나는 그의 대답을 듣고 스마트폰 전자파가 왜 인체를 투과할 수 없는지 알기 위해 노력했다. 그런데 갈수록 문제가 복잡해졌다. 인체는 워낙 다양한 물질로 구성되어 있어 나로서는 그들의 유전율을 확인할 방법이 없었다. 설사 유전율을 확인한다 해도 전자파의 인체 투과를 알기 위해서는 전자파 주파수에 따른 전자기장 세기나 물질의 밀도 같은 것도 알아야 할 것 같았고 가장 중요한 실험도 필요했다. 모든 것이 나로서는 불가능한 일이었다. 결국 나는 교수의 대답을 단순하게 받아들이기로 했다. 그러면 교수의 대답을 근거로 우선 전자기에너지 관점에서 스마트폰 전자파의 인체 투과와 손상 문제를 생각해 보기로 하자

교수는 분명히 전자파의 일부는 인체를 투과한다고 했고 수분을 제외한 인체의 유전율은 공기와 비슷하다고 했다. 이 말은 스마트폰 전자파의 전기장과 광자의 일부는 인체를 투과한다는 것과 스마트폰 전자파는 수분과 뼈를 제외한 다른 물질들은 모두 투과할 수 있다는 것이 된다 (뼈는 전리전자파인 x선도 투과하지 못한다).

휴대폰 전자파는 비전리이지만 대단히 높은 주파수를 사용한다. 미국 버라이즌의 경우 1-3G는 8억-21억Hz, 4G는 6억-25억Hz, 5G는 390억

Hz까지 사용한다. 한국의 4G는 8억Hz-26억Hz이며 5G는 35억Hz-280억Hz이다. 한 매질에서의 전자기에너지 밀도는 전기장에너지와 자기장에너지의 총합이다{u(에너지밀도)=$\frac{1}{2}$E(전기에너지, 전기장)×D(전속밀도)+$\frac{1}{2}$H(자기에너지, 자기장)×B(자속밀도)}. 이것은 모두 전기에너지로 표현할 수 있다{$\frac{1}{2}\varepsilon$(엡실론, 유전율)E^2+$\frac{1}{2}\varepsilon E^2$}. 즉, 전자파는 전자기에너지이고 전자기에너지는 전기에너지라고 말할 수 있다. 그런데 전자기에너지는 주파수에 비례하므로 전기에너지 역시 주파수에 비례하게 된다. 따라서 비전리이지만 대단히 높은 주파수를 사용하는 휴대폰 전자파의 전기에너지는 클 수밖에 없다.

피부의 최외곽에 있는 각질층은 얇고 주요 구성 물질은 단백질, 지질, 수분인데 수분 비율이 인체 평균에 비해 대단히 낮다. 따라서 주파수가 커 전자기에너지가 큰 스마트폰 전자파가 각질층에 인가된다면 전자파는 각질층을 투과할 수 있을 것이다. 물론 수분을 통과하므로 전자기에너지는 약간 감소할 것이다.

전자파는 투명층도 투과할 것이다. 투명층 역시 얇고 수분 비율이 낮기 때문이다. 그런데 투명층은 인체의 극히 일부분에만 존재하므로 투명층의 투과 여부는 전자파의 인체 투과와 손상 문제를 다루는 이곳의 대상이 아니다.

각질층을 투과한 전자파는 과립층을 투과할 수 있을까? 과립층의 구성 물질은 각질층과 같다. 두께도 각질층처럼 얇다. 다른 점은 수분의 비율이 40% 정도로 많다는 것이다. 전자파의 일부는 인체를 투과한다는 교수의 대답을 생각해 보면 상당한 양의 전자파가 과립층을 투과하는 것으로 생각된다. 물론 과립층에는 인체 평균보다는 낮지만 많은 수분이 있으므로 전자기에너지는 여기에서도 상당히 감소할 것이다.

 전자파가 과립층을 투과하면 유극층에 도달한다. 유극층부터는 감각수용체인 자유신경종말이 분포하고 표피 밑의 진피부터는 다양한 수용체가 분포한다. 따라서 전자파가 유극층에 도달한다는 것은 전자파가 피부의 감각수용체를 자극하게 된다는 것을 의미한다. 전자파가 유극층의 수용체를 자극하면 국소전류가 발생하고 자극의 크기가 크면 신경섬유에 활동전압이 발생한다. 이 말은 자극이 신경신호로 전환되고 대뇌로 전달되어 인체에 통증이 발생할 수 있게 된다는 것을 의미한다. 큰 자극이 지속되면 인체는 당연히 손상된다. 결론적으로 전자기에너지 관점에서 보면 비전리이지만 전자기에너지가 큰 스마트폰 전자파의 상당한 양이 유극층에 도달해 인체를 자극할 것이고 그중 일부는 인체 내부로 진행해 인체가 받는 자극의 크기를 증가시킬 것으로 추정된다.

 다음은 광자 관점에서 전자파의 인체 투과 정도를 생각해 보기로 하자. 광자는 전자파의 구성요소 중 하나이지만 파동이 발생해야 나타나는 종속적인 요소이다. 그러나 광자는 원자보다 크기가 훨씬 작아 원자와 충돌하지 않고 매질을 투과할 수 있다. 설사 전자나 원자핵과 충돌해도 에너지 일부만 부여하고 산란해(이것을 컴프턴 산란(compton scattering)이라고 한다) 매질을 투과할 수도 있다. 광자에너지는 주파수에 비례한다. 따라서 비전리이지만 대단히 높은 주파수를 사용하는 스마트폰 전자파의 광자는 전자기에너지와 마찬가지로 상당한 양이 유극층에 도달하고 좀 더 인체 내부로 진행할 가능성도 있는 것으로 추측된다.

마지막으로 자기장 관점에서 생각해 보자. 이미 몇 번을 말했듯이 자기장은 매질에 관계없이 진행하므로 자기장은 전자파의 인체 투과 정도의 변수가 되지 않는다. 자기장은 전자기에너지의 반을 저장하고 인체를 완전히 투과한다. 그리고 이미 말했듯이 자기장이 수많은 도선이 함께 하는 것과 같은 인체를 투과하면 인체 외부뿐만 아니라 내부에도 유기전류가 흐르는 것으로 추측된다. 인체는 당연히 유기전류로부터 자극을 받는다. 자기장의 완전한 인체 투과는 전자기에너지, 광자에너지 크기와 관계없으므로 모든 휴대폰 전자파는 인체를 자극하고 손상시킬 수 있다.

지금까지 스마트폰 전자파를 전자파, 자기장, 광자 관점으로 분리하고 각종 과학지식을 동원해 비전리전자파가 인체 피부의 감각수용체를 자극할 수 있는지, 그리고 인체 내부로 좀 더 진행해 인체의 자극 크기를 증가시킬 수 있는지 알아보았다. 그 결과 스마트폰 전자파는 자기장에 의한 자극이 아니더라도 피부의 유극층에 도달해 신경을 자극할 가능성이 충분하고 그 이상도 진행할 수 있는 것으로 추정된다.

나는 CRPS 발병 후 오랜 기간 스마트폰을 사용하면 언제나 몸에 매우 특이하고 심각한 증상들을 겪었다. 그 증상들은 폰 사용을 중지하면 예외 없이 즉시 소멸하거나 악화가 중지됐다. 이것은 내 증상들이 스마트폰 전자파 때문에 발생했다는 것을 말해 준다.
 내 몸이 스마트폰 전자파에만 반응한 것이 아니라 모든 비전리전자파에 반응했다는 것은 앞서 소개한 것처럼 어떤 전자파환경에 노출되든 어떤 증상이든 발현했다는 사실이 증명한다.

내 몸에 발현한 증상들은 몸 상태가 동일하다면 전자파 밀도가 낮은 장소보다 높은 장소에서 증상의 크기가 더 컸다. 몸의 증상이 전자파 밀도가 높은 장소에서 더 컸던 이유는 전자파 자극량이 증가해 자극이 커졌기 때문이다. 이것은 인체가 만약 단 하나의 전자파에 노출된다고 가정하면 전자파에 의한 인체 자극과 손상은 전자파의 인체 투과 정도에 따라 달라진다는 것을 의미한다(인체 투과 정도가 커지면 자극량이 많아지기 때문이다). 또한 이것은 전자파에 의한 인체 자극과 손상은 전자파가 인체를 완전히 투과하지 않아도 발생할 수 있다는 것을 말해 준다. 이러한 결과는 스마트폰을 사용하면 손등에 나타났던 쏘임 현상을 통해서도 알 수 있다.

　나는 손등의 쏘임 현상을 발병 후 한두 달 지난 후부터 상당히 오랜 기간 겪었다. 그것을 겪던 시기는 몸이 크게 약화되어 있던 시기였다. 따라서 그 시기에는 몸의 문턱값이 크게 하락해 있었다. 인체에는 약 200만 개의 통각점과 50만 개의 촉각점이 있고 촉각점은 사지의 말단으로 갈수록 증가한다. 그러므로 손등에는 많은 통점과 촉점이 분포한다(보통의 사람들은 문턱값이 정상이기 때문에 스마트폰 전자파에 자극 받아도 자극을 느끼지 못한다). 따라서 내 손등의 쏘임이 잘못 인식된 허구가 아니라면 예민도가 폭발적으로 상승해 있던 내 손등의 감각수용체들은 어떤 방식으로든 무엇인가에 자극받았다는 것을 의미한다. 나는 전자파가 적은 방이나 거의 없는 산에서 스마트폰을 사용하면 반드시 이 현상을 겪었다. 따라서 이 현상의 유발요인으로 스마트폰 전자파 외에 다른 것을 생각할 수 없다. 이 쏘임 느낌은 앞서 소개한 방의 전등에 의한 발의 찔림과 달리 방향이 명백히 외부에서 내부를 향했다. 다수의 점에서 통증이 발생한 것은 같지만 발은 셀 수도 없을 만큼 많은 점에서 발생했고 손등은 그보다 훨씬 적은 느낌이었다. 그리고 발의 찔림은 전등이나 TV를 1-2시간 이상 사용한 후에 나타났지만 손등의 찔림은 폰 사용을 시작하면 바로 나타났다. 무엇인가에 찔리는 느낌은 같았지만 손등은 작은 곤충에 얕게 쏘이는 느낌이었고 발은 바늘이나 가시 같은 것에 찔리는 느낌이었다. 발은 무엇인가에 찔린 후 바로 크게 붓고 열도 크게 발생했지만 손등에는 그런 현상이 발생하지 않았다. 나는 몸 상태가 극도로 악화되어 있을 때 방이나 산에서 스마트폰을 사용하면 이 현상을 항상 겪었기 때문에 방향이 외부에서 내부를 향한다는 것도 정확히 안다. 그러므로 내가 수없이 경험한 이 현상이 단순한 착각, 상상, 선입견, 또는 우리가 원인을 알 수 없이 가끔 겪는 우연한 통증일 수는 없다. 따라서 이것은 스마트폰 전자파가 손등의 감각수용체를 직접 자극한 것이라고 해석될 수밖에 없다. 물론 두 가지 의문은 있다.

첫째, 나는 왜 촉각이 아니라 통증을 느꼈는지에 대한 의문이다(나는 분명히 통증을 느꼈다). 생리학 이론상으로는 통각은 유발요인이 있으면 계속 발생하지만 촉각은 한 번 발생하면 자극이 지속되더라도 발생하지 않는다(이것을 순응이라고 한다). 전자파는 계속 발생하므로 내 손등은 자극을 계속 받았을 것이다. 따라서 내가 느낀 것이 통증이었다면 자극이 계속됐으므로 나는 계속 통증을 느꼈어야 한다. 그런데 통증은 계속 발생하지 않고 시간차를 두고 발생했다(시간차는 일정하지 않고 몸 상태가 나쁘면 짧았고 좋으면 길었다). 생리학 이론과 내 느낌 사이에 차이가 존재하는 것이다.

둘째, 내 손등은 통증을 왜 많은 점에서 동시에 느꼈는지에 대한 의문이다. 전자파는 초당 셀 수도 없이 발생하지만 미시 세계 관점에서 보면 시간적 갭이 존재한다. 따라서 내 손등은 통증을 완전히 동시적으로 느끼지 못했어야 한다. 그런데 나는 분명히 완전히 동시에 느꼈다. 인체에서 통증이 발생할 때는 미시세계의 시간 차이는 무시되는 것일까? 나는 이 두 의문 때문에 내 손등의 감각수용체가 실제로 전자파에 직접 자극받은 것인지 완전히 확신하지 못한다. 그런데 모든 것을 고려하면 이렇게 밖에 해석되지 않는다.

 손등의 쏘임 현상은 전자파가 많은 곳에서는 전혀 발생하지 않았다. 나는 몸 상태가 악화되어 있을 때도 전자파가 많은 장소에서 어쩔 수 없이 스마트폰을 사용해야 하는 경우가 많았다. 그런데 그러한 장소에서는 방이나 산에서와 달리 쏘임 현상을 겪은 기억이 없다. 그 이유는 아마 몸의 감각수용체들이 전자파에 너무 많이 자극 받아 자극으로 인한 증상이 통증이 아닌 내가 인식할 수 없는 다른 심각한 증상으로 표출되기 때문이었을 것이다. 앞서 소개한 버스에서의 발, 다리의 붓기 사례는 이 추측을 뒷받침한다고 할 수 있다(발과 다리에는 처음에 매우 심한 감전통증이 발생했는데 시간이 지나자 감전통증은 사라지고 큰 붓기와 일반 통증이 발생했다).

 쏘임 현상을 통해 알 수 있는 것은 스마트폰 전자파는 정상인은 지각하지 못하지만 최소한 피부의 감각수용체를 자극한다는 것과 그 자극으로 인해 인체가 손상될 수 있다는 것이다. 실제로 손등의 쏘임 현상을 무시하고 폰을 계속 사용하면 배변을 해야 할 정도로 배변압박이 크게 상승하고 손, 발에 통증이 생기며 다리의 신경들이 크게 볼록거렸다. 그리고 낮에는 알지 못하지만 저녁에 사용하면 잠을 전혀 자지 못하거나 아주 얕은 잠을 자며 입 안은 사막처럼 변하고 한쪽 유두는 송곳처럼 발기했다. 이것은 내 몸이 스마트폰 전자파에 노출되었기 때문에 발생한 것이다. 증상의 정도는 폰 사용 시간과 정확히 일치했다. 즉, 증상의 발현과 크기는 언제나 전자파에의 노출량과 정확히 비례했다.

스마트폰 전자파의 대부분은 인체를 완전히 투과하지 못한다. 그러므로 휴대폰 사용량에 따라 달리 나타난 내 몸 증상들의 차이는 전자파는 인체를 완전히 투과하지 않아도 인체의 감각수용체를 자극한다는 것과 인체의 투과 정도에 따라 자극량에 차이가 있다는 것을 말해 준다. 그러므로 전자파에 의한 인체 자극과 손상을 평가하기 위해서는 전자파의 인체 투과 정도를 세분화해서 봐야 한다.

5. 비전리전자파의 인체 손상

  비전리전자파는 주파수에 따라 극저주파, 저주파, 통신(무선)주파, 마이크로파, 적외선, 가시광선으로 분류하는데 가장 낮은 주파수를 가진 극저주파 전자파(1-1000Hz)가 인체를 자극, 손상시킨다는 것은 이미 앞에서 구체적으로 설명했다.

  통신(무선)주파와 마이크로파를 사용하는 휴대폰 전자파가 인체를 자극, 손상시킨다는 것은 내가 겪은 수많은 통증 사례가 증명한다. 스마트폰 전자파가 인체를 손상시킨다는 것은 의문의 여지가 없다. 극저주파 전자파와 스마트폰 전자파가 사용하는 통신주파, 마이크로파가 모두 인체를 손상시키므로 이들 사이의 전자파도 인체를 손상시킨다고 추정하는 것에 무리가 없을 것이다.

  스마트폰이 사용하는 마이크로파보다 주파수가 높은 가열에 이용되는 적외선이 인체를 손상시킨다는 추정에도 문제가 없을 것이다.

  적외선보다 높은 주파수를 가진 가시광선은 어떨까? 우리가 항상 보는 빛인 가시광선의 주파수는 400-800THz(40만-80만GHz) 정도로 4G스마트폰 전자파 주파수보다 15만-80만 배 정도 높은 수준이다. 따라서 4G 전자파에 비해 광자에너지와 전자기에너지 수준이 모두 높다. 그런데 가시광선은 인체를 자극하거나 손상시키지 않는다. 만약 가시광선이 인체를 손상시킨다면 인간은 지구상에 존재하지 못할 것이다.

  가시광선이 인체를 손상시키지 않는다는 것은 내 몸의 회복과정을 통해서도 알 수 있다. 내 몸은 가시광선보다 주파수가 비교할 수 없이 낮은 비전리 인공 전자파 아래서는 끝없이 악화됐지만 비전리전자파 중 가장 높은 주파수를 가진 자연의 전자파인 가시광선 아래서는 언제나 회복되었다. 그렇다면 적외선보다 높은 주파수인 가시광선은 인체를 전혀 투과하지 못하는 것일까? 추측이지만 나는 가시광선 역시 인체의 일부라도 투과해 감각수용체를 자극한다고 생각한다. 다만 감각수용체가 됐든 뇌가 됐든 인간은 진화과정에서 그것을 자극으로 인식하지 않게 되었을 것이다. 물론 긴 시간 관점에서 보면 가시광선도 뇌 신경세포 약화, 손상의 한 요인으로 작용할 지도 모른다(사람은 노화되면 신경세포가 약화되어 뇌 질환 발병 위험이 높아지는데 신경세포의 약화 이유 중에는 이것도 있지 않을까?).

  잠시 비전리전자파의 고주파와 저주파의 인체 투과에 대해 생각해 보자. 전자파를 비전리전자파로 한정한다면 주파수가 높을수록 인체를 투과하기 어렵고 주파수가 낮을수록 쉽다고 한다. 비전리이더라도 주파수가 높으면 광자에너지, 전자기에너지가 높아 저주파보다 인체 내부로 조금이라도 더 깊게 진행할 것 같은데 그 반대인 것이다.
  광자에너지, 전자기에너지가 크면 인체 내부로 더 깊게 진행할 수 있다는 것은 전리전자파를 보면 알 수 있다. 전리전자파인 x선이 인체를 투과할 수 있는 이유는 전자기에너지가 커 인체 내부로 진행해도 에너지를 모두 잃지 않으며 광자가 원자, 분자와 수없이 충돌해도 에너지가 소멸되지 않을 만큼 크기 때문이다. 그런데 비전리전자파는 반대 결과를 보여 준다. 나는 이것을 논리적으로 알기 위해 노력했지만 지식의 한계상 지금도 정확히 알지 못한다. 다만 추측은 해본다.

주파수와 파장은 반비례한다. 주파수란 1초당 파동의 횟수이다. 파동은 상하로 움직이며 한 주기를 완성한다. 광자는 원자보다 물질적으로 훨씬 작다. 만약 전자파가 인체에 인가된다면 고주파 전자파는 저주파 전자파에 비해 훨씬 많이 상하로 움직이며 인체 내부로 진행한다. 예를 들어 10억Hz와 60Hz의 전자파를 비교해 보자. 만약 10억Hz 전자파가 인체에 인가된다면 이 전자파는 인체 내에서 1초당 10억 번을, 60Hz 전자파는 60번을 상하로 움직인다. 광자는 원자보다 작아 전자나 원자핵과 쉽게 충돌하지 않지만 10억Hz 전자파는 60Hz 전자파에 비해 원자(전자+원자핵)와 충돌할 기회가 비교할 수 없이 많다. 따라서 에너지가 작은 비전리전자파의 광자는 에너지를 모두 잃고 인체의 얕은 곳에서 소멸할 가능성이 더 높다. 광자가 소멸하면 전자파도 소멸한다. 이에 비해 60Hz의 전자파는 광자에너지도 작고 전자기에너지도 작지만 상하 움직임이 극히 적어 광자가 원자와 충돌하지 않고 내부로 진행할 수 있다. 이것은 나의 개인적인 추측으로 맞는지 틀리는지 알지 못한다. 이것을 검증해 볼 수 있는 논리적인 글을 찾을 수 없었기 때문이다.

6. 휴대폰의 유해성

 지금까지 스마트폰이 인체를 손상시킬 수 있다는 것을 내가 겪은 증상들과 과학지식, 연구결과 등을 동원해 설명했다. 스마트폰 전자파는 시간은 오래 걸리지만 정말로 한 사람의 인생을 완전히 끝낼 수 있다. 그런데 국가기관과 일부 전문가들은 스마트폰 전자파는 비전리이므로 위험하지 않다고 주장한다. 나는 그들의 주장 때문에 상당 기간 스마트폰 전자파는 대단히 위험하다는 내 생각에 확신을 갖지 못했다. 그렇다고 해서 스마트폰이 유해하다는 생각을 버리지는 않았다. 왜냐하면 나는 스마트폰 사용 때 너무 많은 증상을 겪었기 때문이다. 내 생각이 확신으로 바뀐 것은 오랜 기간 내 몸이 전자파에 노출되었을 때와 노출되지 않았을 때 분명한 차이를 항상 똑같은 모습으로 보여 주었고, 오랜 기간 전자파 회피 방법으로 뇌와 몸이 회복되었으며 각종 과학지식을 통해 인공적인 비전리전자파도 시간의 문제일 뿐 인체를 손상시킨다는 것을 논리적으로 이해했기 때문이다. 그래서 지금은 휴대폰 전자파는 비전리이기 때문에 인체에 유해하지 않다고 주장하는 어떤 전자파 전문가의 말도 믿지 않으며 오히려 그의 지식수준을 의심하게 된다.
 국가기관이나 전문가들의 스마트폰의 무유해성 주장은 대체로 몇 가지로 요약된다(셀룰러폰(일반폰)의 주파수도 8억-21억Hz 정도이므로 절대 안전하지 않은데 셀룰러폰의 유해성이 상대적으로 논쟁의 대상이 되지 않는 이유는 통화 중심으로 사용 시간이 짧아 유해성이 크게 드러나지 않기 때문일 것이다).

첫째 스마트폰 전자파는 고주파이므로 인체를 투과하지 못해 인체를 손상시키지 못한다.

둘째, 인체는 유전율이 높은 유전체이므로 전자기에너지가 낮은 스마트폰 전자파는 인체를 투과하지 못해 인체를 손상시키지 못한다.

셋째, 스마트폰 전자파의 광자는 원자를 이온화할 수 없어 세포, 즉 인체를 손상시키지 못한다.

넷째, 휴대폰 중 가장 높은 주파수를 사용하는 5G폰 전자파에 노출된 인체에 유해한 정도의 열이 발생하지 않는다(이것은 전자파흡수율(SAR)이 낮다는 의미이다).

내 시각에서 보면 이 주장들에는 모두 문제가 있는데 공통적인 문제도 있고 개별적인 문제도 있다.

 이 주장들의 공통적인 문제는 인체는 진화 과정에서 인공 전자파에 전혀 적응하지 못했기 때문에 어떤 인공 전자파에도 자극 받고 손상되는데 이들은 단지 과학적 강약의 수치만을 가지고 전자파의 인체 유해성을 평가한다는 것이다.

 이미 말했듯이 인체가 적응하지 못한 인공 전자파는 비전리이더라도 세기에 관계없이 직간접적으로 뇌와 몸을 자극한다. 자극에 대한 뇌의 반응 중 하나는 전신의 혈관 수축이므로 뇌 혈관도 수축한다. 자극이 계속된다면 뇌는 자기장과 유기전류의 직접 자극과 혈관 수축으로 인한 혈류량 감소로 약화, 손상되고 기능에 이상이 생길 것이다. 전자파 자극이 지속된다면 자극에 대한 뇌의 반응으로 전신의 혈관이 지속적으로 수축해 몸 역시 약화될 것이다. 만약 인체가 전자파에 계속 노출된다면 시간이 지날수록 뇌와 몸의 약화는 확대, 심화되고 손상 속도가 갈수록 증가할 것이다. 그리고 인체의 문턱값이 크게 하락해 아무리 작은 자극을 받아도 뇌는 크게 반응하게 될 것이다.

스마트폰 전자파를 포함해 비전리전자파의 무유해성을 주장하는 사람들은 인체의 이러한 특성을 정확히 알지 못한다. 그들도 전자파에는 자기장이 존재하기 때문에 아무리 약한 전자파도 인체에 자극을 준다는 것을 안다. 그런데도 그들이 비전리전자파는 인체를 손상시키지 않는다고 주장하는 것은 인체의 특성, 특히 뇌의 특성을 정확히 알지 못해 전자파의 장기간에 걸친 인체 손상을 이해하지 못하기 때문이다.

CRPS 발병 후 내 몸에 발생한 증상들, 예를 들어 방의 단 한 개의 전등으로 인해 발생한 발의 통증, 붓기, 열 사례, 몸이 최악의 상태에 빠지자 어떤 전기, 전자기기도 사용하지 않는 방에서 겪은 전신 감전, 무릎의 강축화, 다리의 수포현상 등은 극저주파나 전자기에너지가 낮은 전자파도 인체를 심각하게 손상시킬수 있음을 확실히 증명한다.

극저주파나 전자기에너지가 낮은 전자파도 인체를 손상시킨다는 것은 굳이 전문적인 지식을 동원할 필요도 없고 동물을 대상으로 한 실험결과를 참고할 필요도 없다. 내가 겪은 사례들은 조금의 과장도 없고 허위 증언도 아니기 때문이다.

6-1. 스마트폰 전자파는 고주파이므로 인체를 투과하지 못해 인체를 손상시키지 못한다는 주장의 문제점

지금부터는 각각의 문제를 확인해 보자. 이 주장은 기본적으로 투과가 어느 정도인지를 밝히지 않은 문제가 있다. 앞서 말했듯이 인체의 감각수용체는 피부 표피층의 유극층부터 분포하고 수용체에 활동전압이 발생할 정도의 자극이 지속되면 인체는 손상될 수 있으므로 전자파가 인체를 완전히 투과하지 못하고 유극층에만 도달한다 해도 인체는 손상될 수 있다. 전자파의 완전한 인체 투과는 인체 자극을 결정하는 기준이 아니라 자극의 크기를 결정한다. 따라서 전자파의 인체 투과와 인체 손상의 연관성을 말하기 위해서는 전자파의 인체 투과 정도를 먼저 밝혀야 한다. 그런데 이 주장은 전자파의 완전한 인체 투과만을 전제하고 있다. 출발점부터 잘못되어 있는 것이다.

 다른 문제도 있다. 이 주장에서 말하는 고주파란 비전리전자파를 대상으로 한다. 만약 전리전자파까지 포함하는 시각에서 보면 고주파인 스마트폰 전자파는 상대적으로 저주파에 속한다(100만Hz부터 고주파로 분류된다). 한국의 스마트폰 주파수는 4G의 경우 0.8GHz(8억Hz)-2.6GHz(26억Hz)이며 5G는 3.5GHz(35억Hz)-28GHz(280억Hz)이다. 수치를 보면 스마트폰 전자파가 비전리이지만 얼마나 높은 주파수를 사용하는지 알 수 있을 것이다(전자기에너지와 광자에너지는 모두 주파수에 비례하므로 스마트폰 전자파의 전자기에너지와 광자에너지는 모두 상당히 크다).

 스마트폰 주파수를 병원에서 사용하는 전자파인 x선 주파수와 비교해 보자. x선은 암치료에 이용하는 감마선보다는 주파수가 훨씬 낮지만 피부, 근육, 지방, 수분 등을 모두 투과해 뼈에 도달한다고 한다(뼈는 투과하지 못한다). 이것은 x선의 주파수가 높아 광자에너지와 전자기에너지가 커 인체의 수많은 원자, 분자와 충돌해도 에너지가 남기 때문이다. x선 주파수는 대략 1000만GHZ-1조GHZ이다. 따라서 x선 주파수는 4G폰에 비해 대략 400만-1조 배 정도 높다. 5G와 비교하면 30만-3000억 배 정도 높다. 상대적 관점에서 보면 스마트폰 전자파는 저주파이고 x선은 고주파이다.

비전리전자파 대역 중 고주파를 사용하는 스마트폰 전자파는 인체를 투과하지 못할까? 나는 스마트폰을 사용할 때마다 어떤 증상이든 겪었고 사용 시간이 길어지면 증상은 매우 심각해졌다고 몇 번을 말했다. 인체는 전자파의 자기장 때문에 기본적으로 자극받고 손상된다. 그러므로 내 몸에 발생했던 증상들이 스마트폰 전자파가 몸의 일부라도 투과해 감각수용체를 자극한 것이 원인이라고 주장하는 것에는 무리가 있다. 그러나 과학지식을 동원해 보면 비전리이지만 주파수가 대단히 높아 전자기에너지가 큰 스마트폰 전자파는 최소한 신경이 분포하는 유극층에 도달해 전기장과 광자도 감각수용체를 자극했고 그것이 자기장에 의한 기본적인 자극에 더해져 증상의 발현에 일조했을 것이라는 추정은 할 수 있다. 이 추정이 잘못되지 않았다면 고주파인 스마트폰 전자파는 내 몸의 일부를 투과해 신경을 자극했다는 것이 된다. 결론적으로 스마트폰 전자파는 고주파이므로 인체를 투과하지 못해 인체를 손상시키지 못한다는 주장은 처음부터 끝까지 잘못된 무리한 주장이라는 것이다.

6-2. 스마트폰 전자파는 광자, 전자기에너지가 작아 인체를 손상시키지 못한다는 주장의 문제점

다음은 스마트폰 전자파는 광자에너지가 작아 원자, 분자를 이온화할 수 없어 인체를 손상시키지 못한다는 주장과 인체는 유전율이 높으므로 전자기에너지가 작은 스마트폰 전자파는 인체를 투과할 수 없어 인체를 손상시키지 못한다는 주장을 함께 생각해보자(이하 내용은 스마트폰뿐만 아니라 모든 휴대폰에 해당된다).

이 주장들의 문제도 앞의 주장과 마찬가지로 전자파에 의한 인체 손상이 마치 전자파가 인체를 완전히 투과해야 발생하는 것으로 생각한다는 것이다. 이미 말한 것처럼 모든 자극은 뇌로 전달되고 뇌는 자극을 받으면 전신의 혈관을 수축시키기 때문에 인체는 피부의 감각수용체만 자극을 받아도 손상될 수 있다.

 모든 전자파는 전자기에너지의 반을 저장하고 매질에 관계없이 진행하는 자기장과, 자기장이 유도하는 유기전류 때문에 기본적으로 인체를 자극하고 손상시킨다. 만약 전자파가 에너지가 커 감각수용체가 분포하기 시작하는 유극층에 도달한다면 인체에 대한 자극은 더 커질 것이다. 이러한 뇌와 전자파 특성 때문에 인공 전자파에 노출된 인체는 전자파의 광자에너지, 전자기에너지 크기와 관계없이 자극받고 손상된다. 따라서 광자에너지나 전자기에너지가 작다고 인체를 손상시키지 못하는 것이 아니며 전자파가 인체를 완전히 투과하지 못한다고 인체를 손상시키지 못하는 것도 아니다.

 스마트폰은 어느 나라나 비전리전자파를 사용한다. 다른 이유도 있는지 모르겠지만 비전리전자파의 광자는 인체의 원자를 직접 이온화할 수 있는 에너지를 갖지 못해 세포를 직접 손상시키지 못하는 것이 가장 큰 이유일 것이다(원자의 이온화는 광자에너지 크기로 결정된다).

 스마트폰 전자파는 광자, 전자기에너지가 인체 깊숙이 진행할 만큼 크지 않다. 그러나 크지 않다는 것은 상대적인 개념일 뿐 스마트폰 전자파는 비전리이지만 주파수가 대단히 높기 때문에 광자에너지, 전자기에너지가 모두 높아 최소한 신경이 분포하는 피부의 유극층에 도달해 신경을 자극할 수 있는 것으로 추정된다. 이것은 스마트폰 전자파의 전기장, 자기장, 광자가 유극층에 도달할 수 있고 신경을 자극할 수 있다는 것을 의미한다.

신경에 자극이 가해지면 신경에 국소전류(발생전압)가 발생한다. 자극이 일정한 크기가 되면 활동전압이 발생하고 이것이 중추신경계통(뇌+척수)으로 전달된다. 그러므로 자극이 지속된다면 건강한 인체도 손상될 수 있다.

스마트폰 전자파는 신경에 활동전압을 발생시킬 수 있을까? 이것은 몸 상태에 따라 다를 것이다. 경험을 해 보니 인체는 약화가 심화되면 옷이 스치거나 내 손이 닿아도 매우 심한 통증과 소름, 한기가 발생할 수 있다. 이것은 명백히 평소에는 신경에 활동전압을 발생시키지 않는 아주 작은 자극도 조직의 약화가 심화되면 신경섬유에 활동전압을 발생시키고 그 신경신호는 뇌로 전달된다는 것을 의미한다. 즉, 자극에 대한 문턱값이 거의 무한대로 하락하는 것이다. 이것은 활동전압 발생이 자극의 크기에 의해서면 결정되는 것이 아니라 인체 상태에 의해서도 결정된다는 것을 말해 준다.

전자파의 매질 투과는 광자, 전자기에너지, 매질의 유전율에 좌우되므로 스마트폰 전자파의 인체 투과 정도는 전자파의 전자기에너지, 유전체인 인체의 유전율에 좌우된다. 유전체, 유전율, 분극에 관해서는 이미 설명했지만 이해를 돕기 위해 좀 더 설명하겠다.

· 유전체란 쉽게 말하면 전류나 전압을 가하면 양끝에 양극과 음극이 유도되는 물체이다. 이 현상이 발생하는 이유는 양전하를 가진 양성자와 음전하를 가진 전자가 분극되어 전기에너지가 인가되는 쪽의 끝에는 전자(음전하)가 나타나고 반대 쪽 끝에는 양성자(양전하)가 나타나기 때문

이다. 이렇게 되는 이유는 전기에너지는 +에서 -방향으로 움직이는데 전자는 음전하이므로 +쪽으로, 양성자는 양전하이므로 -쪽으로 움직이기 때문이다. 물체의 내부는 서로 다른 원자의 양성자와 전자가 결합해 중성을 띠게 된다.

 분극이란 원자핵(양성자+중성자)을 공전하는 전자들이 원자핵을 공전하지 않고 한쪽 방향에 따라 모여 양성자와 전자들이 따로 모인 것과 같은 현상이다. 다음의 그림들을 통해 구체적으로 보자.

그림9. 가상의 원자번호7인 원소의 원자 구조

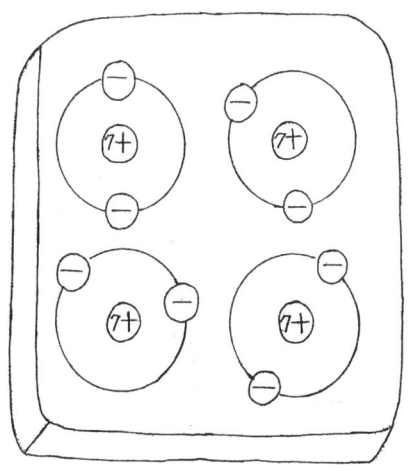

 그림9는 가상의 원자번호7(실제의 질소가 아니다)인 원소의 원자로 최외곽 전자궤도에 전자가 두 개 있는 모습이다. 원자번호가 7이므로 핵에는 7개의 양성자와 중성자가 각각 있고(중성자수는 반드시 양성자수와 일치하지 않는다고 한다) 핵 주위의 다수의 전자 궤도에는 7개의 전

자가 공전을 하는데 하나의 공전궤도에는 최대 두 개까지 전자가 존재할 수 있다. 그림10은 매질의 끝에 전기장이 가해져 원자들이 분극된 모습이고 그림11은 인체에 전기장이 인가되어 원자들이 분극해 인체의 양끝에 양전하와 음전하가 유도된 모습이다.

그림10. 가상의 원자번호7의 분극된 모습

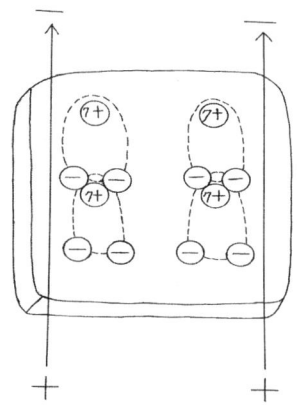

그림11. 인체 원자의 분극된 모습

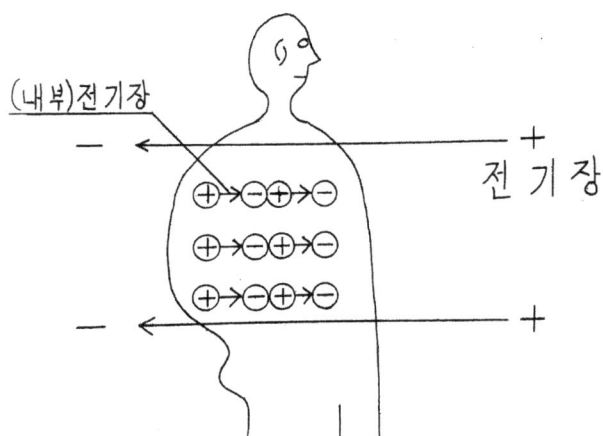

전자가 이동하면 전류가 발생한다. 따라서 매질에 전기장이 가해져 전자들이 한쪽 방향으로 이동하면 원자 내에는 작은 전기장(전기에너지)이 발생한다(원자의 분극으로 발생한 전기에너지의 방향은 외부에서 가해진 전기에너지의 방향과 반대이다). 유전율은 분극의 정도를 상수로 표시한 것이다.
　결론을 말한다면 유전율이 높으면 전자파는 매질을 투과하지 못한다. 그러나 이것이 전자파가 매질 내부로 전혀 진행할 수 없다는 것을 의미하는 것은 아니다. 전자파 에너지가 크다면 유전율이 높아도 에너지가 소진될 때까지 매질 내부로 어느 정도 진행할 수 있기 때문이다.

　스마트폰 전자파는 인체 내부를 어느 정도 진행할 수 있을까? 인체는 유전율이 매우 높은 수분이 체중의 60% 정도를 차지하기 때문에 유전율이 높은 유전체이다. 만약 스마트폰 전자파가 인체에 인가되면 광자가 에너지를 잃고 소멸되지 않는 한 전자파의 인체 투과는 전자기에너지와 매질의 유전율에 좌우된다. 자기장은 매질에 관계없이 진행하기 때문에 인체투과의 변수가 아니다.
　스마트폰의 비전리전자파 에너지(전자기에너지)는 전리전자파 에너지보다 훨씬 작고 같은 비전리전자파인 가시광선이나 적외선보다도 작다. 그래서 전자기에너지도 작을 수밖에 없다. 따라서 전자파는 유전율이 높은 인체를 내부 깊숙이 진행할 수는 없다. 그러나 스마트폰 전자파는 비전리이지만 주파수가 대단히 높아 전자기에너지가 크다는 점, 피부 표피의 각질층과 과립층의 수분 비율이 낮다는 점을 고려하면 스마트폰 전자파는 최소한 신경이 분포하기 시작하는 유극층에 도달해 자유신경종말(유극층에 분포하는 감각수용체의 하나)을 자극할 수 있다고 추정된다. 앞서 말한 것처럼 나의 질문을 받은 대학 교수가 스마트폰 전자파의 일부는 인체를 투과한다고 대답한 것도 이유 중의 하나이다. 그의 대답은 분명히 인체의 완전 투과를 말하는 것이었다. 그러니 스마트폰 전자파의 대부분은 최소한 감각수용체(신경)가 분포하는 피부의 유극층에 도달하는 것으로 추측된다. 따라서 나의 추정이 잘못되었다고 보기 힘들다. 얼마나 많은 스마트폰 전자파가 유극층 너머까지 도달할 수 있는 지는 실험을 해 봐야 알 수 있는 문제일 것 같다.

결론은 스마트폰 전자파는 광자에너지, 전자기에너지가 작아 인체를 손상시키지 못한다는 주장은 잘못됐다는 것이다.

6-3. 5G 스마트폰 전자파는 인체에 유해한 정도의 열을 발생시키지 않으므로 유해하지 않다는 주장의 문제점

이제는 마지막으로 5G폰 전자파에 노출된 인체에는 유해한 정도의 열이 발생하지 않으므로 5G폰 전자파는 인체에 유해하지 않다는 주장에 관해 생각해 보자(5G폰은 가장 높은 주파수 대역을 사용하므로 이 주장은 모든 휴대폰은 인체에 유해하지 않다는 주장과 동일하다).

만약 전자파(전자기에너지)가 유전체에 인가되면 유전체에는 무슨 일이 일어날까? 유전체는 전기에너지가 인가되면 원자가 분극하는 물질이다. 전자파는 특별한 과정을 거쳐 만들어지는 전자기에너지이고 전기장과 자기장으로 구성된다. 전기장은 전기에너지이고 자기장은 자기에너지이지만 자기장 역시 전기에너지로 표현할 수 있으므로 전자기에너지는 결국 전기에너지라고 말할 수 있다. 따라서 유전체에 전자파가 인가되면 유전체 원자들이 분극한다. 분극은 사실상 전자의 이동이고 전자가 이동하면 전류가 발생하고 그에 따라 전자파가 발생한다. 전자파가 생성된다는 것은 전자기에너지, 즉 전기에너지가 생성된다는 것을 의미한다.

 원자의 분극에 의해 유전체에 생성되는 미소(아주 작은) 전자기에너지는 외부 전자기에너지 방향과 반대이기 때문에 외부에서 인가되는 전자기에너지를 감소시킨다. 감소된 에너지는 에너지보존법칙에 의해 열로 나타난다. 바꿔 말하면 유전체 외부에서 인가되는 전자기에너지가 유전체의 전하에 해 준 일이 발열로 나타나는 것이다. 발열의 크기는 유전율의 크기에 비례한다. 왜냐하면 유전율이란 분극의 정도를 상수로 표시한 것이므로 유전율이 크다면 분극이 크게 되고 그에 따라 미소 전자기에너지가 크게 발생해 외부의 전자기에너지를 크게 감소시키기 때문이다. 인체는 수분이 많아 유전율이 높은 유전체이다. 따라서 인체에 전자파가 인가되면 인체에는 크든 작든 열이 발생한다.

 2019년 세계에서 최초로 한국에서 5G폰 서비스가 시작되었다. 사용주파수 대역은 35억Hz-280억Hz이다. 한국 정부와 통신업계는 5G폰의 전자파흡수율은 허용치(0.08W/kg)보다 훨씬 낮으므로 안전성에 문제가 없다고 주장한다.

 전자파흡수율(SAR)이란 인체의 단위질량에 흡수되는 전자파 에너지량(전자기에너지량)을 말하는 것으로 단위는 W/kg(와트 퍼 킬로그램), 또는 mW/g (밀리와트 퍼 그램)이다. 전자파흡수율을 이렇게 설명하면 일반인들이 이해하지 못할 것 같아 좀 더 쉽게 설명해 보겠다.

 전자파흡수율은 W/kg으로 표현한다. W(와트)는 전력량을 말하고 kg은 질량을 말한다. 즉 W/kg이란 단위 질량 1kg이 받는 전력량을 말한다. 전력이란 전류가 1초 동안 흐르면서 하는 일의 양이다. 이것은 전자파흡수율이 전력이 인체에 하는 일에 비례한다는 것을 말해 준다. 전력이 인체에 하는 일은 열로 나타난다. 전력(기호 P, 단위 W)은 전압(기호, 단위 V) 에 전류(기호 I, 단위 A)를 곱한 값이고(P=IV 또는 W=AV) 전류의 이동은 전기에너지이다(전기에너지(Joule 줄)=I^2Rt, 또는 V^2t/R. t:시간, R:저항). 그러므로 전력이 인체에 하는 일은 전기에너지가 인체에 하는 일이라고도 할 수 있고 전자기에너지가 인체에 하는 일이라고도 할 수 있다. 전자기에너지는 전기에너지이기 때문이다. 즉, W/kg으로 표시되는 전자파흡수율이란 단위질량 당 전자기에너지 양을 말하는 것이다.

 본론으로 돌아가 보면 실제로 KCA(한국방송통신전파진흥원)는 5G폰의 인체 유해성 실험에서 인체에 유의미한 결과는 나오지 않는다고 밝혔다(조선일보 2019년). KCA의 판단 근거는 인체에 발생한 열이었고 의미 있는 결과가 나오지 않았다는 것은 인체에 발생한 열이 유무해성을 가르는 기준치 이하였다는 의미였을 것이다. 그런데 KCA의 발표대로 실험에서 인체에 유해한 정도의 열이 발생하지 않았다고 5G폰이 안전하다고 말할 수 있을까? 만약 인체를 장시간 또는 장기간 5G폰 전자파에 노출시킨다면 아마 결과는 달라질 것이다.

 전자파가 인체에 인가되면 단기적 관점에서는 무해한 수준이라 하더라도 어쨌든 열이 발생한다. 그 미약한 열은 초기에는 신경에 활동전압을 발생시키지 않을 수도 있을 것이다. 즉, 그 열은 단기간 내에 인체를 손상시키지 못한다는 것이다. 그런데 일정 크기의 열이 지속된다면 신경의 예민도가 상승하게 될 것이다. 이것이 문제이다. 신경의 예민도가 상승한다는 것은 자극에 대한 신경의 문턱값이 하락하는 것이라고 말할 수 있다. 신경은 문턱값이 하락하게 되면 약한 자극(열)에도 활동전압을 발생시킬 수 있게 된다. 즉, 인체는 미약한 열에도 손상될 수 있게 되는 것이다. 이것은 신경의 문제만은 아닐 것이다. 피부조직이 됐든, 근육조직이 됐든 다른 어떤 조직이 됐든 미약한 열이라도 장시간, 장기간 지속적으로 받게 되면 조직은 약해지고 손상될 것이다. 조직은 손상되면 문턱값이 하락한다. 그러면 인체는 미약한 열에도 약화가 심화된다.

 결론적으로 5G폰 전자파가 발생시키는 열이 단기적 관점에서는 건강한 인체에 무해한 수준일지 모르지만 장기적 관점에서는 유해하며 손상된 조직을 가진 인체, 특히 손상된 뇌 조직을 가진 인체에는 즉시적 관점에서도 유해하므로 5G폰은 전자파흡수율이 낮아 유해하지 않다는 주장은 설득력이 없다고 할 수 있다.

 휴대폰은 전기를 제한된 시간과 공간, 집단 사용 중심에서 제한되지 않은 시간과 공간, 개인 사용 중심으로 바꾼 대표적인 기기이다 이런 기기가 대중화되었다. 누구나 이것을 휴대하고 다니며 사용한다. 스마트폰의 수많은 기능은 유저들의 끊임없는 사용을 유발한다. 그래서 다중이 모인 공간의 전자파밀도는 엄청나게 높을 수밖에 없다. 인간은 사회적 동물이므로 항상 대중과 함께 한다. 어떤 사람도 예외일 수 없다. 이러한 배경 때문에 휴대폰의 인체 유해성은 폰 사용자로 한정해 평가할 수 없다. 내가 앞서 소개한 전자파 환경이 좋은 인도에서 많은 스마트폰 사용자로 인해 겪은 통증 사례는 타인이 사용하는 스마트폰 전자파가 자신의 몸을 손상시킬 수 있음을 잘 보여 준다.

 전기, 전자산업과 인터넷, 무선통신이 고도로 발달한 환경의 전자파밀도는 높을 수밖에 없으며 전자파 종류도 매우 다양하다. 이러한 환경에서 비전리이지만 매우 높은 전자기에너지를 가진 전자파를 사용하는 스마트폰을 휴대하고 다니며(휴대폰은 사용하지 않아도 일정한 간격으로 기지국과 계속 교신한다) 장시간 사용한다면 인체에는 문제가 발생할 수밖에 없다. 만약 전자파밀도가 매우 낮고 자신 외에는 어느 누구도 휴대폰을 소유하지 않은 환경에서 사용 시간까지 짧으며 유전적으로 탁월한 건강의 소유자라면 자신의 휴대폰 전자파로 인한 인체 손상은 자연사하는 날까지 발생하지 않거나, 발생한다 해도 의미 없는 수준에 그칠 수도 있을 것이다. 그러나 전자파밀도가 매우 높고 스마트폰이 대중화된 오늘날의 문명화된 사회환경에서 이것은 불가능한 일이다. 따라서 단 한 개의 스마트폰에 의한 인체 유해성 평가는 실험실에서만 의미를 가질 뿐 실제 사회환경에서는 어떤 의미도 갖지 못한다.

이 책을 쓰기 전 나는 어느 한 분야의 전문지식도 없었다. 심지어 전자파가 무엇인지도 몰랐다. 그래서 나는 각 분야의 지식을 가능한 한 교재를 통해 습득했지만 나의 지식수준이 너무 낮고 모든 지식을 교재로 습득할 시간이 없어 수많은 의문들을 스마트폰의 검색 기능을 통해 해결했다. 만약 스마트폰이 없었다면 나는 도서관을 수없이 방문했을 것이며 설사 도서관에서 살다시피 했다 해도 많은 의문들을 해결하지 못했을 가능성이 있다. 그만큼 스마트폰은 효율적이고 강력한 경쟁력을 갖고 있고 나 역시 그것을 인정한다. 그러나 나는 CRPS에 걸린 후 일반인은 상상조차 할 수 없는 지옥에서나 경험할 증상들을 겪었고 그것이 전자파로 인해 발현한 것을 알기에 스마트폰을 흉기처럼 취급한다. 간단히 말한다면 나에게 있어 스마트폰은 필요악일 뿐이다.

스마트폰을 포함한 휴대폰의 유해성은 2000년대 들어 각종 뇌 질환 환자의 급증을 통해서도 확인할 수 있다(뇌 질환 환자 증가는 수명 연장과 관계가 있지만 그것이 원인의 전부가 아니라는 것은 앞으로 '인공 전자파의 유해성 증거'에서 설명하겠다). 휴대폰 전자파가 치매를 비롯한 각종 뇌 질환에 연계되어 있음은 명백하다. 그것뿐인가. 전자파가 유발하는 혈관의 심한, 수축, 소멸 때문에 각종 희귀, 난치병을 비롯한 거의 모든 질병에 연루되어 있는 것으로 보인다. 질병 통계를 보면 극히 몇 개를 제외한 모든 질병 환자가 급증하고 있다. 그런데 뇌 질환이든 암이든 희귀, 난치병이든 일반적으로 잘 알려진 고질병이든 건강한 휴대폰 사용자들, 또는 건강하지 않아도 그것을 인식하고 있지 못하는 휴대폰 사용자들, 또는 이미 건강을 잃은 사람들에게조차 끔찍한 질환의 발병은 먼 훗날의 얘기이거나 자신과 전혀 관련 없는 다른 세상의 얘기일 뿐이다. 왜냐하면 휴대폰 전자파는 너무나 미약해서 보통의 건강을 가진 사람에게는 즉각적으로 어떤 자극도 주지 않고 인체의 반응도 없기 때문이다(만약 휴대폰 사용 때 실제로 어떤 자극을 겪는 사람이 있다면 그는 뇌 상태를 의심해야 한다). 휴대폰 전자파가 즉각적으로 어떤 자극도 주지 않고 정부와 일부 전문가들이 휴대폰 전자파는 인체에 유해하지 않다고 당당하게 공개적으로 발표하는데 효율적이고, 경제적이고, 편리하고, 수많은 오락기능이 있는데다가 이제는 사회구조 자체가 근본적으로 스마트폰 없이는 경쟁에서 낙오되는 구조로 바뀐 상황에서 위험성이 잠재해 있다는 이유로 누구도 휴대폰 사용을 완전히 중단하거나 나처럼 극도로 제한적으로 사용할 사람은 없을 것이다. 이미 우리의 사회구조는 이러한 행동양식을 용납하지 않는다. 그래도 우리는 휴대폰의 위험성을 알고 있어야 한다. 왜냐하면 인공 전자파는 뇌를 손상시켜 인간을 끝없는 통증과 이상 증상에 시달리게 하고 생물학적으로는 살아 있으되 사회적으로 사망해 사람을 죽은 것보다 못한 상태로 만들 수 있기 때문이다.

4장 인공 전자파의
　　　유해성 증거

　나는 앞에서 스마트폰을 사용하면 발생했던 이상 증상들을 소개했다. 스마트폰의 유해성은 내 경험에 한정되지 않는다. 미국립보건원(NIH)은 2018년12월10일 스마트기기로 하루 7시간 이상 비디오게임을 하는 9~10세 청소년을 추적, 관찰한 결과 대뇌겉질(피질)의 두께가 감소한 것을 처음으로 확인했다고 한다.

　대뇌겉질은 뇌의 신경세포 몸체가 모여 있는 곳으로 뇌에서 가장 고차원적인 기능을 수행한다. 대뇌의 겉질 두께가 줄어든다는 것은 뇌의 신경세포가 죽어 없어진다는 것을 의미한다. 뇌의 신경세포 감소는 당연히 뇌 손상과 그로 인한 뇌 기능 이상으로 이어진다. 미국립보건원의 결과는 스마트폰 전자파는 뇌를 손상시킨다는 것을 말해 준다.

　뇌 손상은 뇌의 상태 악화로 끝나지 않는다. 뇌는 자극을 받으면 인체의 모든 혈관을 수축시키고 손상된 뇌는 혈관을 심하게 수축시키므로 뇌 자극원이 존재하는 환경에서는 손상된 뇌는 인체의 약화, 손상을 쉽게 유발하고 악화시킨다. 뇌 손상이 작아 혈관 수축이 작으면 조직의 약화, 손상으로 인한 증상이 발생하기까지 오랜 시간이 걸리겠지만 뇌 손상이 크면 혈관 수축이 심해 증상은 거의 즉각적으로 발생할 수도 있다.

 전자파는 어떤 형태, 어떤 방식으로든 인체를 자극한다. 그러므로 전자파가 존재하는 공간에 있는 인체의 뇌는 전자파 자극을 받을 수밖에 없다. 따라서 손상이 큰 뇌의 전자파에의 노출은 필연적으로 즉각적 또는 짧은 시간 내의 광범위한 인체 손상으로 연결된다.

 이미 말했듯이 건강한 뇌도 전자파 자극을 받으면 혈관을 수축시킨다. 다만 수축의 정도가 작을 뿐이다. 따라서 단기간에는 인체 조직이 어떤 의미를 가질 정도로 손상되지 않는다. 그러나 자극이 오랜 세월 계속된다면 건강한 뇌에도 의미 있는 손상이 발생할 수밖에 없다. 뇌 손상이 의미 있는 수준으로 커지면 인체는 전체적으로 약화, 손상된다. 이것을 증명하는 것이 2000년대 들어 급증하고 있는 뇌 질환, 암, 희귀, 난치병 환자를 비롯한 각종 내외과적 만성 질환 환자의 급증일 것이다. 한국 건강보험심사평가원의 질병 통계는 사고나 개인의 생활습관 같은 것에 의한 질병을 제외하면 대부분의 질환이 지속적으로 크게 증가하고 있음을 보여 준다. 이 상황은 미국의 경우도 마찬가지일 것이다. 미국도 치매, 파킨슨 등의 뇌 질환 환자가 급격히 증가하고 있기 때문이다.

 2000년대 들어와 갑자기 병에 걸린 사람들이 크게 증가하고 있는 이유가 무엇일까? 이미 말한 것처럼 지금은 인터넷과 통신기기의 발달로 사람들은 인류역사상 그 어느 때보다 건강에 관한 많은 정보를 쉽고 빠르게 많이, 그리고 정확하게 얻고 있고 자신의 건강을 확실히 지킬 수 있는 영양식을 충분히 하고 있다. 따라서 합리적으로 생각한다면 날이 갈수록 어떤 질환도 증가해서는 안 된다. 그런데 반대로 어떤 질병이라도 크게 증가하고 있고 치료가 어렵거나, 되지 않는 질병도 급격히 증가하고 있다. 2000년을 전후로 도대체 우리 주변에 무슨 일이 일어나고 있는 것일까? 지구 자체에 문제라도 발생한 것일까? 예를 들어 지구 자기장의 급격한 변화 같은 것 말이다(지구 자기장은 태양이나 우주에서 지구로 오는 전리전자파인 우주선을 차단해 지구의 생명체들을 보호한다고 한다). 나는 지구에 이런 변화가 있다는 소식을 듣지 못했다. 인체, 특히 뇌를 자극하고 손상시킬 수 있는 급격한 환경변화는 1990년 웹의 발명 이후 순간적으로 진행된 인터넷과 무선통신의 대중화, 그리고 다양한 전기, 전자기기의 다양화와 보급에 의한 전자파 세기의 다양화, 전자파밀도의 폭발적 증가뿐이 없다. 따라서 2000년대 들어와 거의 대부분의 질환이 급격히 증가하고 있는 원인으로 전자파 외에 다른 것을 생각하기 힘들다. 전기의 대중화 역사와 질병 통계 흐름을 비교해 보면 전자파가 각종 질환의 증가와 매우 밀접하게 연관되어 있음을 알 수 있다. 그래서 지금부터 이에 관한 얘기를 해보려고 한다.

1. 체온 저하

 미리 말하는데 이 편은 글을 쓴 나도 읽고 싶지 않을 정도로 복잡하다. 그러니 일반 독자들은 글을 읽다 조금이라도 혼란스러우면 마지막 부분인 '전자파에 노출된 인체의 체온은 저하된다'만 읽기를 바란다. 이 편에서 말하고자 하는 것은 인체는 전자파에 노출되면 체온이 저하된다는 것이다.

 인터넷을 검색해 보면 현대인의 체온은 정상보다 낮다는 글들이 있다. 이것을 스탠포드 의과대학 연구팀이 연구를 통해 사실로 밝혀냈다. 연구팀은 미국의 1860-1940년, 1971-1795년, 2007-2017년 세 시기의 체온에 관한 자료를 몇 가지 요소를 조정하고 분석해 인간의 체온은 지난 200년 동안 남자는 0.59도, 여자는0.32도 하락했으며 매10년마다 0.03도씩 감소했다고 발표 했다.
 연구팀은 19세기 이후 200년 동안의 체온 저하 원인으로 경제적 발전, 위생적인 생활, 전쟁 부상 감소로 인한 만성 감염의 감소, 치아 위생 개선, 결핵, 말라리아의 감소, 항생물질 시대의 도래 등을 들었다. 그리고 자신들의 연구결과는 지난 200년 동안 고소득 국가 사람들은 생리학적으로 진화했음을 보여 준다고 말했다. (출처: elife 2020.1.7. Decreasing human body temperature in the United States since the Industrial Revolution. 서사: Julie parsonnet).

확실히 문명화된 사회의 사람들 체온은 정상 체온인 37도보다 낮아진 것 같다-비록 영국에서 대규모 연구를 통해 2017년 인체의 정상 체온은 36.6도라도 발표했지만 대부분의 의사들은 여전히 정상 체온을 37도라도 추정한다(다음 쪽 하단의 elife 보고서 원문 참고).

그렇다면 저소득 국가들, 즉 상대적으로 문명화가 덜 된 사회의 사람들 체온도 낮아졌을까? 연구팀은 자신들의 결론이 만성적 감염이 계속되는 지역, 즉 저소득 국가에서도 동일한지 확인하기를 바랐지만 자신들이 원하는 데이터베이스를 확인할 수 없었다고 말하면서 소규모 연구

원문: Abstract: In the US, the normal, oral temperature of adults is, on average, lower than the canonical 37°C established in the 19th century. / Introduction: Recently, an analysis of more than 35,000 British patients with almost 250,000 temperature measurements, found mean oral temperature to be 36.6°C, confirming this lower value. / Discussion: 1. a small study of healthy volunteers from Pakistan-a country with a continued high incidence of tuberculosis and other chronic infections-confirms temperatures more closely approximating the values reported by Wunderlich (mean, median and mode, respectively, of 36.89°C, 36.94°C, and 37°C. /2. In summary, normal body temperature is assumed by many, including a great preponderance of physicians, to be 37°C.

결과이지만 파키스탄의 건강한 사람들은 여전히 정상 체온인 37도를 유지하고 있다는 것을 소개했다. 이것은 비록 소규모 연구 결과이지만 파키스탄의 건강한 사람들의 정상 체온 유지는 스탠포드 연구팀의 인체의 체온 저하 원인 추정과 인체의 생리학적 진화 추정에 문제가 있음을 보여 준다. 무슨 문제가 있는 것일까? 나는 연구팀이 전자파환경의 변화를 반영하지 않은 것이 중요한 문제라고 생각한다. 왜냐하면 이들이 연구를 위해 활용한 자료는 인공적인 전기가 인류역사에서 처음으로 대중화되고, 전기, 전자산업이 급격히 성장하고, 전력 사용이 급격히 증가한 환경 변화가 있던 시기였기 때문이다.

전류는 전자파를 발생시키고 전자파의 본질은 전류이며 전자파가 존재하는 공간에서는 인체의 뇌는 어떤 식으로든 전자파 자극을 받는다. 자극에 대한 뇌의 반응 중에는 혈관의 수축이 있으며 혈관의 수축 정도는 전자파누적크기(세기+밀도+노출시간)와 인체 상태, 특히 뇌 상태에 비례하는 것으로 추정된다. 혈관의 수축, 소멸은 세포를 약화, 손상시키므로 세포의 손상 과정에서 일시적으로 체온 상승이 발생할 수 있지만 체온은 결국 저하된다. 따라서 개인적으로, 사회적으로 전기 사용이 다양화하고 증가하면 개인차는 조금씩 존재할 수 있지만 전체적으로 체온은 하락할 수밖에 없다.

— 1879년 이후의 전자파환경 변화

스탠포드대 연구팀은 1860년-2017년 사이의 미국 자료를 분석했다. 이 시기 미국에서는 전기가 대중화되고 인체의 전자파누적크기를 증가시키는 각종 개인적, 사회적, 전기, 전자기기, 장비들이 대중화되고 설치되었다.

전기의 존재는 고대부터 알려져 있었지만 인간이 전기를 일상생활에 끌어들인 것은 미국인 에디슨의 백열전등 발명 이후라고 말할 수 있을 것이다. 1879년 에디슨은 백열전등을 발명하고 1882년 200여 개의 전등에 전력을 공급하기 위해 뉴욕에 상업발전소를 세웠다. 그 후 1893년부터 에디슨의 직류전류 대신 값싼 교류전류를 공급한 웨스팅하우스 때문에 미국의 전력산업은 급성장 했다. 인류 역사에서 인공적인 전기가 처음으로 대중화되기 시작한 것이다.

전등의 등장은 인류에게 많은 편리함을 제공했을 것이다. 그러나 전등은 수십억 년 동안 자연 전자파에만 적응하면서 진화한 인간이라는 생명체에게 전혀 적응해 보지 못한 인공 전자파 자극에 끊임없이 노출되도록 만들었다.

전등보다 더 강한 전자파를 발생시키는 전기, 전자기기들이 1940년을 전후로 대중화되기 시작했다. 1910년대에 등장한 냉장고는 1940년대 중반부터 급격히 대중화되었으며 TV방송은 1939년 NBC에 의해 시작되었고 전자렌지가 1947년 처음 출시되었다. 에어컨은 1955년 한 건설업체가 주택의 기본 사양으로 채택하면서 대중화되기 시작했다. 1940년을 전후로 시작된 일상생활에 사용하는 전기, 전자기기의 대중화는 인체의 전자파 노출량을 그 전과 비교할 수 없을 정도로 증가시켰다.

1990년 드디어 웹(World Wide Web)이 Tim Berners에 의해 발명되자 PC와 인터넷이 대중화되기 시작했다. PC와 인터넷의 대중화는 우리가 거주하는 공간의 전자파밀도를 다시 한 번 과거와는 비교할 수 없을 정도로 크게 높였는데 강력한 몰입성과 장시간 사용을 유발하는 인터넷 때문에 인체의 전자파 노출량은 과거와는 차원이 다르게 증가했다. 여기에 무선통신의 대중화가 더해졌다.

 1926년 독일의 베를린(Berlin)과 함부르크(Hamburg) 노선의 1등칸 승객들에게 제한적으로 제공했던 모바일폰은 1985년이 되어서야 상업적으로 가능한 휴대폰(handheld cellular phone)이 나오고 1999년 영국에서 40파운드(£)라는 싼 가격에 구입할 수 있게 되었다. 동년, e-mail을 주고받을 수 있는 블랙베리(Black berry)폰이 등장했고 2007년 드디어 2세대 폰으로 아이팟, 휴대 전화, 모바일 인터넷 기능이 결합된 스마트폰의 원조인 아이폰(iPhone)이 등장했다. 이미 몇 번을 말했듯이 휴대폰은 뇌와 몸을 손상시킨다. 즉 휴대폰을 사용하는 순간부터 인체는 자극받기 시작하고 회복되지 못하는 뇌의 특징 때문에 뇌에는 자극이 누적되기 시작한다. PC처럼 인터넷을 사용할 수 있는 아이폰이 등장하기 전까지 휴대폰의 주요 기능은 통화였다. 따라서 휴대폰으로 인해 인체가 받는 자극 시간은 길지 않았다. 그런데 장시간 사용을 유발하는 인터넷이 스마트폰인 아이폰에 구현되면서 휴대폰으로 인해 인체가 받는 전자파 자극 시간은 과거와 비교할 수 없이 크게 증가했다.
 시간이 흐를수록 휴대폰의 기능은 다양화되고 강력해졌다. 모바일폰(휴대폰)의 진화에 동반된 것은 주파수의 상승이다. 1세대인 셀룰러폰(cellular phone)의 사용주파수는 8억5천-19억HZ(0.85-1.9GHZ)였는데 2010년 서비스가 시작된 4G주파수는 25억Hz(2.5GHz)로 증가했다(미국. 2019년 서비스가 시작된 버라이즌의 5G는 390억Hz(39GHz)이다).
 인체를 자극하는 전자기에너지는 주파수에 비례하므로 폰이 진화할 때마다 인체가 받는 자극의 크기도 당연히 증가한다. 시간이 흐를수록 증가한 것은 주파수만이 아니다. 폰의 보급률이 상승함에 따라 공간의 전자파밀도도 증가했다. 밀도가 증가하면 인체가 받는 자극의 크기도 커진다.

  모바일폰의 대중화 이후 사람들은 언제 어디서든 절대로 인공 전자파 자극을 피할 수 없게 되었다. 이제 문명화된 사회에 살고 있는 인체는 조금이라도 회복할 수 있는 시간조차 갖지 못하게 된 것이다. 이것은 혈관이 수축과 소멸을 지속하고 회복할 시간을 전혀 갖지 못하게 되었다는 것을 의미한다. 혈관의 지속적인 수축, 소멸은 결국 체온 저하로 귀결된다.

― 체온 저하는 진화보다 환경변화로 인한 현상일 것이다

  스탠포드대 연구팀은 의도하지 않았지만 이러한 전자파환경 변화 기간에 나온 체온데이터를 분석했다. 지난 200년(출생년도 기준)간 바뀐 것은 전자파환경만은 아니다. 연구팀 말대로 경제적 발전, 위생적인 생활, 만성 감염의 감소, 치아 위생 개선, 결핵, 말라리아 감소, 항생물질 시대의 도래 등 환경에 많은 변화가 있었다. 연구팀은 이러한 변화들이 인체 전체의 염증을 감소시켜 C-반응 단백질 수준이 감소해 체온이 하락했다고 추정하고 이것을 생리학적 진화라고 결론지었다(c-reactive protein: c는 cytokine을 말함. 출처: news-medical.net DR. Liji Thomas).

  연구팀은 분명히 생리학 지식에 환경변화를 반영해 체온 저하 원인을 설명했고 그것을 인간의 생리학적 진화라고 해석했다. 우리는 이 해석을 옳은 것으로 받아들여야 할까? 아쉽게도 연구팀은 소규모 연구결과

이지만 파키스탄의 건강한 사람들 체온이 지금도 여전히 정상 체온인 37도를 유지하고 있는 것을 설명하지 못하고 연구 결과만 소개함으로서 연구팀의 해석을 쉽게 받아들일 수 없게 만들었다. 연구팀은 파키스탄의 연구결과를 의식해서인지 지난 200년간의 생리학적 변화 또는 진화를 고소득 국가로 한정했다.

 연구팀의 분석 대상은 30-80세이다(다음 쪽의 그림12-13, 사진21 원본 참고). 분석 대상의 나이에 따른 체온 변화, 시기별 체온의 차이를 보면 이들의 체온변화는 생리학적 진화가 아닌 환경변화에 의한 결과일 가능성이 더 높다. 만약 이들의 체온 저하가 진정으로 진화에 의한 것이었다면 이들의 후천적 체온 저하를 배제할 수 있는 연령, 즉 출생 직후 또는 환경 영향이 최소화 된 연령에서의 체온 저하가 확인됐어야 한다. 그리고 1860-1940년의 흑인은 자연적 노화에 의한 것으로 보이는 70대 중반 전후의 체온 저하 전에는 체온이 왜 저하되지 않았는지도 설명되어야 한다. 연구팀의 자료에는 이에 관한 것이 없다.

 그림12, 13을 보면 알겠지만 흑인의 1860-1940년의 체온 변화를 제외하면 인종, 시대를 불문하고 모든 연령대에서 나이가 들수록 하락한다. 심지어 혈기왕성한 30대조차 하락한다. 잠시 후 상술하겠지만 흑인은 남북전쟁으로 노예에서 해방된 지 얼마 되지 않아 1900년 전후에는 전기 사용으로 인한 전자파 영향을 거의 받지 않은 것으로 추측된다. 이 추측을 뒷받침하는 것이 1860-1940년의 흑인의 체온 변화 흐름이다. 이들은 75세 전후가 되어서야 체온이 하락하기 시작한다. 이것은 인간의 체온은 환경의 영향을 받지 않는다면 시대를 불문하고 노화가 시작되는 70대 중반까지 정상 체온을 유지할 수 있다는 것을 보여 주는 좋은 자료라 할 수 있을 것이다(잠시 뒤에 설명하겠지만 인종차이는

그림12. 백인 남자의 체온 변화(elife 원본은 사진19 참고)

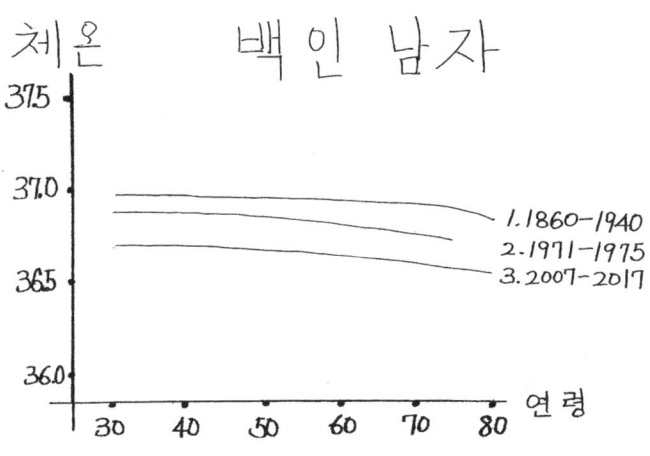

그림13. 흑인 남자의 체온 변화

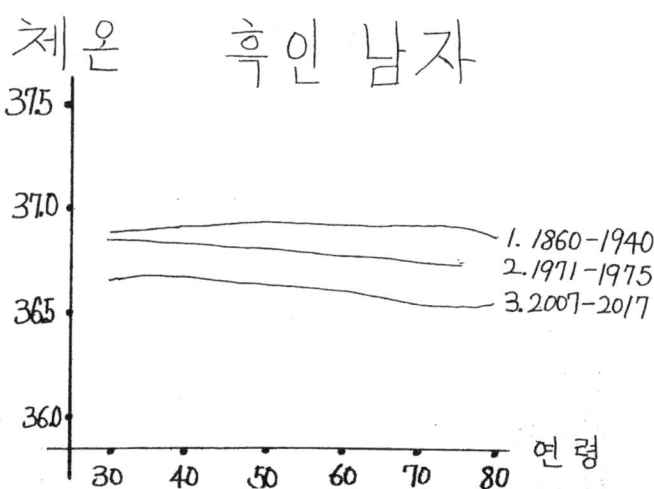

없는 것으로 생각한다). 이러한 이유로 지난 200년간의 체온 저하는 인체의 생리학적 진화의 결과라기보다 체온 저하를 유발하는 시기별 변화된 환경으로 인한 시기별 일시적인 체온 저하라고 해석하는 것이 좀 더 설득력이 있다고 생각한다.

― 체온은 10년마다 균질하게 하락하지 않은 것 같다

 연구팀은 출생 기준으로 지난 200년간 체온이 매10년마다 0.03도씩 감소했다고 말했는데 나는 이 해석도 받아들이지 못한다. 흑인, 백인의 1860-1940년 체온선을 보면 오랜 기간이기 때문에 표본들의 세대(generation)가 다양함에도 불구하고 흑인은 체온 변화가 거의 없고(70대 이상의 고령은 제외) 백인 역시 변화가 없다고 할 만큼 매우 작다. 그에 비해 1971-1975년과 2007-2017년의 체온선을 보면 기간이 짧아 표본들이 같은 시기에 살았던 사람들임에도 불구하고 나이가 들수록 체온 저하가 심하다. 이것은 1860-1940년에는 고령으로 인한 자연적인 체온 저하를 제외하면 체온 변화가 사실상 없었던 반면, 적어도 1940년 이후에는 짧은 기간 동안 체온 저하가 심하게 진행되었다는 것을 말해 준다. 이것은 인간의 체온이 설사 지난 200년간 하락했다 해도 균질하게 하락한 것이 아니라는 것을 말해 주며, 또한 어쩌면 체온이 근본적으로 하락한 것이 아니라 체온을 저하시키는 어떤 장기적 영향으로 인해 나이가 들수록 하락한 것일 수도 있음을 동시에 말해 준다.
인간의 체온이 지난 200년간 균질하게 하락하지 않았다는 것은 30대 초반의 1860-1940년, 1971-1975년 체온선 간격이 1971-1975년, 2007-2017년의 간격보다 눈에 띄게 작은 것을 통해서도 확인할 수 있다.

1860-1940년, 1971-1975년 두 집단의 30대 초반의 체온 차이는 1860-1940년 집단이 다양한 세대에 걸쳐 있음에도 불구하고 1971-1975년, 2007-2017년의 체온 차이보다 훨씬 작다. 이것은 체온 저하가 매10년마다 균질하지 않았다는 것을 말해 준다. 만약 체온 저하가 균질했다면 1971-1975년 30대 초반의 체온은 1860-1940년, 2007-2017년 체온선의 중간 정도에 위치하고 있어야 한다(1860-1940년, 1971-1975년의 시간 공백은 31년이고 1971-1975년, 2007-2017년은 32년이기 때문이다). 이러한 이유로 나는 연구팀의 해석을 수긍하지 못한다.

- **연구팀이 전자파환경을 중요하게 다루었다면...**

　확실히 스탠포드대 연구팀의 체온 저하의 원인 설명과 진화론적 해석은 문제가 있다는 생각을 지울 수 없다. 만약 연구팀이 전자파의 유해성을 정확히 알고 지난 150년간에 걸친 전기의 대중화와 개인의 휴대화, 그에 따른 인체의 인공 전자파에의 노출 증가와 지속 등을 중요하게 다루었다면 체온 저하의 원인은 달랐을 것이고 진화론적 해석은 나오지 않았을 가능성이 크다. 그리고 연구팀이 설명하지 못한 건강한 파키스탄인들은 왜 정상 체온인 37도를 유지하는 지에 관한 설명도 가능했을 것이다.

　파키스탄은 객관적으로 아직 저개발 국가이므로 전기보급률과 전기, 전자제품의 보급률 모두 낮을 수밖에 없다. 전기, 전자기기, 장비 등의 사용을 위한 사회기반시설도 많지 않을 것이다. 따라서 파키스탄인들의 인공 전자파에의 노출량은 상당히 적을 것이고 노출이 지속적이지도 않아 혈관 수축이 심하지도, 지속적이지도 않을 것이다. 당연히 파키스탄인들은 혈관의 수축, 소멸로 인한 인체 손상을 쉽게 겪지 않으며 손상이 발생하더라도 의미있는 수준으로 확대되지 않을 것이다. 이것이 건강한 파키스탄인들의 체온이 정상을 유지하는 이유일 것이다. 만약 연구팀의 추정대로 인체가 건강하면 염증이 감소하고 그에 따라 cytokine 반응 단백질이 감소해 체온이 감소하는 것이라면 파키스탄의 건강한 사람들 체온 또한 고소득 국가의 사람들처럼 체온이 낮아야 하는데 정상 체온인 37도를 유지한다는 것은 고소득 국가 사람들의 체온 저하의 원인이 '환경 개선에 의한 염증 감소-cytokine반응 단백질 감소'가 아닌 다른 것일 가능성이 크고 그것은 아마 전자파환경 악화로 인한 혈관의 심한 수축 지속과 소멸이 원인일 것이다.

고소득 국가 사람들이 혈관의 심한 수축 지속과 소멸이 있음에도 건강하게 보이는 이유는 그로 인한 인체의 약화가 매우 오랜 세월에 걸쳐 서서히 진행되기 때문일 것이다.

나는 전기, 전자기기의 보급률이 낮고 전기, 전자장비의 사회기반시설도 적은 지역의 건강한 사람들 체온은 건강한 파키스탄인들처럼 정상 체온인 37도를 유지할 것이라고 추측한다.

스탠포드 연구팀이 전자파환경을 중요하게 다루었다면 그림12, 13에 나타나는 흑인과 백인의 시대별, 연령대별 체온의 변화도 구체적으로 설명이 가능해진다. 예를 들면 흑인이든 백인이든 30대 남성의 1860-1940년, 1971-1975년의 체온선 간격보다 1971-1975년, 2007-2017년의 간격이 더 큰 이유와 나이가 증가하면 그 간격 차이가 왜 비슷한 수준으로 수렴하는지 구체적으로 설명할 수 있다는 것이다.

앞서 말했듯이 전기 대중화의 시발점은 1879년 에디슨의 전구 발명이었다. 그러나 1882년 뉴욕에 최초의 상업발전소가 건설되었을 때도 겨우 2300여 개의 전등만이 있었다고 한다. 1893년부터 값싼 교류전류가 공급되면서 전등은 일반화되기 시작했지만 인공 전자파를 발산시키는 전등이 완전히 대중화되기까지는 상당한 시간이 걸렸을 것이다.

 전등만큼, 또는 전등보다 오랜 시간, 그리고 훨씬 강력한 전자파를 발산시키는 가정의 일상용품인 TV, 냉장고, 에어컨, 전자렌지 등은 1940년대부터 급격히 대중화되기 시작했다. 이들 기기들의 증가로 이들을 지원하기 위한 전선과 변압기 등 관련 장비들도 집 주위에 크게 증가했을 것이다. 1940년 전후의 이러한 전자파 환경 변화로 인해 1940년을 전후해 태어난 사람들은 태어날 때부터 인공 전자파에 노출되었고 성장하면서 전기, 전자기기의 발전과 보급으로 인해 과거와는 비교할 수 없을 정도의 전자파에 노출되었다.

 인체는 인공 전자파에 노출되면 뇌와 전자파 특성 때문에 전신의 혈관이 수축, 소멸하므로 인체가 약화, 손상되고 체온이 하락한다. 따라서 1940년 전후에 태어난 사람들의 30대, 즉 1970년대 전후의 체온은 1860-1940년 사이의 30대에 비해 전체적으로 체온이 낮을 수밖에 없다. 흑인과 백인의 1860-1940년과 1971-1975년의 체온선의 30대의 체온 차이는 이 같은 추정을 뒷받침한다.

 분명히 1860-1940년 사이의 사람들도 인공 전자파에 노출되었지만 노출량이 대단히 적어 체온 저하가 고령을 제외한 전 연령대에서 거의 없었을 것이고 1940년대 이후에 태어난 사람들은 태어날 때부터 인공 전자파에 노출되었고 갈수록 노출량이 많아져 체온 저하가 갈수록 커졌을 것이다. 우리는 이러한 전자파환경 차이와 체온 저하의 연관관계를 1860-1940년과 1971-1975년의 두 체온선의 차이를 통해 확인할 수 있다.

 확실히 1940년대 전후부터 시작된 급격한 전자파환경 악화로 인한 30

대 이상 사람들의 체온 저하는 1880년대 이후의 전자파환경 변화로 인한 체온 저하보다 훨씬 심했다. 그러나 1940년대부터 시작된 급격한 전자파환경 악화로 인한 체온 저하의 크기는 1990년 웹이 발명되고 그에 따라 인터넷과 무선통신의 일반화로 인해 급격하게 진행된 전자파환경 악화로 인한 체온 저하 크기에 미치지 못한다. 물론 1990년 이전에도 전자산업은 지속적으로 발전했고 일상생활에서 사용하는 다양한 전기, 전자기기들이 등장하고 대중화 되었다. 이러한 변화는 인체의 전자파 노출량을 지속적으로 증가시켰으므로 체온도 지속적으로 하락했다. 그런데 1990년 이후의 체온은 과거와 비교할 수 없이 훨씬 더 크게 하락했다. 그 이유는 아마 1990년의 웹 발명과 그 후 순식간에 진행된 인터넷, PC, 무선통신의 대중화와 휴대화, 대단히 다양한 전기, 전자기기의 폭발적 보급으로 인한 전자파환경 악화가 1940년대 이후에 진행된 TV, 냉장고, 에어컨, 전자렌지를 비롯한 다양한 전기, 전자기기의 대중화로 인한 전자파환경 악화보다 훨씬 더 급격하고 심하게 진행됐기 때문일 것이다. 1860-1940, 1971-1975, 2007-2017년의 세 체온선의 시기와 연령에 따른 차이는 전자파환경의 변화와 체온 저하의 밀접한 연관성을 매우 잘 보여 주고 있다.

 1860-1940년, 1971-1975년의 30대의 체온 간격 차이가 1971-1975년, 2007-2017년의 차이보다 훨씬 작은 것은 1940년대 이후에 진행된 전자파환경 악화가 1990년대부터 진행된 악화보다 훨씬 작았다는 것을 분명하게 보여 준다(달리 말하면 1990년 이후의 환경 악화는 1940년대 이후보다 훨씬 심했다는 것이다). 또한 1940년대 이후의 전자파환경 악화는 초반에는 체온을 크게 하락시킬 정도는 아니었으나 시간이 갈수록 체온을 크게 하락시킬 만큼 커졌다는 것도 말해 준다.

1860-1940년, 1971-1975년의 체온선 간격이 나이가 많아질수록 커진 것은 1940년대 이후에는 시간이 갈수록 전자파환경이 계속 악화된데 비해 1880년대 이후의 전자파환경은 체온을 크게 저하시킬 만큼 악화되지 않았기 때문이었을 것이다.
 1971-1975년과 2007-2017년의 체온선 간격 차이가 처음부터 끝까지 비교적 일정한 간격을 유지하는 것은 체온 하락을 그 정도 유발할 정도로 전자파환경에 근본적인 차이가 존재했다는 것을 보여 주는 것이라 할 수 있다.

 연구팀의 모든 체온선은 나이가 들수록 체온이 하락하는 것을 보여 주고 있다. 인간은 고령이 되면 외부의 환경 영향을 받지 않아도 체온이 하락한다. 1860-1940년 체온선은 백인이든 흑인이든 사람은 고령이 되면(체온선, 특히 흑인 체온선을 보면 인간은 75세를 전후로 의미있는 체온 저하가 진행되는 것으로 보인다) 체온이 하락한다는 것을 실증적으로 보여 주고 있다.
 체온 저하는 분명 자연적인 많은 혈관의 수축, 소멸 때문일 것이다. 그런데 인공 전자파가 존재하는 환경에서는 체온 저하를 단순히 시간의 흐름에 따른 혈관의 자연적인 감소 때문이라고 말할 수 없다.
 전자파에 의한 인체 영향은 매우 오랜 시간이 지난 후 겉으로 드러난다. 만약 전자파로 인해 인체 손상이 즉각적 또는 짧은 시간 내에 발생한다면 전기가 인류에게 아무리 많은 이점을 준다 해도 인간은 결코 개인적으로도, 집단적으로도 전기를 사용하지 않을 것이다.
 전자파의 본질은 전류이다. 이 전류는 너무 미약해서 일반인은 느낄 수도 없고 당장 몸에 이상한 문제를 유발하지도 않는다. 그러나 우리가 전혀 알 수도 없고 느낄 수도 없는 이 전류가 인체의 혈관을 수축시키고 소멸시킨다.

 혈관의 수축, 소멸은 장기간에 걸쳐 조직을 아주 조금씩 약화, 손상시키고 조직의 손상은 다시 혈관 수축을 심화시키며 혈관의 수축 심화는 다시 조직 손상을 확대시킨다. 혈관의 수축, 소멸 확대와 조직의 손상, 사멸 확대는 결국 체온 저하로 귀결된다. 연구팀의 세 체온선은 전자파의 증가가 체온을 저하시킨다는 것을 보여 주기에 부족함이 없어 보인다.

 잠시 1860-1940년의 흑인은 70대 중반까지 왜 체온 변화를 전혀 보이지 않았는지 생각해 보자.

 이 시기, 백인도 70대 중반까지 체온 저하가 거의 없었지만 흑인과 비교하면 약간의 체온 저하가 있었다. 흑인이 신체적으로 백인보다 우월한 것일까? 1971-1975년, 2007-2017년의 흑인과 백인의 체온 변화가 같은 것을 보면 그런 것 같지는 않다. 경제적 빈곤 때문이었을까? 1861-1865년의 남북전쟁으로 흑인은 노예에서 해방되었지만 경제적으로 매우 어려웠을 것이다. 따라서 1893년부터 값싼 교류전류가 공급되었어도 그들의 전기 사용은 매우 제한적이었을 것이다. 인체의 전자파에의 노출면에서 보면 흑인은 매우 적었다고 봐야 한다. 당연히 체온 저하도 없었을 것이다. 이것은 단지 내 추측일 뿐이다. 흑인의 경제적 상태, 시기별 전기 이용 실태 등에 관한 자료는 스탠포드 연구팀의 자료에 없고 그러한 자료를 찾을 수도 없어 내 추측의 진위 여부는 확인할 방법이 없다.

연구팀의 체온선들을 보면 1860-1940년, 1971-1975년의 간격 차이와 1971-1975년, 2007-2017년의 간격 차이가 고령으로 갈수록 줄어드는 것을 볼 수 있다. 왜일까?

내가 CRPS에 걸린 후 알게 된 것 중 하나는 인체는 전자파에 노출되면 건강 상태와 관계없이 혈관이 수축하며, 약화, 손상된 인체는 혈관 수축이 심하고 건강한 인체는 상대적으로 작다는 것이다.

인체는 나이가 들면 전체가 자연적으로 약해지는데 특히 뇌의 약화는 혈관 수축과 관련해 큰 의미를 갖는다. 뇌가 약화, 손상되면 자극을 받은 인체의 혈관은 심하게 수축하기 때문이다. 따라서 나이가 들면 자연적으로 약해진 뇌로 인해 인체는 전자파에 노출되면 젊은 시기에 비해 혈관 수축이 좀 더 커질 수 있다.

전자파가 지속적으로 존재하는 환경에서는 건강한 인체도 시간이 흐르면 약화될 수밖에 없다. 당연히 뇌도 약화된다. 만약 전자파가 지속적으로 존재하는 환경에서 어떤 이유로든 뇌에 손상이 발생하면 뇌를 포함한 인체 전체는 약화의 악순환에 빠지게 되고 자극이 누적되는 뇌의 특성 때문에 뇌 손상이 심화되며 손상 속도는 시간이 갈수록 증가할 것이다.

1971-1975년의 30대 표본들은 미국에서 전기가 완전히 대중화되고 인체에 끊임없이 전자파 자극을 주는 TV, 냉장고, 에어컨, 전자렌지 등 일상의 전기, 전자기기들이 완전히 대중화된 1940년 이후에 태어나고 자란 사람들이다. 이 시기의 30대 체온이 1860-1940년의 30대보다 낮게 시작되는 이유는 바로 이러한 전자파환경 악화 때문이었을 것이다. 그래도 이때의 30대와 1860-1940년의 30대 체온 차이는 고연령층에 비해 크지 않았다. 그 이유는 아마 30대는 원래 건강한 시기이고 1940

년대의 전자파환경이 체온을 크게 하락시킬 정도가 아니었기 때문이었을 것이다.

　인체는 시간이 흐르면 자연적으로 약화되고 심화된다. 여기에 전자파 자극이 더해지면 인체의 약화와 손상은 더 커진다. 전기, 전자기기의 대중화는 1940년을 전후해 시작되었고 시간이 흐를수록 다양화되고 확대되었다. 한마디로 1940년 이후의 전자파환경은 계속 악화되어 갔고 1971-1975년의 표본들은 1940년부터 이러한 환경변화를 겪은 사람들이다. 따라서 이들의 30대가 1860-1940년 사람들보다 체온이 낮은 것은 당연했다. 그리고 고연령층으로 갈수록 인체는 약화, 손상의 정도가 커 전자파 자극에 더 취약하므로 고연령층으로 갈수록 체온 저하가 더 큰 것도 당연했다. 1860-1940년 사람들은 흑인은 말할 것도 없고 백인 역시 연령대가 높아져도 체온 저하는 매우 작았다. 그 이유는 전자파 영향이 체온을 하락시킬 정도가 아니었기 때문일 것이다. 이러한 이유로 1860-1940년, 1971-1975년 두 집단의 체온 차이는 연령대가 높아질수록 커졌을 것이고 두 체온선은 그것을 잘 보여 주고 있다.

　1990년 웹이 발명된 후 인터넷, PC, 무선통신이 정말 빠른 속도로 대중화되었다. 물론 그 전부터 전기, 전자산업이 빠르게 발전하고 다양한 전기, 전자기기가 대중화되어 우리의 전자파환경은 계속 악화되어 가고 있었지만 이들의 대중화는 우리의 전자파환경을 일시에 큰 폭으로 악화시켰다. 2007-2017년의 표본들은 이러한 전자파환경에 노출된 사람들이다. 그러니 두 표본, 즉 1860-1940년, 1971-1975년 사람들보다 훨씬 더 빨리, 그리고 더 크게 전자파에 의한 인체 약화가 나타났고 그 결과를 세 표본 중에서 30대의 가장 낮은 체온과 지속적인 가장 낮은 체온으로 보여 수고 있다. 19'/1-1975년과 2007-2017년의 30대 체온 차이가 1860-1940년과 1971-1975년의 30대 체온 차이보다 훨씬 큰 이유는 1971-1975년과 2007-2017년 두 집단의 전자파누적크기(세기+밀도+노출시간) 차이가 1860-1940년과 1971-1975년 두 집단의 전자파누적크기 차이보다 훨씬 컸기 때문일 것이다. 2007-2017년 표본의 체온이 전 연령층에서 다른 두 집단보다 크게 낮은 것은 인체가 받는 전자파누적크기가 다른 두 집단에 비해 크게 많은 것이 원인일 것이다. 이들의 체온이 36.4도 이하로 하락하지 않은 것은 전자파에 의한 혈관 수축과 소멸이 체온을 36.4도 이하로 하락시킬 정도는 아니었기 때문이었을 것이다.

 1990년 웹의 발명과 그 후 순식간에 진행된 인터넷, PC, 무선통신의 대중화, 휴대화는 그 전의 어느 때보다 차원이 다르게 전자파환경을 악화시켰다. 그리고 그 후에도 전자파환경은 과거 어느 때보다도 크게 계속 악화되었지만 적어도 2020년까지는 1990년 이후와 같은 차원이 다른 획기적 변화는 일어나지 않았다. 이러한 전자파환경의 엄청난 변화와 지속적인 악화는 1940-1990년 사이에도 있었다. 1940년대 이후와 1990년대 이후의 변화 때 인체의 전자파누적크기는 과거와 비교할 수 없을 정도로 단번에 크게 증가했고 그 후 지속적으로 증가했다. 두 시기의 차이는 인체의 전자파누적크기 차이에 따른 체온의 저하 차이이다. 이것을 한눈에 보여 주는 것이 1971-1975년과 2007-2017년 체온선이다. 두 체온선 모두 30대에 1860-1940년 선보다 낮게 시작하고 일정한 간격을 유지하며 하락한다.

 지금까지의 내용을 정리해 보자. 그림12, 13은 스탠포드 연구팀의 목적, 해석과 관계없이 인체의 체온 변화가 인공적인 전자파누적크기에 좌우됐음을 매우 잘 보여 준다.

1860-1940년 집단의 전자파누적크기는 다른 두 집단에 비해서도, 절대적 수치로도 매우 작았다. 그것이 연령이 증가해도 체온 저하가 나타나지 않은 이유일 것이다.

1971-1975년 집단은 2007-2017년 집단에 비해서는 적었지만 상당히 많은 전자파에 노출되었고 전자파누적크기는 갈수록 증가했다. 그래서 체온은 1860-1940년 집단보다 낮았고 갈수록 체온 저하가 심해졌을 것이다. 그것이 1860-1940년 체온선과 1971-1975년 체온선 간격이 시간이 갈수록 커진 이유일 것이다.

2007-2017년 집단은 1971-1975년 집단보다 훨씬 많은 전자파에 노출되어 30대에 1971-1975년 집단의 30대보다 체온이 매우 낮았고 그 후에도 이 집단의 체온과 일정한 간격을 유지하며 하락한다. 그 이유는 두 집단의 근본적인 전자파누적크기 차이가 원인일 것이다.

이러한 이유로 1860-1940년, 1971-1975년의 체온 간격 차이와 1971-1975년, 2007-2017년 체온 간격 차이가 고령으로 갈수록 비슷한 수준으로 수렴했을 것이다.

― 전자파에 노출된 인체의 체온은 저하된다

인간의 체온이 정상을 유지하는 이유는 혈관을 수축, 팽창시키고, 땀을 분비시키고, 털을 세우거나 눕혀 체온을 조절하는 기능을 수행하는 자율신경계통의 교감, 부교감신경이 정상적으로 기능을 수행하기 때문이겠지만 혈관의 수축, 팽창을 통한 체온 조절의 경우는 기본적으로 혈관에 문제가 없는 것을 전제로 한다. 만약 혈관이 이유 없이 수축을 지속하고 소멸한다면 조직에 혈액이 적절히 공급되지 않아 조직은 약화, 손상될 것이고 약화, 손상이 전신에서 발생한다면 결국 체온의 하락으로 나타날 것이다(조직은 세포와 세포 사이의 물질까지 포함하는 용어로 조직이 모여 심장, 허파, 간 같은 기관이 된다).

 전자파는 초당 30만km로 진행하며 비전리전자파의 광자는 전하를 갖지 않아 전자파는 진행 방향에 제한을 받지 않는다. 전자파의 구성요소 중 하나인 자기장은 전자기에너지의 반을 싣고 인체를 완전히 투과하고 인체에 유기전류를 발생시키므로 전자파가 존재하는 공간에 있는 인체는 기본적으로 전자기에너지와 유기전류로부터 직접 자극을 받는다. 뇌는 두피, 두개골, 뇌 척수막, 뇌 척수액 등 다양한 보호막에 의해 보호받고 있지만 뇌 역시 이들로부터 직접 자극을 받는다. 만약 전자파가 신경이 분포하는 유극층에 도달한다면 뇌는 전자파로 인한 간접자극도 받는다. 신경에 발생하는 모든 활동전압은 대뇌로 전달되기 때문이다.

 신경에 국소전류(발생전압)만 발생시킬 정도의 전자파는, 다시 말해 신경에 활동전압을 발생시키지 못하는 약한 전자파는 뇌를 자극하지 못할까? 처음에는 뇌를 자극하지 못할 것이다. 그러나 자극이 계속 누적된다면 조직이 약화될 수 있을 것이다. 조직은 약화되면 문턱값이 하락한다. 문턱값이 하락하면 약한 자극도 언젠가는 활동전압을 발생시킬 수 있을 것이다. 즉, 약한 전자파 자극도 계속되면 뇌를 자극할 수 있게 될 것이다.

 뇌는 자극을 받으면 반응하고 반응 중에는 반드시 혈관 수축이 있다. 혈관 수축은 손상된 뇌뿐만 아니라 건강한 뇌에서도 발생하며 수축의 차이는 뇌 상태에 따라 다른 것으로 추측된다. 오랜 기간에 걸쳐 발생하고 소멸된 수많은 내 사례들 중 일부만이 그것을 확실히 증명하지만 뇌는 직접적이든 간접적이든 뇌 상태와 관계없이 혈관을 수축시킨다는 것에 의문의 여지가 없다.

오늘날 인간의 문명사회는 전기 없이는 유지가 불가능하기 때문에 우리는 지속적으로 전자파에 노출된 채 살고 있고 생존을 위한 사회활동에 참여하는 한 전자파를 피할 수 있는 방법은 없다. 이 때문에 우리는 정도의 차이만 있을 뿐 혈관이 어느 정도 수축, 소멸하고 있다고 봐야 한다. 뇌 질환, 암을 비롯한 각종 희귀, 난치병의 급격하고 지속적인 증가는 '전자파 자극-혈관의 수축, 소멸-조직 손상'의 과정이 실제로 존재한다는 것을 증명하는데 충분하다고 생각한다. 체온 저하 역시 그러한 증거 중의 하나일 것이다. 스탠포드 의학부의 연구결과인 시대별, 연령별 체온변화선은 그들의 연구목적이나 결과, 해석과 관계없이 이 추정이 사실일 수 있음을 말해 주고 있다.

PS. 인간의 정상 체온은 36.6도일까?

2017년 영국에서 대규모 연구를 통해 인간의 체온을 36.6도라고 발표한 것에 대해 생각해 보자(Obermeyer et al 2017. elife 보고서 내용 중).

영국의 연구결과는 전자파환경이 극도로 악화되어 가고 있고, 악화되어 있는 2017년에 나왔다. 연구결과는 최근의 측정 자료를 근거로 도출되었을 것이다. 최근의 측정치를 근거로 한 36.6도를 인간의 정상 체온으로 받아들일 수 있을까?

최근의 인간 체온은 인간이 진화를 통해 확립한 정상 체온이 아니다. 오늘날의 우리들은 숙명처럼 태어나기 전부터 수많은 전자파에 노출되어 있고 평생을 수많은 전자파에 노출된 채 살아간다. 인간은 이제 인체 활동이 가장 왕성한 청소년, 청년 시절의 짧은 기간에만 정상에 근접할 정도의 체온을 유지할 가능성이 있을 뿐(이것도 전기, 전자기기 사용을 극도로 자제하는 청소년, 청년의 경우에 해당될 것이다) 그 누구도 '전자파 자극-혈관의 수축, 소멸' 때문에 정상 체온을 유지할 가능성이 없다.

　나는 계속해서 전자파는 인체 혈관을 수축, 소멸시켜 체온을 저하시킨다고 주장하고 그 증거들을 제시하고 있다. 그러므로 나는 인간의 체온이 몇 도가 정상인지는 알지 못해도 적어도 36.6도 이상이라고 생각하며 영국의 연구결과는 잘못된 측정치를 근거로 도출된 잘못된 결과라고 생각한다-인간의 정상 체온이 37도라는 기사: news-medical.net: study suggests average body temperature in humans falling

2. 뇌 질환 환자의 급증

 최근 들어 미국과 한국에서 폭발적으로 증가하고 있고 그 추세가 지속될 것으로 예측되고 있는 치매, 파킨슨, 공황장애, 우울증, 불면증 등 뇌 질환 환자의 급증도 인공 전자파의 유해성을 보여 주는 증거일 것이다.
 인공 전자파가 존재하는 공간에 있는 인체의 뇌는 직접적이든 간접적이든 전자파에 의한 자극을 받게 되고 자극에 대한 반응은 인체 전체의 혈관 수축이다. 혈관 수축은 당연히 뇌에도 발생할 것이다. 만약 뇌 혈관이 수축을 지속하고 소멸하면 뇌 신경세포는 약화, 손상, 사멸할 것이다. 뇌 신경세포의 다량의 약화, 손상, 사멸은 뇌 기능의 약화, 상실로 이어지므로 이것은 뇌 질환의 발생을 의미한다.
 뇌 질환의 발생은 무엇을 의미할까? 중추신경계통(뇌+척수)의 신경세포는 아주 미세한 손상이라도 생기면 절대 회복되지 못하는 특징이 있다. 즉 뇌 신경세포는 악화될 수는 있어도 회복될 수는 없다. 전자파는 직접적이든 간접적이든 뇌를 자극하는 실체이다. 따라서 어떤 이유로 뇌가 손상되든(뇌가 손상되면 뇌 기능에 이상이 발생할 것이다) 손상된 뇌는 전자파가 지속적으로 존재하는 환경에서는 시간이 갈수록 손상 범위가 확대된다. 이러한 이유로 전자파가 지속적으로 존재하는 환경에서는 치매처럼 일반 사람들도 뇌 질환으로 알고 있는 것뿐만 아니라 파킨슨, 공황장애, 우울승, 불면승, 소울증, 아스퍼서증후군, ADHD, 조현병

(일반적으로 미친병이라고 한다) 등 일반 사람들은 뇌 질환인지도 모르는 것들까지 일단 발병하면 악화되기만 한다(악화 과정 중에 일시적인 호전은 있을 것이다).

뇌는 인체의 모든 기능에 관여한다-자율신경계통은 비록 어느 정도 뇌로부터 독립적으로 기능하지만 이 역시 고위 중추는 뇌이므로 뇌의 통제를 받는다. 그러므로 뇌에 문제가 생긴다면 인체에는 심각한 문제가 발생하고 시간이 갈수록 증상은 심화, 확대된다. 결국 뇌 손상이 심화, 확대되어 뇌 질환이 발생하게 되면 일상생활에 어려움을 겪게 되고 상태가 심각해지면 의미 있는 개인적, 사회적 활동이 불가능하게 된다. 즉 뇌 질환이 발생한다는 것은 생물학적으로는 살아 있으되 사실상 인생이 끝났음을 의미한다.

이렇게 한 사람의 인생을 송두리째 뺏어가는 뇌 질환 환자가 2000년대 들어와 종류에 관계없이 미국과 한국에서 급증하고 있다(일본, 유럽 등도 마찬가지라고 한다). 이것이 최근의 현상이라는 것은 어떤 뇌 질환이든 현재 발생률도 높고 증가율도 계속 상승하고 있지만 아직 전체 인구 대비 환자 비율이 크지 않다는 통계가 증명한다. 만약 오래 전부터 뇌 질환자의 발생률과 증가율이 모두 높았다면 지금은 인구의 대부분이 뇌 질환에 걸려 있을 것이다. 그렇다면 2000년대 들어와 왜 갑자기 뇌 질환이 급증하고 있을까? 지금부터 그 이유를 치매를 중심으로 말해 보겠다.

2-1. **치매 환자의 급증**

2020년 현재 미국과 한국에서 가장 큰 관심을 끌고 있는 뇌 질환은 치매이다. 그 이유는 아마 치매가 다른 뇌 질환에 비해 훨씬 더 치명적이며 발병률과 증가율도 매우 높기 때문일 것이다. 사람들은 이제 인터넷의 대중화로 치매가 얼마나 치명적인 질병인지를 과거보다 훨씬 더 정확히 알게 되었고 각종 매체들은 두렵고 무서운 뇌 질환인 치매가 폭발적으로 증가하고 있다는 소식을 전하고 있다.

 치매는 종류가 다양한데 알츠하이머(60-70%), 루이소체(10-20%), 전두측두엽 등의 신경퇴행성 치매와 혈관성 치매(20-30%)에 많이 걸린다고 한다.

 알츠하이머는 신경세포막에 베타아밀로이드라는 단백질이 집적되고(이것을 plaque라고 한다) 이것이 어느 정도 집적되면 세포 내에 타우라는 단백질이 응집되어 발생하는데 치매 증상이 발현까지 10-15년 정도 걸린다(출처: ksmcb.or.kr 'UST-KIST 생물학 전공 화학 신경 생물학 실험실' 김영수). 베타아밀로이드의 기능은 정확히 밝혀지지 않았지만 이것이 모노머(monomer 單量體) 형태로 존재할 때는 신경세포 발달에 기여하지만(아직은 가설이다) 올리고머(oligomer 小重合體), 프로토피브릴(protofibril 원섬유), 피브릴(fibril 섬유)을 거쳐 프라크를 형성하는 과정에서 세포에 독성을 낸다(출처: 동일). 이 독성이 세포를 손상시키고 사멸시킬 것이다. 프라크가 세포 위에 집적되면 세포는 물질대사를 할 수 없게 되니 베타아밀로이드 독성이 아니더라도 세포는 손상되고 사멸할 수밖에 없다. 베타아밀로이드가 세포막에 집적되는 이유는 아직 밝혀지지 않았으며 일단 집적이 시작되면 더 빠르고 많이 집적된다고 한다.

 루이소체 치매는 뇌 신경세포 내에 루이소체가 응집되어 발생하는데 증상이 나타나기까지 10년 정도 걸린다. 최근의 연구결과에 의하면 루이소체는 온전하게 유지된 지질막을 주성분으로 부서진 세포 소기관(ex:

사립체, 리보솜, 세포질그물)과 다른 세포 쓰레기가 결합된 것이며 기존에 루이소체의 주성분으로 알려져 있던 알파시누클레인(α-synuclein, α-syn)이라는 단백질은 루이소체의 여러 부분에 퍼져있다(출처: medi-gatenews.com 2019.6.7. 배진건 '루이소체 다시 보니 단백질보다 지질이 더 많네'). 생리적인 α-syn은 응집에 저항하는 사량체(네 개의 단량체 또는 서브 유닛으로 구성된 올리고머)를 형성하지만 병적 상태에서는 PS129α-syn이 만들어지고 이것이 응집되어 불용성 원섬유를 형성한다고 한다(이 말은 α-syn이 병적 상태에서는 PS129α-syn으로 변하고 이것이 시간이 지나면서 응집되어 루이소체 치매를 유발하는 불용성 섬유를 형성한다는 의미일 것이다). α-syn의 응집현상은 알츠하이머의 유발요인인 베타아밀로이드가 정상 상태에서는 집적되지 않고 신경발달에 기여하지만 갑자기 신경세포가 손상되도록 신경세포막에 집적되는 것과 같은 면이 있다.

 혈관성 치매는 뇌 혈관이 크게 좁아지거나 막히거나 파열, 손상되어 신경세포에 산소와 영양이 공급되지 않아 세포가 손상, 사멸되어 발생한다. 뇌 혈관은 혈전(일명 피떡), 색전(다른 물질 조각이 뇌로 이동해 뇌 혈관에 자리 잡은 것), 동맥경화(혈관 내피에 지방, LDL콜레스테롤, 이상 조직 등이 쌓여 혈관 내경이 좁아지고 굳어지는 현상) 등으로 인해 좁아지고 막힌다. 혈관 내경이 좁아지거나 막히면 혈관 말단이 손상되고 혈관 압력으로 인해 혈관이 파열된다. 혈전, 색전은 동맥경화와 관계있다고 한다(색전의 경우는 외부로부터 혈관에 공기, 지방, 양수(출산시) 등이 유입되어 발생하기도 한다). 동맥경화는 70%정도 진행될 때까지 증상이 나타나지 않는 만성질환이라고 한다. 따라서 사고 같은 갑작스러운 혈관 파열로 인한 치매가 아닌 동맥경화와 같은 만성 혈관 문제로 인한 치매는 신경퇴행성 치매인 알츠하이머나 루이소체처럼 오랜 시간이 지난 후에 나타날 것이다. 이것은 오랜 기간 지속되는 뇌의 혈류량 감소로 인한 다량의 뇌 신경세포의 손상, 사멸 때문일 것이다.

 치매는 이 외에도 유전적 요인, 사고, 마약, 독극물 등 다양한 원인에 의해 발생한다고 하는데 치매는 결국 어떤 원인이 됐든, 종류가 됐든 뇌 신경세포가 다량으로 손상, 사멸되어 뇌 기능이 약화, 상실되고 인체에 각종 증상이 나타나는 병이라고 할 수 있을 것이다.

 이러한 치매가 2000년 이후 인터넷과 통신수단이 고도로 발전하고 완전히 대중화되어 치매 예방에 관한 정보가 넘쳐나는 미국과 한국 등 물질문명이 발달한 국가들에서 말 그대로 폭발적으로 증가하고 있다. 그 이유가 무엇인지 과거의 통계가 비교적 많은 미국을 중심으로 생각해보자.

― 미국 사례를 통한 분석

 우선 2000년 이후의 미국의 치매 환자 증가 추이를 간단히 살펴보자. neuro epidemiology에 실린 'Prevalence of Dementia in the United States: The Aging, Demographics, and Memory Study'라는 보고서는 2002년 71세 이상 환자를 340만이라고 했다. 이것을 보면 2002년의 전체 환자 수는 360만 정도로 추산된다. 340만에 20만을 더한 이유는 Alzheimer's Association에서 발표한 2019년 수치 때문이다. Alzheimer's Association은 2019년의 치매 환자는 580만인데 그중 560만은 65세 이상이며 20만은 64세 이하라고 했다. 그래서 어느 정도 오차는 있겠지만 2002년의 64세 이하 환자도 20만으로 추산했다. 이것은 2002년 인구(2억8천7백6십만) 대비 1.3%수준이다. 2014년에는 500만

(인구 대비 1.6%)이 되었고 2019년에는 580만(1.8%)으로 증가했다. 2060년이 되면 1400만(3.3%)에 달할 것으로 예상된다고 한다(출처: CBSnews 2018.9.20./alzheimer's association). 10만 명 당 사망자수는 2000년 17.6명에서 2017년 37.3명으로 증가했다.

미국의 통계들은 2000년 이후 치매 환자가 급증하고 있고 시간이 흐를수록 증가 속도가 빨라지는 것을 명백히 보여 주고 있다. 2000년 이전은 어땠을까? 이 의문을 조금이라도 해소해 보기 위해 NIH(national institutes of health)에 실린 한 보고서의 두 개의 연구결과를 소개한다. 보고서는 2011년1월 NIH에 실렸으며 논문 제목은 'Trends in the incidence and prevalence of Alzheimer's disease, dementia, and cognitive impairment in the United States'이다.'
 연구결과 중 하나는 1975-1994년 사이의 미네소타 로체스터 지역의 치매 발생 추세로 연구팀은 '우리가 흔히 말하는 치매환자는 증가하고 있다는 속설을 확인하지 못했다'고 결론지었다.
 다른 하나는 인디애나폴리스의 1992년과 2001년의 치매 유병률 비교에서 자료로 활용한 두 집단이 같은 아프리카계 흑인이지만 인구학, 의학 역사, 의학 치료의 차이에도 불구하고 유병률에 차이가 없었다고 결론지었다.
 두 개의 연구결과는 두 지역에서 1970년대-2000년의 치매 발생률에 변화가 없었다는 것을 말해 주는 것이므로 이것들이 1970년대-2000년의 미국의 전체 치매 발생률을 대표한다고 할 수는 없다. 그러나 이것들은 같은 시대를 살았던 사람들의 발병 추세를 어느 정도는 보여 줄 것이다.

1970년대 이전은 어땠을까? 저자는 결론부에서 연구팀은 1975-1994년 자료에서 치매 환자가 증가하고 있다는 속설을 확인하지 못했다고 했다. 만약 1975-1994년 결과가 그 이전에도 유효하다면 속설은 완전히 잘못 만들어진 것이다. 그런데 속설은 오랜 기간에 걸쳐 만들어지고 사람들에게 널리 회자되는 것인데 전혀 근거도 없이 치매 환자가 증가하고 있다는 속설이 만들어졌을까? 1970년 이전에는 일반인이든 의료인이든 치매가 실제로 증가하고 있는 것을 오랫동안 체험했기 때문에 이 속설이 형성된 것은 아닐까? 만약 이 속설이 실제로 많은 환자의 증가를 배경으로 오랜 기간에 걸쳐 형성되었다면 그 이유는 아마 1890년대부터 값싼 교류전력이 공급되면서 대중화된 전기와 1940년대부터 진행된 일상생활 가전기기의 대중화 때문이었을 것이다. 이렇게 추정되는 이유는 1990년 웹이 발명되고 인터넷, PC, 무선통신이 대중화된 후 치매를 비롯한 뇌 질환 환자가 2000년대 들어와 갑자기 폭발적으로 증가하고 있기 때문이다. 다시 말해 2000년 이후의 치매 환자 급증의 원인이 전자파환경의 악화로 추정되기 때문에 1970년 이전에 치매 환자가 크게 증가했다면 그 역시 전기의 대중화가 원인일 것으로 추정된다는 것이다. 만약 이 추정이 잘못되지 않았다면 1879년 에디슨의 백열전등 발명 후 진행된 전기의 보급과 전기, 전자기기의 대중화로 실제로 치매 환자가 지속적으로 크게 증가했을 것이고 그 결과 치매 환자가 증가하고 있다는 속설이 형성되었을 가능성은 충분하다.

— 치매의 주된 발생 연령, 원인

전자파가 치매 환자 급증의 원인이 될 수 있을까? 치매의 원인이 정확히 밝혀지지 않은 지금 누구도 이 의문에 정확히 대답할 수는 없을 것이다. 하지만 몇 가지 사실을 확인한다면 진실에 어느 정도 다가갈 수 있을 것으로 생각한다. 그러면 우선 치매의 주된 발생 연령과 원인에 대해 알아보자.

　치매 통계들은 예외 없이 치매는 전 연령층에서 발생하지만 주로 노인에게 발생한다는 것을 보여 주고 있다. 예를 들어 2019년 미국의 치매 환자는 580만 명인데 그중 560만 명이 65세 이상이고 나머지 20만 명은 그 이하라는 통계는 그것을 매우 구체적으로 보여 준다.

　치매는 종류도 다양하고 발생 이유도 각기 다르지만 치매는 결국 다량의 뇌 신경세포에 염증이 생기고 손상되고 사멸해 뇌의 기능들이 정상적으로 작동하지 않는 뇌 질환이다.

　인체는 나이가 들면 약해지고 약화된 인체는 작은 자극에도 쉽게 손상된다. 뇌의 신경세포 또한 나이가 들면 자연적으로 약해질 것이다. 그런데 중추신경세포(뇌+척수)는 다른 세포들과 달리 아주 미세한 손상이라도 생기면 절대 회복되지 않는 특징을 갖고 있어 뇌 신경세포에 대한 자극은 일시적이 아닌 누적성을 띠게 된다. 예를 들어 오래 전 누군가에게 뺨을 맞았다고 가정해 보자. 그러면 뇌는 손상될 수 있고, 만약 실제로 손상된다면 시간이 흐를수록 손상은 계속 커진다. 이유는 이렇다.

　뇌는 두피, 두개골, 뇌 척수막, 뇌 척수액 등에 의해 보호받고 있는데 뇌 척수액에 떠있는 상태와 같다(다음 쪽의 그림 참고). 따라서 뺨을 맞으면 마치 자동차 사고, 또는 급정거 등으로 머리가 무엇인가에 부딪혀 뇌가 손상당하는 것처럼 뇌는 뇌 척수막에 부딪혀 손상될 수 있다. 만약 뇌가 오랜 기간 뺨을 맞는 것과 같은 작은 자극이라도 반복적으로 겪는다면 뇌 신경세포의 자극 누적성 때문에 뇌 손상은 확대된다.

그림14. 대략적인 뇌 구조

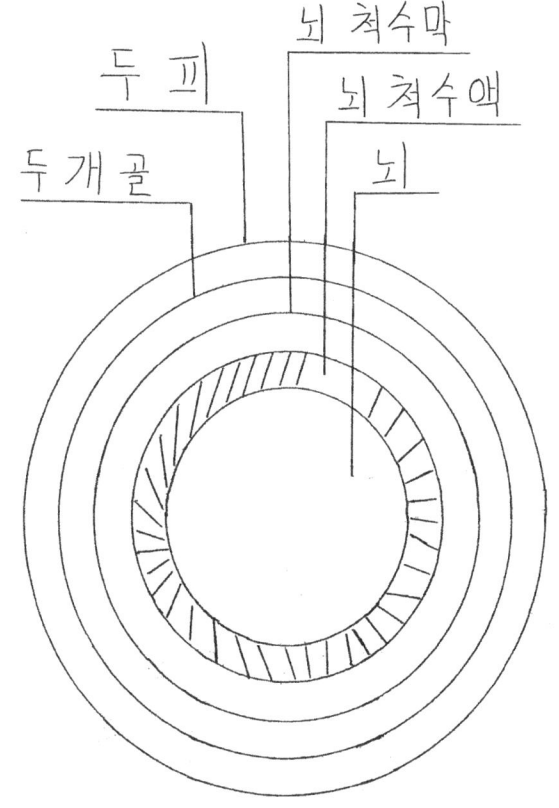

뇌의 약화, 손상은 외부 충격에 의해서만 발생하는 것이 아니다. 마약, 사람 또는 과중한 일로부터 받는 스트레스, 오염된 공기 등에 의해서도 손상된다. 물론 노화에 의한 자연적인 손상도 있다. 결국 정도의 차이는 있어도 사람은 나이가 들면 누구나 뇌의 약화, 손상을 겪게 된다. 이것이 치매가 노령층에서 집중적으로 발생하는 기본적인 이유일 것이다.

치매가 노령층에서 발생하는 다른 이유는 치매 증상은 뇌 손상이 상당한 정도로 진행되어야 나타나는 특징 때문일 것이다. 나는 앞서 2016년의 두 번째 교통사고로 CRPS 증상이 발현하는 과정을 소개하면서 인체에 어떤 증상을 발현시킬 정도로 뇌 손상이 커지기까지는 오랜 시간이 걸린다는 것을 보여 주었다. 뇌 신경세포는 1조 개 정도(자료마다 상당한 차이를 보인다)인데 어떤 치매가 됐든 치매 증상은 뇌 신경세포에 다량의 손상, 사멸이 있어야 나타난다. 대표적인 치매인 알츠하이머 증상은 세포막에의 베타아밀로이드 집적과 세포 내의 타우 단백질 응집이 10-15년 정도 진행된 후에 나타난다. 루이소체 치매 역시 세포 내의 루이소체 응집이 10년 정도 진행된 후에 나타난다.

치매가 노령층에서 발생하는 이유를 한 가지 더 추측해 본다면 뇌 조직의 손상, 사멸 속도가 생각만큼 빠르지 않기 때문일 것이다. 뇌조직의 손상 속도가 생각만큼 빠르지 않다는 것은 치매 증상이 나타나기까지 오랜 세월이 걸린다는 것과, 치매 증상이 나타난 후에도 환자들이 오랜 기간 생존하는 것을 보면 알 수 있다.

— 전자파 증가와 치매 환자 증가의 연관성

지금까지 치매의 주된 발생 연령층과 원인에 대해 알아보았는데 이제는 전기와 전기, 전자기기의 대중화, 그리고 치매 환자 증가의 연관성에 관해 생각해 보자.

1879년의 백열전등 보급의 시작, 1893년부터 시작된 교류전류의 공급으로 전기가 대중화되기 시작했다. 이때부터 인간이라는 생명체는 수십억 년 동안 진화의 선상에서 한 번도 겪지 않아 적응할 기회를 전혀 갖지 못했던 인공 전자파에 노출되기 시작했다.

백인을 기준으로 보면 1880-1900년대에 태어난 사람들은 전기 보급이 시작되는 단계에 태어났으므로 일상 가전기기가 대중화되기 시작하는 1940년대 전까지 전자파에 크게 노출되지 않았지만 인류의 진화선상에서 처음으로 인공 전자파에 노출되었다. 당시의 전자파는 세기도 약하고 공간의 전자파밀도도 매우 낮았다. 하지만 전자파는 세든 약하든 어떤 형태, 어떤 방식으로든 뇌를 자극해 약화시킨다. 따라서 이들의 뇌는 60대가 되기 전에 정도는 매우 낮았지만 약화된 상태였을 것이다.

　1940년대부터 일상 가전기기가 대중화되기 시작했다. 이때부터 그들은 전과는 차원이 다른 세기와 양의 전자파에 노출되기 시작했다. 1880년대 출생자들은 1940년대에 뇌의 약화가 자연적으로 발생할 수 있는 고령층인 60대에 진입했다. 따라서 이들의 뇌는 자연적인 약화에 약하고 미량이지만 오랜 전자파 노출로 인한 약화가 겹쳐 진행된 상태에서 1940년대 이후에는 전과는 비교할 수 없을 정도로 세기와 밀도가 증가한 전자파환경으로 인한 추가적인 약화까지 겪었을 것이다. 이때부터 치매 환자가 증가하고 시간이 갈수록 증가폭이 더 커졌을 가능성이 있다. 왜냐하면 시간이 갈수록 전자파 세기와 밀도가 증가했고 1890년대 출생자들은 1950년대에, 1900년대 출생자들은 1960년대에 60대에 진입했기 때문이다.

　1890년대부터 시작된 전기의 대중화로 인해 1940년대 이전에도 치매 환자는 인공 전자파가 등장하기 전보다 조금이라도 더 증가했을 것이다. 왜냐하면 치매는 다량의 뇌 손상으로 인해 발생하는 질환이고 뇌 손상은 노화, 유전, 가족력, 사고, 스트레스, 쓰레기 소각 같은 오염된 공기, 마약 흡입 등 다양한 원인에 의해 발생하며 일단 약화, 손상된 뇌는 뇌의 자극 누적 특징 때문에 약화, 손상 속도가 증가하는데 뇌를 확실하게 자극하는 인공 전자파가 등장했기 때문이다.

 전자파 세기와 밀도가 급격히 증가한 1940년대부터, 또는 기간을 좀 더 크게 늘려 비록 영향은 크지 않았지만 인공 전자파가 사람들에게 영향을 주기 시작한 1879년 이후부터 전자파 때문에 치매 환자가 증가했다는 추정에 오류가 있을까? 당시의 치매 환자 통계가 없으므로 1940년대부터, 또는 그 이전부터 인공 전자파의 등장으로 치매 환자가 갑자기 증가하기 시작했을 것이라는 추정의 진위를 확인할 방법은 없고 치매 환자의 급격한 증가와 전자파의 연관성을 확인할 수 있는 방법도 없다. 그러나 1990년 이후에는 전자파환경 변화를 상세히 알 수 있는 자료들과 치매 환자의 변화를 알 수 있는 자료들이 있으므로 전자파의 증가와 치매 환자 증가의 연관성을 확인해 보면 과거에도 전자파로 인해 치매 환자가 급증했을 것이라는 추정의 진위를 확인해 볼 수도 있을 것이다.

 1979년 세계 최초의 네트웍이 NTT에 의해 시작되었고,
세계 최초의 휴대폰인 Dynatac 8000X가 1985년 모토롤라에 의해 3000파운드(약 450만원)에 출시되었다(세계 최초의 휴대폰 통화 시연도 1973년 모토롤라에 의해 이루어졌다).
1992년 노키아에 의해 세계 최초의 대량 생산 폰이 출시되었고,
1999년 영국에서 휴대폰이 40파운드(약 6만원) 이하에 판매되기 시작했다. 그리고 2007년 애플에 의해 전화, 인터넷, 아이팟이 결합된 세계 최초의 스마트폰이 출시되었다.
한마디로 휴대폰은 1992년부터 대중화가 시작되었고 휴대폰의 한 종류인 스마트폰은 2007년부터 대중화가 시작되었다.

 인터넷과 PC는 1990년 웹이 발명된 후 한순간에 대중화되었고 모바일

인터넷도 2007년 아이폰이 등장하자 정말 한순간에 대중화되었다. 인터넷과 PC의 대중화는 우리가 사는 공간의 전자파 세기와 밀도를 전과는 비교할 수 없을 정도로 획기적으로 악화시켰는데 여기에 모바일인터넷이 가능한 스마트폰이 더해졌다. 스마트폰은 모바일인터넷을 기반으로 수많은 기능이 있기 때문에 사용 시간이 셀룰러폰과는 비교할 수 없을 정도로 길다. 이것은 극히 일부를 제외한 모든 사람들의 하나의 생활습관으로 굳어졌다.

 무선통신의 대중화와 중독성은 인체의 전자파 노출을 집, 사무실 등에 국한시키지 않고 모든 열린 공간으로 확대시켰다. 이때부터 인체의 전자파에의 노출에 관한 한 전기 사용자와 비사용자의 경계도 사라졌다. 전자파로 가득 찬 공간에서는 전기를 사용하지 않아도 타인이 사용하는 전기 때문에 전자파 영향을 받기 때문이다. 무선통신은 전기 사용이 집단, 고정 중심에서 개인, 휴대 중심으로 이동한 것이므로 무선통신의 대중화 이후 인체는 지속적으로 강한 전자파에 노출되었고 그로 인해 인체는 조금이라도 회복할 수 있는 시간을 전혀 갖지 못하게 되었다.

 미국의 치매 환자는 2000년대 들어와 급격히 증가하고 있다.
2002년 360만(전체 인구 대비 1.3%)이던 환자는
2014년 500만(1.6%),
2019년 580만(1.8%)으로 증가했다.
수치를 보면 알겠지만 증가 속도도 빨라지고 있다.
2002년 1.3%이던 환자 비율은
12년 후인 2014년 0.3%증가한 1.6%가 되었지만
불과 5년 뒤인 2019년에는 0.2%증가한 1.8%가 되었다.

치매 환자의 급증이 과거부터 지속된 현상이 아닌 최근의 현상이라는 것은 발생률이 계속 높아지고 있음에도 불구하고 아직은 전체 인구 대비 환자 수가 적다는 사실이 증명한다.

 치매는 사고, 다량의 마약 복용, 심하게 오염된 공기, 심한 뇌 출혈 등에 의해 뇌가 급격히 손상되는 것과 같은 특별한 경우가 아니라면 뇌 손상이 오랜 기간 진행된 후에 발생한다. 따라서 2000년대부터 치매 환자가 급격히 증가하기 시작했다는 것은 1990년을 전후해 뇌를 손상시키는 원인이 우리 주변에 등장했다는 것을 의미한다. 1990년을 전후해 치매를 유발할 정도로 뇌를 크게 자극하고 손상시킬 수 있었던 환경 요인 중에 인공 전자파보다 더 강한 것이 있었을까?
 지구가 탄생하고, 한 생명체가 인류로 진화하고, 지구라는 행성에서 인류가 지금까지 생명을 유지할 수 있었던 것은 자연의 전자파인 가시광선과 지구자기장에 완벽하게 적응했고 자외선에도 어느 정도 견딜 수 있도록 진화했기 때문이다. 이렇게 인류가 완벽하게 적응한 가시광선, 지구자기장, 자외선 등의 전자기에너지, 주파수, 파장 등이 1990년을 전후해 갑자기 크게 변하기라도 한 것일까? 이들은 어느 것 하나 변하지 않았다.
 문명화는 계속 진행되고 있으니 뇌를 손상시킬 수 있는 소음과 공해는 증가했을 것이다. 그러니 이들도 뇌를 좀 더 자극하고 손상시켰을 것이다. 그러나 그들의 자극은 전자파 자극, 즉 전기 자극에 미치지 못한다. 1990년 이후 인체를 자극하고 손상시키는 우리 주변의 가장 큰 환경 변화는 전자파의 폭발적 증가 외에 없다. 이것을 빼고 나면 2000년대 들어 시작된 치매를 비롯한 각종 뇌 질환 환자의 급증을 설명하지 못한다.

　인체의 전자파누적크기(세기+밀도+노출시간)가 커질수록 치매 환자가 증가한다는 것은 2002년-2014년, 2014년-2019년의 스마트폰의 등장과 치매 환자의 증가 속도를 비교해 봐도 알 수 있다.
　세계 최초의 스마트폰인 아이폰이 2007년6월29일 출시되고 즉시 모든 셀룰러폰을 대체하기 시작했다. 스마트폰은 사람이 필요로 하는 수많은 기능을 갖고 있어 사용 시간이 대단히 길고 중독성도 매우 강하다. 그리고 거의 모든 사람이 같은 사용 패턴을 보여 준다. 따라서 인체의 전자파에의 노출량은 1990년 이후 2007년 이후 다시 한 번 크게 증가했다(2007년의 전자파환경 변화는 1940년대, 1990년대와 같은 혁명적 변화라고 볼 수 없다). 2014-2019년의 치매 환자 증가 속도가 2002-2014년보다 빨랐던 요인 중에는 2007년 이후의 이러한 전자파환경 변화가 분명히 작용했을 것이다(다른 요인으로는 1990년 이후 급격하게 계속된 전자파환경 악화로 인한 환자의 누적 때문일 것이다).

　지금까지 본 것처럼 1990년부터 시작된 전자파환경의 대변화는 약 10년의 시차를 두고 2000년경부터 발생률이 정체되어 있던 치매 환자의 급증으로 나타났다(1975-1994년 사이의 치매발생률 정체는 NIH보고서에서 소개했다). 전자파환경을 극적으로 악화시킨 원인의 등장과 치매발생률의 폭발적 증가 통계는 전자파환경과 치매발생률 사이에 명백히 인과관계가 있음을 증명한다. 따라서 우리는 이 결과로부터 1879년부터 시작된 전기의 대중화, 1940년대부터 시작된 가전기기의 대중화와 심화가 치매 환자의 증가 요인이라는 것과 1970년대 이전에 치매 환자가 증가했다는 추정에 오류가 없다는 결론에 도달할 수 있다. 그렇다면 NIH보고서에서 언급한 '치매가 증가하고 있다'는 속설은 사실을 근거로 형성된 것이 되므로 NIH보고서의 1975-1994년 결과는 적어도 1970년대 이전의 치매 상황에는 유효하지 않게 된다.

 1975-1994년의 연구결과에서는 왜 치매 환자가 증가하지 않은 것으로 나타났을까? 그것은 아마 1960년대-1980년대 사이의 전자파환경이 치매발생률을 계속 높일 정도는 아니었기 때문이었을 것이다. 전자파에 의한 인체의 자극, 손상 정도는 인체 상태와 전자파누적크기에 의해 결정된다. 즉, 인체는 단순한 전자파 측정 장치가 아니므로 전자파누적크기가 증가한다고 인체의 손상이 산술적으로 증가한다고 생각할 수 없다. 1960-1980년대 사이 미국의 전기, 전자산업은 계속 발전했고 많은 기기, 장비가 보급, 설치되어 전자파환경은 계속 악화되었지만 그러한 전자파환경 변화는 치매발생률을 높일 정도는 아니었던 것 같다. 이것이 1975-1994년 자료에서 치매 환자 발생률이 증가하지 않은 것으로 나타난 이유일 것이다.
 앞으로 치매발생률은 어떻게 될까? 미국연방질병통계센터(CDC)는 치매환자가 2060년에 인구의 3.3%인 1400만 명에 달할 것으로 예측했다. 나는 이 예측이 무엇을 근거로 나왔는지 알지 못한다. 하지만 지금의 상승 추세가 반영되었다는 것은 분명하다. 지금의 추세가 2060년까지 지속될까? 내 생각에는 앞으로 1940년대, 1990년대와 같은 전자파환경의 혁명적 변화가 없다면 발생률은 어느 시점에 지금보다 좀 더 높은 상태에서 정체될 것 같다. 즉, 환자는 계속 증가하겠지만 지금처럼 증가율의 큰 상승 추세는 계속되지 않을 것이다. 물론, 만약 1940년대,

1990년대와 같은 전자파환경의 급격한 악화가 다시 발생한다면(예를 들어 전자화된 옷의 대중화, 모든 사회시설의 전자화, 모든 자동차의 자율주행 등) 치매 환자 수는 현재의 상승 추세만을 반영한 것으로 보이는 2060년 예상치보다 훨씬 많아질 수도 있을 것이다. 이와 같은 전자파환경의 악화와 치매 환자 증가의 연관성을 부정하려면 내가 지금까지 설명한 전자파의 인체 유해성이 모두 부정되어야 하며, 내가 전자파로 인해 겪은 그 많은 무시무시한 증상들이 부정되어야 하며, 내가 전자파를 피하는 자가치료법으로 뇌 손상을 기반으로 하는 CRPS를 인위적으로 치료한 것이 부정되어야 하며, 1879년 전기가 등장한 이래 뇌 질환자가 크게 증가했다는 추론을 부정해야 한다. 이 모든 것이 부정될 수 있을까? 내 설명의 일부에 오류가 있을 가능성은 있지만 전체적인 흐름은 부정될 수 없다.

― **한국 사례를 통한 분석**

최근 한국에서도 치매 환자가 급증하고 있다. 한국건강보험심사평가원의 2007-2017년 통계를 보면 이 기간 치매 수진자수는 약 5만 명씩 단 한 해도 거르지 않고 증가했다. 같은 기간 한국의 인구는 매년 약 20만 명씩 증가했다(출처: 행정안전부). 따라서 치매 환자 증가를 인구 증가에 의한 것으로 해석할 수 없다.

치매 환자의 급격한 증가 원인이 일반적으로 알려진 노령화 때문이었을까? 분명히 한국인의 평균 수명은 대단히 빠른 속도로 높아지고 있다.

2007년의 평균 수명은 78.5세였고 2017년에는 82.7세로 10년 동안 4세가 증가했다. 그런데 이 정도의 수명 증가로 치매 환자가 단 한 해도 빠짐없이 5만 명씩 증기했다는 것을 납득할 수 있을까?

 한국은 1996년이 되어서야 선진국을 상징하는 OECD에 가입되었지만 1990년 웹의 발명 후 시작된 인터넷, PC, 무선통신의 대중화는 그 어느 나라보다 빠르게 진행되었으며 그에 따라 인터넷과 무선통신 속도를 세계 최고 수준으로 지원할 수 있는 사회기반시설들도 대량으로 설치되고 운용되고 있다. 한국은 반도체가 세계 최고 수준이고 TV, 냉장고, 에어컨 등 일상 전기, 전자기기 분야에서도 최고 수준이다. 한국은 이제 사회기반시설, 공공시설을 넘어 가정집까지 전자화되어 가고 있다.
 세계 최고 수준으로 발전한 전자산업과 각종 전기, 전자기기의 대중화는 명백히 한국의 국가 경쟁력과 개인의 경쟁력을 크게 높여 주었다. 삶의 질도 표면적으로는 크게 높아졌다. 그러나 한국인은 이제 밀도가 대단히 높고 세기가 다양한 인공 전자파환경에 놓여 있게 되었고 타인과의 경쟁에서 우위를 점하기 위한 것이 아니라 경쟁에서 낙오되지 않기 위해 극도로 나쁜 전자파환경에서 빠져나갈 수도 없게 되었다.
 한국에서 이런 환경이 구축되기 시작한 것은 대체로 1995년을 전후로 한다. 한국의 휴대폰 서비스는 1988년 시작되었으나 1996년 세계 최초의 CDMA방식(코드분할다중접속방식)의 휴대폰이 나오면서 휴대폰이 본격적으로 대중화되기 시작했다.
 미국에서 2007년 스마트폰인 아이폰이 등장했고 한국에서는 2009년 갤럭시가 출시되었다. 아이폰과 갤럭시는 시장에서 경쟁하며 스마트폰을 빠르게 대중화시켰다.
 스마트폰의 대중화는 사람들의 전자파누적크기를 전과는 비교할 수 없을 정도로 증가시켰다. 앞서 말했듯이 무선통신기기가 대중화되면 인구

밀도가 높은 장소에서는 자신의 통신기기 사용에 의한 전자파 자극보다 타인의 기기 사용에 의한 전자파 자극이 더 커질 수도 있다. 스마트폰의 대중화는 이들의 사용을 지원하기 위한 사회기반시설도 증가한다. 이들도 전자파를 발산시킨다. 한마디로 스마트폰의 대중화로 인구 밀도가 매우 높은 한국의 한국인은 다중의 전자파에 24시간 노출되게 된 것이다. 이 기간 삼성전자로 대표되는 한국의 전자산업도 비약적으로 발전해 일상 전기, 전자기기들의 종류도 대단히 많아졌다. 이로 인해 일상생활 공간의 전자파밀도는 더욱 증가했다. 전자파환경은 밀도만 증가한 것이 아니라 세기도 증가했다. 기기들의 기능이 다양해지고 대형화되어 전력소모가 많아졌기 때문이다(전력량이 많아지면 전자파 세기가 증가한다).

 전자파 밀도와 세기의 증가 원인은 또 있다. 언제부터인지 한국의 아파트는 편리함을 극대화하기 위해, 또는 부동산자산의 가치 상승을 위해 전자화를 심화시키고 있다(2019년 한국인의 아파트 거주 비율은 62%이고 공동주택은 77%이다. 통계청). 이것은 거주공간의 전자파밀도와 세기를 증가시키는 원인이다.

 간단히 정리하면 1990년대 중반부터 2019년 사이 한국인의 전자파누적크기는 세계 최고 수준이 된 것이다. 그 결과 한국은 이제 세계에서 가장 빠르게 뇌 질환자가 증가하는 국가가 되었고 치매 환자의 증가 역시 그렇게 되어 전체 인구 대비 치매 비율이 거의 미국 수준에 도달하게 되었다.

 미국의 전체 인구 대비 치매 비율은 2014년 1.6%(500만/3억1천8백4십만), 2019년 1.8%(580만/3억2천8백2십만)였다.

 한국은 2007년 0.4%(19만/4926만)에서 2013년 0.8%(39만/5114만)로

크게 증가했고 2017년에 1.4%(71만/5177만)로 또 크게 증가했다. 추세로 미루어 볼 때 2019년에는 좀 더 상승했을 것이다.

 한국의 급격한 치매 환자 증가에는 인구 증가와 노령화도 분명히 작용하고 있을 것이다. 그런데 이것들이 치매 증가의 주요 요인이 아니라는 것은 한국인과 미국인의 평균 수명과 치매율 비교, 그리고 인구 증가 수와 환자 증가 수의 비교를 통해 확인할 수 있다.
 한국인의 2007년 평균기대수명(이하 평균수명)은 78.5세, 치매율은 0.4%였다. 미국의 평균수명이 한국의 2007년과 거의 같은 해는 2017년으로 78.6세였다. 이 해의 미국의 치매 비율은 1.6-1.7% 정도로 추산된다. 왜냐하면 2014년은 1.4%이고 2019년은 1.8%이기 때문이다(치매 환자는 계속 증가하고 있다). 이렇게 시기는 달랐지만 수명이 거의 같았던 때의 미국과 한국의 치매율은 1.6-1.7%와 0.4%로 크게 달랐다. 이것은 치매 발생이 수명과 큰 상관관계를 갖지 않는다는 것을 말해 준다.
 미국의 통계만으로도 평균 수명의 상승이 치매 증가의 주된 원인이 아님을 설명할 수 있다. 미국의 2014년 평균 수명은 78.9세였고 치매 환자는 500만 명이었다. 그러나 2017년 수명은 78.6세로 낮아졌음에도 불구하고 환자는 550만 명 정도로 증가했다(2014년은 500만이고 2019년은 580만이므로 2017년은 대략 550만으로 추산했다). 이것은 명백히 수명의 상승과 치매 환자 상승 사이에 관련성이 부족하다는 것을 보여 준다. 물론 수명이 상승하면 뇌 조직의 자연적인 약화로 치매 발병 가능성이 높아진다. 그러나 치매 증상은 뇌 조직의 광범위한 손상 때문에 발현하므로 단순히 늙는다는 이유로 치매가 발현하는 것도 아니고 젊다고 발현하지 않는 것도 아니다.

 한국의 2007-2017년 인구 증가와 치매 증가 통계는 둘 사이에 어느 정도 관계가 있음을 보여 준다. 그러나 그것은 인구 증가가 치매 증가의 주된 요인이 아니라는 것도 동시에 보여 준다.

 2007-2017년 사이 한국의 인구는 매년 약 20만 명씩 증가했는데 치매 환자는 약 5만 명씩 증가했다. 이것은 치매 증가가 단순히 인구 증가 때문이 아님을 분명히 말해 준다. 이러한 이유로 우리는 치매 환자 증가의 주된 요인이 일반적으로 알려진 평균 수명의 증가나 인구의 증가가 아닌 다른 요인이 작용하고 있다는 것을 추정할 수 있다.

 어느 시점부터 수많은 사람의 뇌가 손상되고 있다는 것은 우리의 생활 공간 환경이 변했다는 것을 의미한다. 그것이 무엇일까? 2000년 이후 뇌 질환인 치매를 급격히 증가시킬 만큼 1990년대에 뇌를 크게 자극, 손상시킬 수 있는 환경 변화 중에 전자파환경 말고 다른 것도 있었던가?(치매는 뇌 손상이 10-15년 정도 진행된 후 발현한다). 결국 한국에서 최근 들어 치매 환자가 급격히 증가하고 있는 것은 전자파환경의 커다란 악화가 가장 큰 원인인 것이다.

PS.

 치매에 관해 개인적인 의견을 말해 보겠다. 치매는 종류가 많지만 사람들은 대부분 알츠하이머, 루이소체, 전두측두엽 등 신경퇴행성 치매와 혈관성 치매에 걸린다고 한다. 혈관성 치매는 혈관 문제로 인한 뇌의 혈류량 감소로 뇌 신경세포가 손상되고 사멸해 발생한다. 대표적인 신경퇴행성 치매인 알츠하이머와 루이소체는 혈류량 감소와 관계없을까? 알츠하이머의 원인은 베타아밀로이드의 세포막 집적과 타우의 세포 내 응집이고 루이소체는 루이소체의 세포내 응집이다.

인간은 진화의 과정에서 인공적으로 전기가 생산, 보급되기 전까지 인공 전자파를 경험하지 못해 인공 전자파에 전혀 적응하지 못했다. 그래서 인체의 뇌와 몸은 인공 전자파가 세든 약하든 어떤 형태, 어떤 방식으로든 자극받는다. 자극에 대한 뇌의 반응 중에는 반드시 인체 전체의 혈관 수축이 있다. 그러므로 인공 전자파에 지속적으로 노출된 뇌는 언젠가는 자기장과 유기전류의 직접 자극과 '전자파의 인체 자극-뇌로의 자극 전달-뇌의 반응으로 인한 혈관의 수축, 소멸'이라는 간접 자극으로 인해 손상된다.

인체는 손상되면 자연치유를 시도한다. 따라서 뇌 조직이 자극받고 손상되면 인체는 회복되지 못하는 뇌의 특성 때문에 손상된 뇌 조직을 치유할 수는 없어도 뇌 조직이 받는 자극의 크기라도 줄이기 위해 어떤 시도라도 할 가능성이 있을지도 모른다. 만약 자연치유 시도가 있다면 나는 그것이 자극받고 손상되는 뇌 신경세포막에의 베타아밀로이드 집적이 아닐까 추측해 본다(세포 내의 타우 응집은 베타아밀로이드 집적 후에 시작된다). 결과적으로 보면 아밀로이드의 집적은 세포 손상을 가속화시킨다. 하지만 뇌에 대한 즉각적인 자극 감소 효과는 있을 지도 모른다. 내 추측이 지나친 것일까? 내가 이 추측을 포기하지 못하는 이유는

첫째, 베타아밀로이드는 정상 상태에서는 신경 발달에 기여하는 긍정적인 기능을 수행한다는 것,

둘째, 일단 집적이 시작되면 시간이 갈수록 집적이 빠르게 진행된다는 것(ksmcb.or.kr 'UST-KIST 생물학 전공 화학 신경 생물학 실험실' 김

영수),

셋째, 인체는 손상되면 치유를 시도한다는 것 때문이다.

베타아밀로이드의 집적이 손상된 신경세포에서 시작한다는 내 추측이 맞다면 집적은 손상된 세포의 주변에서도 진행될 것이다. 만약 인공 전자파가 지속적으로 존재하는 환경이라면 손상된 조직과 주변 조직은 베타아밀로이드 독성과 아밀로이드 집적에 따른 물질대사 장애로 인한 손상의 발생, 확대 외에 '전자파의 인체 자극-뇌의 혈류량 감소'로 인한 손상 확대, 자기장에 실린 전자기에너지와 자기장이 발생시키는 유기전류의 뇌에 대한 직접 자극으로 인한 손상의 확대도 겪게 될 것이다. 이것은 베타아밀로이드의 집적이 일단 시작되면 시간이 갈수록 왜 집적이 빠르고 많이 발생하는 지를 논리적으로 설명한다(손상된 뇌 조직이 어떤 자극도 받지 않는다면 아밀로이드 집적은 중단되고 그에 따라 세포의 손상 확대도 중지될 것이다). 결국 뇌에 대한 자극을 전자파로 한정한다면 전자파가 지속적으로 존재하는 환경에서의 뇌 조직 손상의 발생, 확대 원인 중에는 '혈관의 수축, 소멸-혈류량 감소'가 포함되어 있어 알츠하이머는 뇌의 혈류량 감소와 관계있다고 생각한다.

  루이소체 치매는 어떨까? 루이소체 치매는 세포 내에 루이소체가 응집되어 발생한다. 루이소체도 베타아밀로이드의 손상된 세포에의 집적처럼 세포의 손상 때문에 응집되는 것이 아닐까? 아밀로이드와의 차이라면 루이소체는 세포 내에 응집하는 것인데 이것은 뇌 조직의 손상 원인과 부위가 모두 다르고 사람마다 유전적으로 차이가 있으며 뇌는 대단히 복잡한 구조로 되어 있으니 그런 것이 아닐까?(같은 전자파 자극에 뇌 질환이 다양하게 나타나는 것도 이것이 원인일 것이다). 알츠하이머도 세포막에 아밀로이드가 어느 정도 집적되면 타우 단백질이 세포 내에 응집되지 않는가.

 루이소체의 구성성분 중 하나인 α-syn은 베타아밀로이드가 정상 상태에서는 신경 발달에 기여하는 긍정적인 기능을 수행하는 것처럼 정상 상태에서는 사량체를 형성해 응집에 저항하는 긍정적인 기능을 수행한다. 하지만 베타아밀로이드가 어떤 이유로 응집하여 세포에 독성을 내는 것처럼 α-syn 역시 병적 상태에서는 PS129α-syn으로 변형되어 응집해 치매를 유발한다고 한다. 간단히 말해 뇌 조직 손상의 다양한 차이 때문에 α-syn은 베타아밀로이드와 달리 세포 내에 응집되어 치매를 유발하는 것일지도 모른다는 것이다. 전자파가 지속적으로 존재하는 환경에서는 혈류량 감소로 언젠가는 뇌 조직이 손상된다. 따라서 내 추측이 맞다면 루이소체 치매도 혈류량 감소와 관계있고 그 원인은 전자파 자극이다. 그런데 이 추측이 맞는 것일까? 나는 지식이 너무 적어 내 추측의 진위 여부를 알지 못한다.

2-2. 파킨슨 환자의 급증

 최근 들어 급증하고 있는 뇌 질환은 치매만이 아니다. 모든 뇌 질환이 급증하고 있고 그중에는 희귀병에 속했던 신경퇴행성 뇌 질환인 파킨슨이 치매 다음으로 많아졌다.

 미국의 경우 매년 약 6만 명씩 증가하고 있고 2020년에 환자가 약100만 명에 달할 것으로 예측되고 있다(출처: Parkinson's Foundation).

 파킨슨으로 인한 사망자는 2000년 10만 명 당 5.6명에서 단 한해도 감소 없이 증가해 2017년에 9.8명이 되었다. 의학이 급속도로 발전하고 있고 인터넷과 통신의 대중화, 그리고 많은 방송 매체의 건강 정보 전달로 파킨슨에 대한 일반인의 지식이 그 어느 때보다 높아졌음에도 불구하고 시간이 지날수록 사망률이 증가했다는 것은 이 병을 예방할 수 없으며 발병자가 매년 크게 증가하고 있음을 말해 준다.

파킨슨 환자 증가율의 상승은 치매처럼 인구 증가나 노령화로 설명하지 못한다. 미국의 인구 증가는 매년 20-30만 명 정도로 크지 않고 평균 수명도 정체되어 있는데(2000년 76.9세, 2005년 78세, 2014년 78.9세, 2016년 78.7세, 2017년 78.6세) 환자 수는 매년 꾸준히 6만 명씩 증가하고 있기 때문이다.

한국도 미국과 마찬가지로 2000년 이후 환자가 크게 증가하고 있다. 국민건강보험공단의 2002-2009년 자료에 의하면 2009년의 환자 수는 2002년에 비해 2.36배로 증가했다.

건강보험심사평가원과 질병관리본부(KCDC) 자료에 의하면 2004년 39,265명이던 환자 수는 2017년 115,679명으로 증가해 13년 만에 2.95배가 되었다.

2014년부터 2017년까지 단 3년만의 변화를 보면 96,673명에서 115,679명으로 20%의 증가율을 기록했다.

한국의 파킨슨 환자의 급격한 증가 역시 미국과 마찬가지로 인구 증가나 노령화로 설명되지 못한다. 2002년 이후 한국의 인구는 매년 20-30만 명씩 증가하고 있는데 이는 전체 인구 대비 0.4-0.6% 수준이고 2014년의 평균 수명은 81.72세에서 2017년 82.63세로 겨우 1세밖에 증가하지 않았기 때문이다.

결국 미국과 한국의 파킨슨 환자의 급격한 증가는 일반적으로 알려진 고령화나 인구 증가가 아닌 다른 원인이 크게 작용하고 있는 것이며 그것은 다른 뇌 질환인 치매와 마찬가지로 전자파가 원인일 가능성이 가장 크다는 것이다.

2-3. 공황장애, 우울증, 불면증 등 기타 뇌 질환 환자의 급증

뇌 질환 환자의 급증이 치매, 파킨슨에 한정될까? 한국의 **공황장애** 환자는 2015년 111,109명에서 2019년 182,725명으로 증가했다(건강보험 심사평가원). 이는 환자가 불과 4년 만에 1.64배로 폭발적으로 증가했음을 보여 준다. 전체 인구비율로 보면 0.21%(111,109/5101만)에서 0.35%(182,725/5182만)로 증가한 것이다. 공황장애 역시 치매, 파킨슨처럼 단 한 해도 쉬지 않고 증가했다.

최근 한국에서는 연예인들의 공황장애 발병 소식이 이어지고 있다. 공황장애의 가장 큰 원인은 가족력(유전과 다르다)으로 알려져 있지만(직계의 경우 20%. HealthEngine.com.au 2003.7.9.) 그들의 발병 원인이 가족력이 됐든 전자파가 됐든, 혹은 다른 것이 됐든 일단 뇌 손상 질환인 공황장애가 발생했다면 전자파가 존재하는 환경에서는 병 심화의 가장 큰 원인은 전자파가 된다. 그럼에도 불구하고 공황장애가 발병한 연예인들이 방송에 출연한다. 그들은 강력하고 수많은 전자파를 쏟아내는 방송국 한가운데에서 활동을 이어가는 것이다.

나는 책의 앞부분에서 사진기 버튼이 눌러지는 순간 가슴에 통증을 느낀 사례를 소개했다. 나는 지금도 사진기 버튼이 눌러지는 순간 전자파가 발생하는지, 발생한다면 어느 정도 크기인지 알지 못한다. 나는 이와 같은 경험을 두 번 했는데 지금은 그 두 번의 통증이 정말로 사진기 버튼이 눌러지는 순간 발생된 전자파에 의한 것이었는지 확신이 서지 않는다. 두 번째 경험 때는 사진기에 의한 통증을 이미 경험했으므로 선입견이 작용했을 수도 있다. 그러나 산에서 한 등산객이 경치를 찍는 순간 겪은 통증 사례는 사진기 전자파에 의해 통증이 발생한다는 것은 생각은 물론이고 상상해본 일도 없었다. 만약 내가 겪은 통증이 정말 사진기 작동 시 발산된 전자파 때문이었다면 방송국의 촬영기기에서 발생되는 전자파는 얼마나 셀지 충분히 짐작된다(촬영기기들은 소모되는 전류량이 많아 전자파가 셀 수밖에 없다). 방송국은 전자파가 매우 다양하고 밀도가 매우 높은 공간이다. 그러므로 공황장애에 걸린 연예인들의 뇌 손상의 최초 원인이 무엇인지는 알 수 없어도 그들에게 공황장애가 발생할 정도로 뇌 손상이 커진 이유에는 전자파가 작용했다는 것은 충분히 추정할 수 있다.

우울증의 증가도 전혀 다르지 않다. 2015년 601,152명이던 환자는 단 한 해도 감소되지 않고 증가해 2019년 796,364명이 되었다. 이는 4년 만에 전체 인구 대비 1.18%에서 1.54%로 증가했음을 의미한다.

 얼마 전 한국의 한 유명 정치인이 죽음을 선택했다. 각종 매체는 그 소식을 전하면서 '그는 우울증을 앓았었다'라는 과거형의 표현을 썼다. 이것은 잘못된 표현이다. 우울증은 아직 원인이 정확히 밝혀지지 않은 뇌 질환이다. 뇌 신경세포는 한 번 손상되면 회복이 안 되기 때문에 뇌 질환은 치료가 불가능하다. 그러므로 우울증 역시 치료가 불가능하므로 '우울증을 앓았었다'라는 과거형은 쓸 수 없고 오직 현재형만 쓸 수 있다. 그래서 매체들의 표현은 잘못된 것이다.

 나는 뇌 손상으로 CRPS를 겪었고 지금(2021년3월 기준)도 완벽하게 회복되지 않은 것인지, 아니면 알러지 같은 반응인지는 모르겠지만 전자파에 지속적으로 오랜 기간 노출되면 약간의 이상 증상이 나타난다(알러지 같은 반응이라고 생각하는 이유는 증상의 정도가 약하고 전자파를 피하면 증상이 즉시 사라지기 때문이다). 어쨌든 분명한 것은 전자파에 지속적으로 오랜 기간, 그리고 아주 심하게 노출되지 않는 한 어떤 증상도 쉽게 나타나지 않을 정도로 뇌가 회복되어 있고 회복되어 있는 것을 내가 실감한다는 것이다-뇌가 회복된 것은 손상된 신경세포가 회복된 것이 아니라 새로 생겨난 수많은 신경세포들이 지속된 전자파 회피와 운동으로 뇌 환경이 정화되어 죽지 않고 성장해 연접(시냅스)을 형성했기 때문일 것이다.

 나는 뇌와 몸의 회복 과정에서 뇌는 일시적으로 크게 호전되기도 하고 악화되는 것을 반복적으로 경험했다. 회복이 크게 되면 한동안 CRPS에서 완전히 회복된 것으로 착각했고 크게 악화되면 병이 전혀 회복되지 않았다는 절망감에 빠졌었다. 나는 회복과정에서 이러한 상황을 반복해서 겪었기 때문에 깊은 절망감에 빠졌을 때도 정신적으로 극복할 수 있었다. 왜냐하면 나는 일시적인 회복과 악화를 반복적으로 겪은 것도 있지만 CRPS가 불치임을 비교적 초기에 알고 완전한 자가치료의 길을 선택했고 시간이 지남에 따라 몸이 전자파에 둔감해지고 증상들도 쉽게 발현하지 않는 것을 통해 뇌와 몸이 근본적으로 호전되고 있다는 것을 명확히 알고 있었기 때문이었다.

 죽음을 선택한 정치인은 어땠을까? 그는 나와 달리 분명히 우울증 약을 먹었을 것이다. 그리고 일시적이겠지만 증상의 큰 호전으로 완전히 회복된 느낌도 있었을 것이다. 그러니 그는 국회의원 선거에서 낙선한 후에도 식당을 운영하고 방송국의 정치토론 프로그램에도 참여하는 등 사회활동을 이어갔을 것이다. 그런데 내 경험에 비추어 보면 그는 사회활동을 할 때 다른 사람은 알지 못해도 우울증이 여전히 자신을 괴롭히고 있다는 것을 느끼고 있었을 것이다. 그리고 그가 죽음을 선택한 시점에는 큰 절망감을 느낄 정도로 우울증이 크게 악화되었을 개연성이 충분히 있다. 만약 그가 내가 상태가 악화될 때 느꼈던 절망감을 실제로 느꼈다면 그는 그것을 극복하지 못했을 것이다. 왜냐하면 그는 나와 달리 의사의 처방에 의지하고 있었을 것이고 우울증이 불치라는 것도 알고 있었을 것이기 때문이다. 단순히 생물학적으로만 살아 있는 것은 의미가 없다고 생각하는 사람에게 그것은 생사를 가르는 문제이기도 하다. 그에게는 정신적인 문제 외에 육체적 고통도 있었을 가능성이 있다. 일반인은 뇌 질환이 유발하는 정신적, 육체적 고통과 비참함, 절망감을 알지 못한다. 그래서 사람들은 겨우 우울증 때문에 죽음을 선택했을까 하는 의문이 있을지도 모른다. 나는 일반인들의 이러한 의문을 이해할 수 있다. 왜냐하면 나 역시 뇌 손상으로 CRPS 증상을 겪기 전까지 뇌 질환이 얼마나 많은 정신적, 육체적 고통과 비참함, 절망감을 주는지 전혀 알지 못했기 때문이다.

불면증도 2015년 505,685명(0.99%)에서 2019년 633,622명(1.22%)으로 역시 한 해도 쉬지 않고 크게 증가했다. 그런데 불면증도 뇌 질환일까? 의학계에서 불면증을 어떻게 분류하는지 알지 못하지만 나는 불면증을 완벽한 뇌 질환이라고 생각한다. 이미 소개한 것처럼 나는 2010년 버스에 치인 후 생긴 불면증을 약 7년간 거의 하루도 빠지지 않고 매우 심하게 겪었다(불면증이 아무리 심해도 절대 수면제를 먹지 않았다). 상태가 호전되었을 때도 깊은 잠은 한두 시간 정도밖에 되지 않았다. 그것도 몸이 지칠 대로 지친 새벽4-6시 정도가 되어야 잘 수 있었다.
 나를 7년 동안이나 호전 없이 괴롭히던 그토록 심했던 불면증은 2017년6월부터 시작된 산 생활 이후 급격히 호전되기 시작했고 언제부터인지 나는 거의 정상적으로 자기 시작했다(불면증의 회복 정도는 상태의 호전과 대체로 일치했다).

수면에 관여하는 뇌의 역할은 아직 명확히 밝혀지지 않았다고 한다. 그러나 뇌가 수면을 통제하는 것은 분명하다. 내 불면증이 산에서 호전된 것은 뇌가 전자파에 자극받지 않은 결과일 것이다. 산에서 불면증이 호전된 이유가 이것 말고 있을까? 불면증은 확실히 뇌에 관한 질환이다. 아마 내 뇌는 2010년 사고 때 전자파 자극에도 불면증이 발생할 정도로 손상되었을 것이다.

CRPS에 관한 건강보험심사평가원의 2010-2019년 통계를 보면 2019년 환자 수가 2010년에 비해 많이 감소했다. CRPS는 두 가지 형태(typeⅠ, Ⅱ)로 구분하는데 typeⅠ은 8154명에서 5962명으로, typeⅡ는 6634명에서 3573명으로 모두 감소했다.

건강보험심사평가원의 2015년 자료에 의하면 환자는 매년 약 1000명씩 증가한 것으로 나타난다. 한국의 발병률은 10만 명 당 29명 수준이고 미국의 발병률도 NCBI(National center for Biotechnology information)의 2017년1월 보고서에 의하면 26.2명으로 한국과 비슷한 수준인 것을 보면 한국의 2019년 환자는 대체로 15,028명으로 추산된다(5182만×0.00029). 그런데 건강보험심사평가원의 CRPS환자는 추산보다 훨씬 적다. CRPS는 명백히 뇌 손상을 기반으로 하는 병이다. 따라서 비전리전자파도 세든 약하든 어떤 형태, 어떤 방식으로든 뇌를 자극, 손상시킨다는 내 주장대로라면 인체의 전자파누적크기가 갈수록 증가하는 오늘날의 상황에서 CRPS도 다른 뇌 질환들처럼 크게 증가했어야 한다. 그런데 뇌 질환 중 유일하게 감소했다. 내 주장이 잘못된 것일까?

CRPS는 다른 뇌 질환들과 다른 점이 있다. 좌뇌와 우뇌의 손상 차이가 매우 크다는 것이다(이것은 나의 추정이다). 이미 말했듯이 나는 2005년 이후 전자파환경이 극도로 나쁜 거주지에서 생활했고 PC와 휴대폰의 과사용으로 전자파누적크기가 컸었다. 그러한 생활이 지속되던 중 두 번의 교통사고를 당했고 두 번째 사고 후에 CRPS 증상이 시작됐다. CRPS 발병 후 몸에는 매우 특이하고 심각한 증상들이 끊임없이 발현했는데 대부분 몸의 오른쪽에서 발현했다(물론 왼쪽에도 크기가 작은 통증이 있었고 매우 드물었지만 심각한 증상도 발현했다). 이것은 좌뇌의 손상이 우뇌에 비해 상당히 컸다는 것을 의미한다. 왜냐하면 좌뇌는 몸의 우측을, 우뇌는 몸의 좌측을 지배하기 때문이다. 즉, CRPS는 단순한 뇌 질환이 아니라 한쪽 뇌의 손상이 다른 한쪽 손상에 비해 훨씬 크게 생겨 발생하는 것으로 추정되는 특별한 뇌 질환이라 할 수 있다. 따라서 CRPS는 다른 뇌 질환과 다른 각도에서 봐야 한다.

 CRPS는 사고 후 발병하는 것으로 알려져 있다. 인터넷을 검색해 보면 극단적인 경우 문고리에 손을 다쳐 발병한 사례도 있다고 한다. 정상인이라면 문고리에 손을 다쳐 CRPS가 발병할 수 없다. 그 환자의 몸이 원래 매우 특별했던 것일까? 나는 아니라고 단정적으로 말할 수 있다. 문고리에 손을 다쳐 CRPS가 발병했을 때 그의 뇌 한쪽은 이미 상당히 손상되어 있었을 것이다. 그로 인해 지속적으로 몸 한쪽의 혈관 전체가 크게 수축하고 많은 혈관이 소멸해 몸의 한쪽 신경 전체가 매우 약화되어 문턱값이 대단히 크게 하락한 상태였을 것이다. 그는 그 상태에서 약화되고 문턱값이 크게 하락한 손을 문고리에 부딪쳤을 것이다. 따라서 손에 대한 충격, 즉 뇌가 받은 충격은 정상일 때와 비교할 수 없을 정도로 컸을 것이고 그 때문에 뇌는 최대한의 혈관 수축으로 대응했을 것이다. 혈관 수축은 전신에서 발생하므로 손상이 심했던 한쪽 뇌는 혈관의 심한 수축으로 단번에 크게 악화되었고 타격을 받은 손은 대단히 크게 약화되어 있던 신경으로 인해 엄청난 물체에 부딪힌 것처럼 크게 손상되었을 것이다. 문고리에 손을 다쳐 CRPS에 걸리기 전까지, 그리고 발병한 후에도 그는 아마 자신의 뇌는 물론이고 손조차도 크게 악화되어 있었다는 것을 전혀 몰랐을 것이다. 내가 이런 말을 할 수 있는 것은 경험 때문이다.

　나는 2010년과 2016년 두 번 교통사고를 당했는데 첫 번째는 버스에 치이는 대형 사고였고 두 번째는 경미한 오토바이 전복 사고였다. 나는 오랜 기간 경미한 오토바이 전복 사고는 많이 겪었다. 그런데 그때는 다른 때와 달리 한동안 정신을 잃었고 통증이 마치 골절된 것처럼 심했다. 이것은 사고 당시 내 몸이 크게 약화되어 말초신경들도 크게 약화된 상태였기 때문에 작은 충격도 엄청나게 크게 받아들여졌기 때문이었을 것이다. 사고 전 나는 이러한 몸 상태를 전혀 알지 못했다. 몸이 심하게 악화됐다는 것을 알려 주는 신호도 거의 없었다. 굳이 있었다면 지속적으로 체중이 조금씩 하락하고 있었고 말이나 글로는 표현이 잘 안 되지만 몸이 약해지고 있다는 느낌 정도는 있었다. 그러나 몸에 어떤 문제가 생겼다고 느껴지는 것은 아니었다.

　나는 오토바이 전복 사고로 오른발을 다쳤고 그후 CRPS 증상이 나타나기 시작했다. 발병 전 나는 전혀 알지 못했지만 내 좌뇌와 좌뇌의 지배를 받는 몸의 오른쪽은 이미 크게 약화, 손상되어 있었을 것이다. 그때문에 오른발에 충격이 가해졌을 때 좌뇌는 그것을 엄청나게 큰 충격으로 받아들였고 그 반응으로 인해 인체의 한쪽 혈관 전체는 최대한 수축되었을 것이다. 그로 인해 내 좌뇌는 그때 CRPS 증상을 만들어낼 정도로 손상이 확대되었을 것이다.

우뇌는 사고 전 손상이 경미했거나 없었고 다친 것도 오른발이었으므로 우뇌와 몸의 좌측에 혈관 수축이 커야 할 이유가 없었으므로 우뇌와 몸의 왼쪽은 손상이 없거나 매우 미미했을 것이다. 결국 그 사고로 내 좌뇌에 심한 손상이 발생했고, 좌우 뇌의 손상 상태에 심각한 비대칭이 생기면서 CRPS 증상이 시작되었을 것이다.

문고리에 손을 다쳐 CRPS가 발병한 환자도 손이 문고리에 충격을 받으면서 나와 같은 뇌 손상이 발생했기 때문이었을 것이다. CRPS 환자가 다른 뇌 질환 환자처럼 증가하지 않는 이유는 바로 이러한 좌우 뇌의 심각한 비대칭 손상을 기반으로 하는 병이기 때문이다.

이 외에도 한국의 발병률이 감소한 원인 중에는 미국보다 심한 동양권의 대체의학에의 의존도 있을 것이고 CRPS가 아직 어떤 병인지 정확히 정의되어 있지 않아 단순히 말초신경 문제로 인한 외과적 통증 문제로 국한해 생각하고 치료하는 의사와 환자가 있기 때문일 것이다.

인터넷을 검색해 보면 CRPS를 침으로 치료한다는 글도 있다. 침 치료는 오랜 역사를 통해 인체를 치료할 수 있는 확실히 검증된 방식이다 (나 역시 침 치료로 도움을 받은 일이 있다). 그러나 침은 인체를 찌르는 순간 근육과 신경을 자극한다.

CRPS에 걸렸다는 것은 뇌의 한쪽이 심하게 손상되어 있다는 것과 지속적이고 심한 혈관 수축으로 손상이 심한 뇌의 지배를 받는 인체의 모든 조직이 극도로 약화, 손상 되어 예민해져 있다는 것을 의미한다. 이렇게 극도로 약화되고 예민해져 있는 근육과 신경이 침에 찔린다면 뇌는 그것을 엄청난 자극으로 인식하고 최대한의 혈관 수축으로 대응하게 된다. 그 결과 위에서 말한 것처럼 뇌와 몸은 더욱 악화된다. 이러한 이유로 CRPS환자에 대한 침술 치료는 일시적인 호전 느낌을 줄 수는 있어도 결국 뇌 손상을 가속화시키고 몸 상태를 악화시키는 원인이 된다. 침이나 말초신경을 치료해 CRPS를 치료하겠다는 것은 CRPS를 단순히 말초신경 문제로 잘못알고 있기 때문이다. 이 외에도 말초신경을 조작해 CRPS를 치료한다는 글도 있다. 역시 CRPS가 어떤 병인지 모르기 때문에 나오는 말이다. CRPS는 뇌의 심한 손상으로 발생하는 병이기 때문에 뇌를 회복시키지 않는 한 결코 치료되지 않는 병이다. 뇌를 근본적으로 호전시키지 않는 치료는 일시적인 치료에 불과하게 된다.

한국에서 환자가 감소한 원인 중에는 환자들이 스스로 목숨을 끊은 것도 있을지 모른다. 한국은 자살률이 세계에서 가장 높다고 하지 않는가? 실제로 이 병은 너무 심한 통증 때문에 계속 자살을 생각하게 만든다. 나 역시 그랬다.

한국의 통계들은 분명하게 공황장애, 우울증, 불면증 등의 환자의 급증을 보여 주고 있다. 이들 뇌 질환들이 한국에서만 급격히 증가하고 있을까? 아마 한국처럼 인터넷과 무선통신이 고도로 발달하고 대중화된 미국을 포함한 선진국들에서도 상황은 마찬가지일 것이다.

한국, 미국에서 급증하고 있는 뇌 질환이 이것뿐이겠는가? 조현병, ADHD, 아스퍼거증후군, 불안증 등 일반인에게는 매우 생소한 뇌 질환들도 모두 급증하고 있을 것이다. 뇌 질환자의 급증이 최근의 현상이라는 것은 이미 말했듯이 현재의 상황이 말해 준다. 만약 과거에도 지금처럼 뇌 질환이 급격한 증가율을 보였다면 오늘날 지구상의 거의 모든 사람들이 어떤 뇌 질환이든 걸려 있을 텐데 높은 증가율에도 불구하고 전체 인구 대비 환자 수는 아직 많지 않기 때문이다. 이러한 상황과 통계들은 전자파 종류가 다양해지고 밀도가 폭발적으로 증가하는 문명화된 사회에서 뇌 질환의 대유행이 이미 시작되었음을 알려 준다.

3. 암 환자의 급증

 2000년대가 되자 암 환자도 급증하고 있다. 우선 미국의 경우부터 보자. 미국의
1996년 신규 암 환자는 1,359,150명으로 인구 대비 0.503%였으나
2000년에는 1,220,100명(0.432%)로 감소했다. 그러나 10년 후인
2010년에는 1,526,560명(0.494%)으로 크게 증가했고
2018년에도 1,735,350명(0.530%)으로 증가했으며
2019년에도 1,762,450명(0.537%)으로 증가를 지속했다(NCBI Cancer Statistics 통계 출처 동일). 요약하면 2000년부터 2019년까지 신규 암 진단 환자는 1.44배로 크게 증가했다는 것이다.
 암에 관해서는 비교적 오래 전부터 많은 것이 알려져 왔고 암의 예방에 관한 정보도 대중에게 충분히 전달되었다. 암은 누구에게나 공포의 대상이므로 암 예방 정보가 대중에게 전달됐으면 암 발생률은 당연히 감소해야 한다. 그런데 반대로 시간이 갈수록 크게 증가하고 있는 것이다.
 암은 정상 세포가 무산소생식(propagation)을 하는 세포로 변한 것이라고 한다. 나는 정상 세포가 왜 돌연변이를 일으키는지 의학적으로 알지 못하지만 세포가 손상되기 때문이라는 것은 안다. 자외선이 피부암을 유발하는 이유는 자외선이 피부 세포를 손상시키기 때문이다. 탄 음식이 위암을 유발하는 이유는 그것이 위의 세포를 손상시키기 때문일

것이다.

 전자파는 인체의 혈관을 수축, 소멸시킨다. 혈관의 수축, 폐쇄, 소멸은 조직에 충분한 산소와 영양을 공급하지 못하고 노폐물이 회수되지 못하는 문제를 발생시킨다. 그러므로 혈관이 수축, 폐쇄, 소멸하면 세포의 소집단인 조직이 손상된다. 조직이 손상되면 세포가 돌연변이를 일으킬 수도 있을 것이다. 농담을 한다면 세포도 생존 본능 때문에 산소 없이 살 방법을 찾은 것이 무산소생식 아닐까? 결국 2000년대 들어 미국에서 암 환자가 급증하고 있는 것은 전자파환경의 급격한 악화가 원인일 것이다.

 한국도 2000년대 들어 암 환자가 급증하고 있다(통계 www.index.go.kr).
2000년에 102,690명이었던 신규 암 환자는
2013년에 228,766명으로 증가해 14년 만에 2.23배로 증가했다.
2014, 2015년에는 약간의 감소를 하는 등 2014년부터 2017년까지 혼조세를 보이고 상승률도 둔화되었지만 상승은 계속되고 있다.

 암 환자가 2000년대 전에는 그리 많지 않았다는 것 역시 통계가 증명한다. 통계를 보면 2000-2013년 사이 신규 암 진단 환자는 두 배 넘게 증가했다. 만약 2000년 전에도 증가율이 그렇게 컸다면 지금쯤 대부분의 한국인은 암에 걸렸어야 하는데 실상은 그렇지 않다. 그러므로 2000년 이후 진행된 암 환자의 급격한 증가는 새로운 현상이다. 이 현상을 야기한 것이 무엇이겠는가? 당연히 인공 전자파의 폭발적 증가가 주요인이다.

 2014년 이후에 혼소세를 보이는 것은 치매의 급증에서 말했듯이 1990

년 이후에 진행된 전자파환경의 급격한 변화 효과가 상당히 반영되었기 때문일 것이다. 혼조 속 상승은 전자파환경의 지속적 악화 때문일 것이다. 미국의 경우도 급격한 전자파환경 변화 효과는 대부분 반영되었을 것이다. 따라서 미국이나 한국이나 전자파환경을 극단적으로 악화시키는 새로운 변화가 없는 한 2000년 이후에 진행된 급격한 증가 대신 혼조세를 보이며 완만히 상승하는 흐름을 이어갈 것으로 추측된다.

4. 기타 질환 환자의 지속적 증가

　전자파는 뇌를 자극하고 뇌의 반응 중에는 전신의 혈관 수축이 있으므로 전자파에 의한 손상은 인체 내·외부 전체에서 발생하고 발현하는 질환도 종류를 가리지 않는다.

　한국의 건강보험심사평가원은 2015년부터 모든 질병의 통계를 작성, 발표하기 시작했다. 그 통계를 보면 사고나 개인의 생활습관 등 발병에 특별한 요인이 개입된 질병들을 제외하면 거의 모든 질병이 2015년부터 2019년까지 증가일로였다. 의학적으로 보면 그 질병들의 원인은 모두 다른 것으로 보일 것이다. 그러나 이들의 발생에 '전자파환경의 악화-전자파의 뇌 자극-전신 혈관의 수축, 소멸-조직 손상'을 반영하면 거의 모든 질병이 왜 계속 증가하고 있는지 이해할 수 있게 된다. 모든 질병의 지속적인 증가 현상을 단순하게 노령화로 설명할 수 없다. 미숙아나 선천성 이상아와 같은 선천적인 질병, 루프스 같은 희귀병들의 계속된 증가 추세도 모든 질병의 증가 원인을 노령화로 설명할 수 없다는 것을 말해 준다.

　루프스라는 병명이 나왔으니 이 병에 걸린 한 유명 연예인의 딸에 관해 말해 보겠다. 그녀는 자신은 루프스라는 병에 걸려 있다고 유튜브 계정을 통해 고백했다. 그녀가 이 병에 왜 걸렸을까? 자가면역 질환이고 불치인 이 병의 원인을 의학계에서는 의학적으로 설명하겠지만 내 생각에는 어릴 때부터 전자파에 과다하게 노출된 결과가 아닐까 추측한다.

 그녀는 어린 나이에 양친을 잃고 홀할머니에 의해 양육되었다. 우리는 주변에서 말도 못하는 아이가 부모가 준 스마트폰으로 동영상 보는 것을 얼마든지 볼 수 있다. 아이를 쉽게 다루는 방법 중의 하나일 것이다. 연로한 그녀의 할머니가 그녀를 키우며 이 방법을 사용하지 않았을 리가 없다. 양친이 없던 그녀는 성장하며 아마 PC와 휴대폰 과사용자가 되었을 가능성도 높다. 즉, 그녀는 매우 어린 나이부터 대단히 나쁜 전자파환경에 자신을 노출시키는 생활을 거의 하루 종일 매일 반복하며 성장했을 것이다.

 전자파는 뇌를 손상시킨다. 나는 루프스라는 병이 불치이고 자가면역질환이라는 것만 알지 상세한 것은 모른다. 하지만 뇌가 손상당하면 인체의 어디에선가 심각한 증상이 발현한다는 것은 안다. 그녀가 루프스에 걸린 이유는 이 과정을 거쳤을 것이다. 내 추측이 잘못된 것일까? 만약 내 추측과 달리 루프스가 그녀의 유전적 또는 다른 어떤 특별한 이유 때문에 발생했다 해도 그녀가 만약 자신의 상태를 더 크게 악화시키고 싶지 않다면 지금 당장 스마트폰이나 PC를 활용한 타인과의 대화를 완전히 중지해야 하고 모든 인공 전자파를 최대한 피해야 한다(여기에는 거주지 이동도 포함된다). 그녀에게는 분명히 자가면역 질환을 유발할 정도의 뇌 손상이 있을 것이고 스마트폰, PC 등 주변의 인공 전자파는 그녀의 뇌 손상을 가속시키는 요인으로 작용하고 있을 것이기 때문이다.

전자파와 인체 손상을 끝내며...

 1492년 크리스토퍼 콜럼부스는 신대륙의 담배를 유럽에 소개했다. 그 후 담배는 세계로 퍼져나갔고 대중화되었다. 담배의 일부 순기능, 예를 들어 일시적인 스트레스 완화 같은 효과가 대중화에 영향을 주었을 것이다. 과학의 미발달로 담배의 유해성이 알려지지 않은 것도 대중화 이유 중의 하나였을 것이다.
 담배는 대중화되었고 수백 년이 흘렀다. 한국에서는 적어도 2000년 전까지 흡연은 어디에서나 가능했다. 1980년대에는 기차 안에서도 가능했다. 심지어 좌석 앞이나 옆에 재떨이까지 비치되어 있었다. 그 당시 담배 유해성이 과학적으로 증명된 상태였는지 아니었는지는 알 수 없지만 적어도 일반인들에게는 직접 흡연은 물론이고 간접 흡연 역시 전혀 관심의 대상이 아니었다. 담배는 직접 흡연이든 간접 흡연이든 사람들에게 즉각적으로 기침 외에 어떤 증상도 유발하지 않는 데다 당시에는 담배 유해성에 관한 뉴스나 경고도 전혀 없었기 때문이다. 그런데 2020년 현재 서울과 같은 대도시에서는 많은 장소에서 담배를 피우지 못한다. 심지어 완전히 열린 공간인 인도에서조차 피우지 못하게 되었다. 지금은 담배 연기의 유해성이 과학적으로 확실히 밝혀졌고 사람들이 모두 그 사실을 알게 되어 인도에서도 담배를 피우지 못하는 법이 제정되었기 때문이다.
 콜럼부스에 의해 담배가 소개되고 유해성이 밝혀져 법이 제정되기까지 수백 년 동안 담배로 인해 폐암을 비롯한 치명적인 병에 걸려 고통 받고 죽은 사람들은 도대체 얼마나 될까? 수백 년 동안 치명적인 병에 걸려 고통받고 죽은 사람들이 셀 수 없이 발생하는데도 흡연이 지속된 것은 담배의 유해성을 몰랐기 때문이다.

 전기로 인해 발생하는 인공 전자파는 어떨까? 담배는 유해성을 연기와 냄새라는 실체로라도 보여 준다. 그에 반해 전자파는 육안으로는 유해성을 알 수 있는 어떤 실체도, 흔적도 보여 주지 않는다. 전자파에 의한 인체 손상 기간은 담배보다 길면 길었지 결코 짧지 않다. 또한 뇌와 몸, 전자파의 특성 때문에 전자파에 의한 인체 손상 메커니즘은 대단히 복잡하다. 과학기기를 동원한 전자파 유해성 평가는 인체는 약화되면 예민도가 거의 무한대까지 상승하는 인체 특성을 반영할 수 없기 때문에 큰 한계를 가지고 있다. 전자파에 의한 인체 손상 메커니즘을 이해하기 위해서는 다방면의 과학지식을 필요로 한다. 여기에 전자파는 담배와는 비교할 수 없을 정도의 순기능을 갖고 있고 인류의 문명 발전에 무한히 기여하고 있다. 이러한 이유로 전자파 유해성이 상당히 많이 알려져 있음에도 불구하고 사람들은 무시무시한 전자파를 발산시키는 전기, 전자기기 사용을 전혀 망설이지 않는다. 사람들은 국가를 믿는 것이다. 좀 더 정확히 말한다면 전자파와 관련된 국가기관을 믿는 것이다. 전자파의 유해성 여부는 전문가들 사이에서 지금도 논쟁중인데 일반 사람들이 전자파 유해성을 논리적으로 이해한다는 것은 불가능하고 그들도 그것을 본능적으로 알기 때문에 구체적으로 이해하는 것을 처음부터 포기한다. 그리고 국가기관을 믿지 못해 전기, 전자기기 사용을 포기하면 전자파에 의해 유지되는 현재의 문명화된 사회구조에서 낙오, 도태될 뿐만 아니라 일상생활에도 다양한 문제가 발생한다. 그래서 사람들은 국가기관을 믿을 수밖에 없다. 그것은 선택의 여지가 전혀 없는 믿음인 것이다. 우리는 선택의 여지가 없는 이 믿음을 유지해야 하는 지를 깊게 고민해야 한다. 왜냐하면 국가는 만인을 위한 가이드라인을 제시할 뿐이지 무엇과도 바꿀 수 없는 개인의 인생을, 생명을 책임지지 않기 때문이다.

　현재의 의학수준으로는 뇌 질환을 근본적으로 치료할 수 없기 때문에 의학계에서는 수명 연장에 초점을 맞추고 있다고 한다. 뇌 질환은 다른 일반적인 병과 달리 크고, 지속적이고, 고통스러운 다양한 증상과 절망감, 비참함 등을 동반한다. 의학계에서는 뇌 질환을 다양하게 분류하고 증상이 심하면 하나의 장애라고 말하지만 뇌 질환이 발생했다는 것은 단순한 장애의 발생이 아닌 한 사람의 인생이 사실상 완전히 끝났음을 의미한다. 생물학적으로는 살아있으되 사회적으로 사망하는 것이다. 이러한 엄청나게 비극적인 뇌 상태를 의학적 용어로 아무리 미화하고, 약으로 표면적인 사회적 관계를 어느 기간 동안 유지시켜 준다 해도 환자의 인생이 사실상 끝났다는 사실에는 변함이 없다. 이것이 전자파가 진정으로 무서운 이유이다. 이러한 전자파의 위험성이 구체적으로 알려지지 않으면 전자파의 엄청난 매력 때문에 인간은 전자파의 위험성을 무시하고 전자파에 대응할 여유도 갖지 못한 채 더 빠르고 심하게 전자파에 의존하게 될 것이고 그 결과 인류는 그것에 적응해 호모 사피엔스 다음으로 진화(지금의 인간 모습과 상당히 다른 이상한 모습으로 변하겠지만)할 시간 여유를 갖지 못하고 뇌 질환의 대유행에 휩쓸리게 될 것이 분명하다. 이미 뇌 질환의 대유행이 시작되었음은 각종 질병 통계를 통해 확인할 수 있을 뿐만 아니라 주변에 환자들이 존재한다는 사실, 그리고 그 환자들이 당당하게 자신이 뇌 질환자임을 밝히고 있다는 사실들을 통해서도 확인할 수 있다.

PS.

인간은 화성에 살 수 있을까? 예측들을 보면 살 수 있는 모양이다. 그런데 화성 거주지의 모든 것은 전기로 운용될 것이다. 따라서 화성 거주지의 전자파환경은 지구의 어떤 곳의 전자파환경과도 비교가 안 될 것이다. 그 결과 그곳에 거주하는 사람의 뇌는 대단히 빠르게 손상될 것이다. 즉, 인간은 과학의 도움으로 화성에 살 수는 있겠지만 뇌가 손상되는 값비싼 댓가를 치루게 되는 것이다. 인체에서 가장 중요한 뇌를 손상당하면서까지 화성에 살아야 하는 의미가 있는 것일까? 인간은 화성에 거주지를 만드는 것보다 지구가 생명체가 살 수 없는 상태가 될 때까지 지구에서 버티는 것이 낫지 않을까? 화성은 핵 폐기물 같은 지구의 쓰레기 처리장으로 만들면 좋겠다는 것이 나의 단순한 생각이다.

미국의 한 민간 사업자가 우주인을 화성에 보내려고 한다는 뉴스를 최근 자주 보게 된다. 성공할 수 있을까? 성공할 수 있을 것이다. 무인우주선이 성공하는데 유인우주선이 실패할 리 없다. 그런데 문제는 화성까지 갔다 오는 기간이다. 편도 7개월이라고 하니 우주인은 완전히 전자파로 뒤덮인 우주선이라는 공간에서 왕복 1년4개월 동안 엄청난 세기와 밀도의 전자파를 감당해야 한다. 우주인의 뇌는 화성에 갔다 온 후 얼마 동안 무시할 수 있을까?

사 진

사진1. 산정특례

사진2. 자줏빛 오른발(2016.12.25)

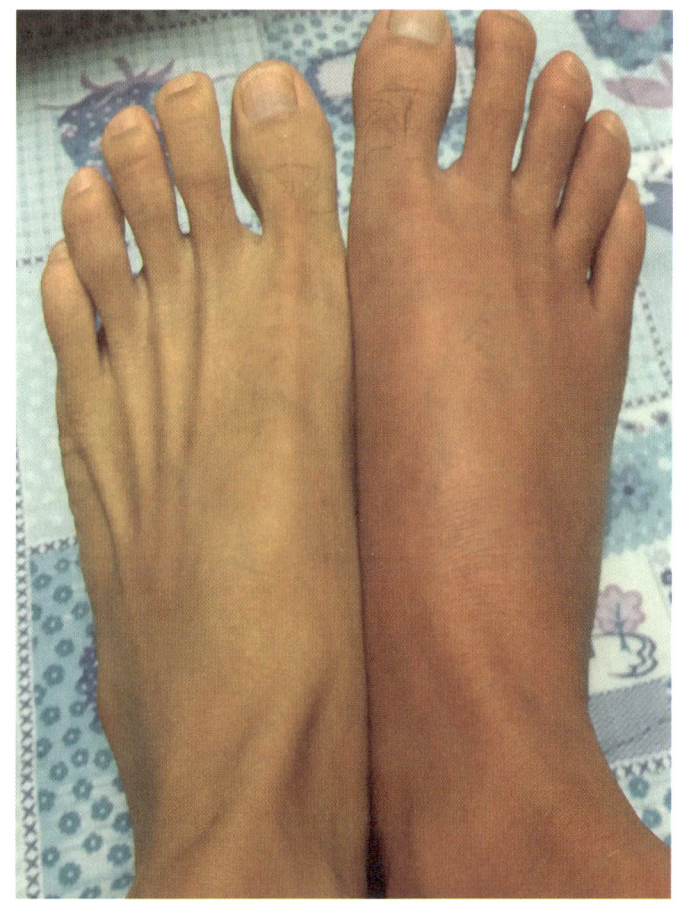

사진3. 자줏빛이 옅어진 모습
(2017.2.24. 운동 후 약간의 시간이 지난 후)

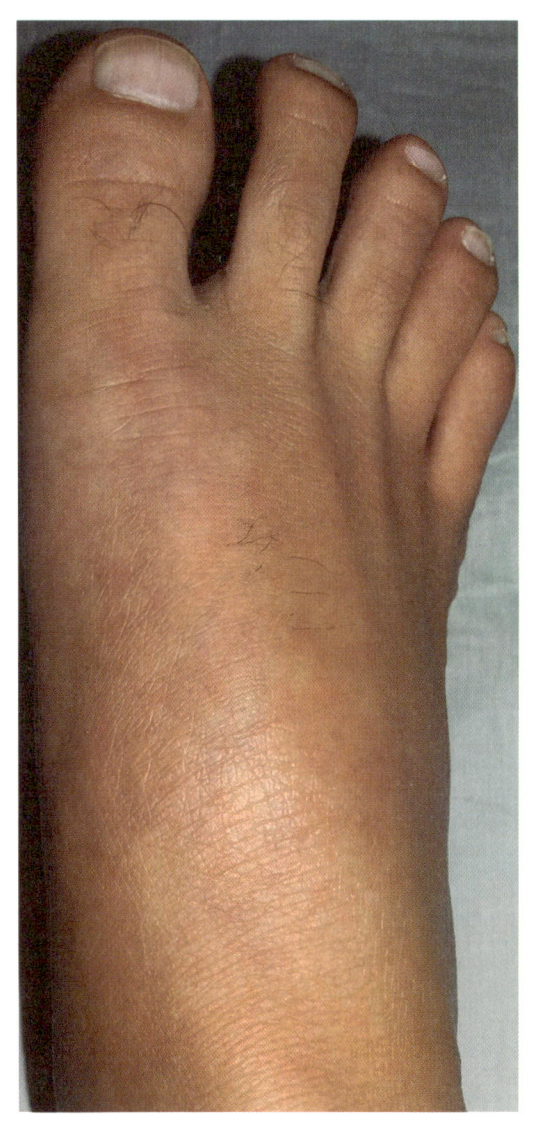

사진4. 운동 직후의 모습(2017.3.11.)
운동 3개월의 결과. 시간이 지나면 다시 붓는다

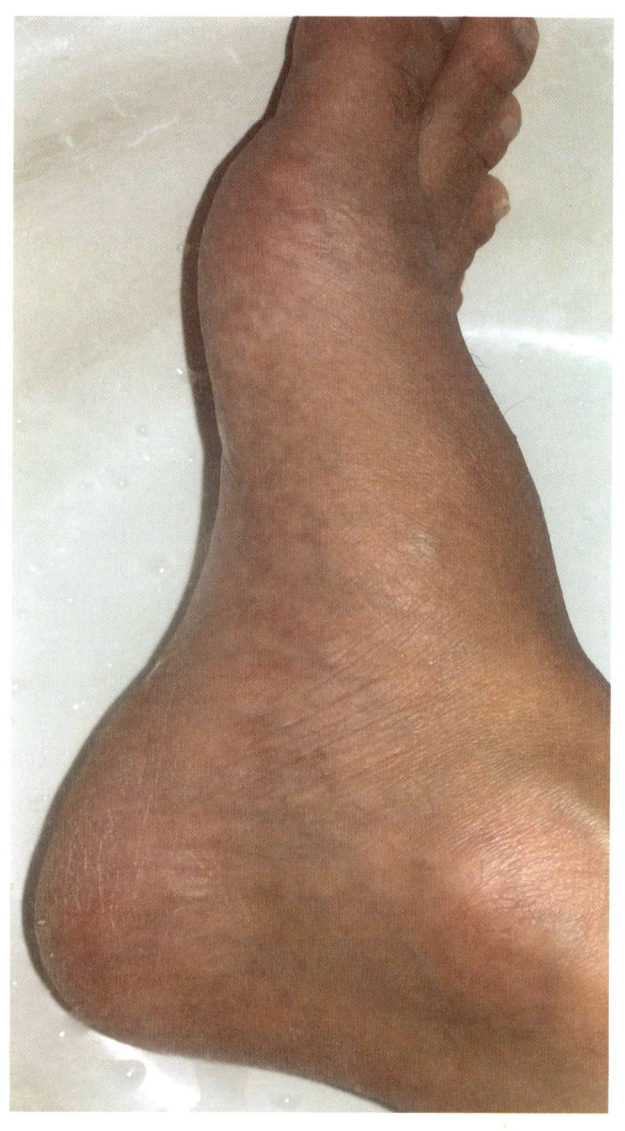

사진5. 정상인 왼발(2018.5.2.)

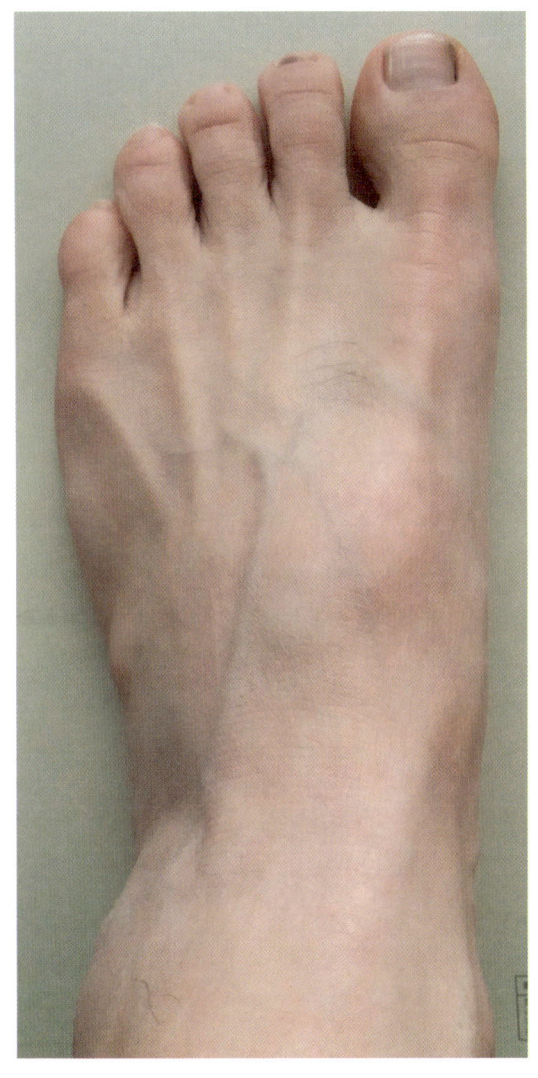

사진6. 정상으로 회복된 오른발(2018.5.2)

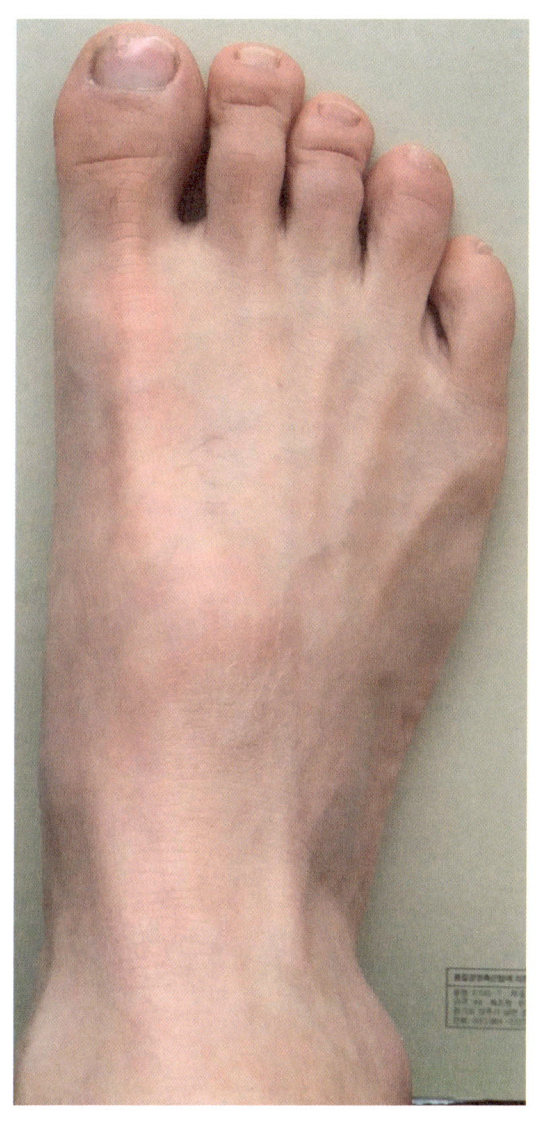

사진7. 완전히 회복된 오른발(2021.3.28. 운동 직후)

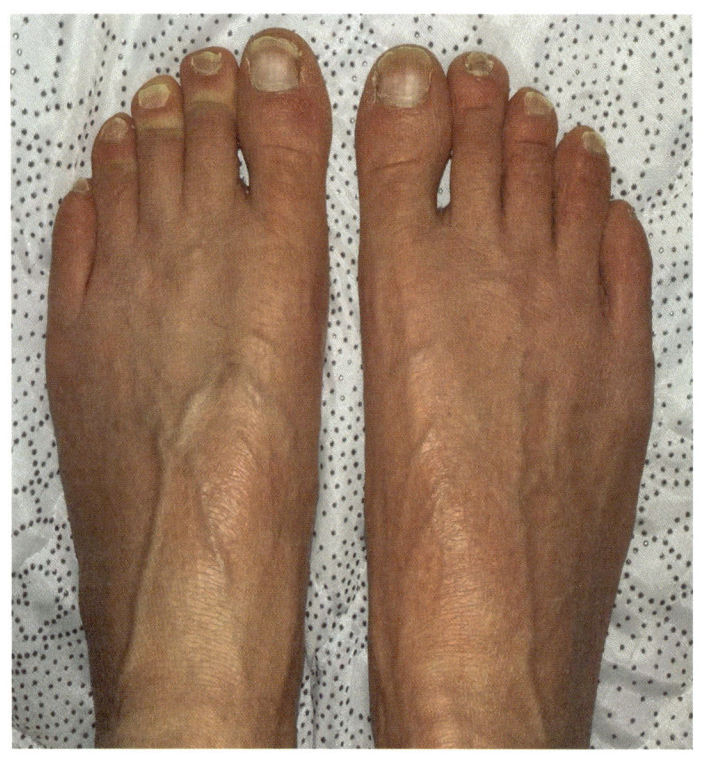

사진8. 볼 근육의 소실

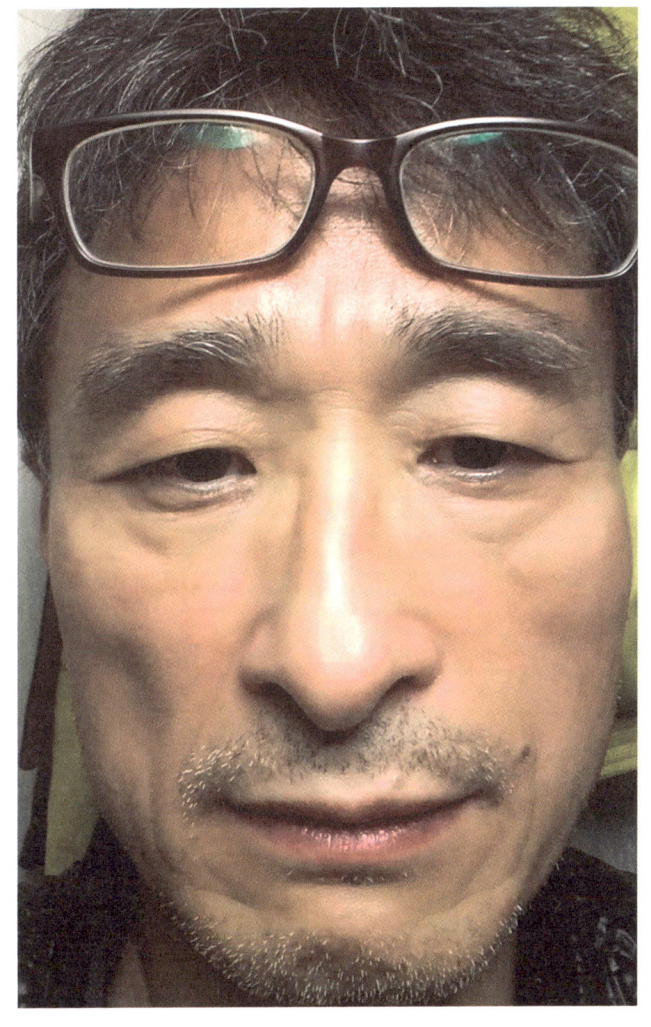

사진9. 크게 회복된 볼의 모습(2021.3.27.)

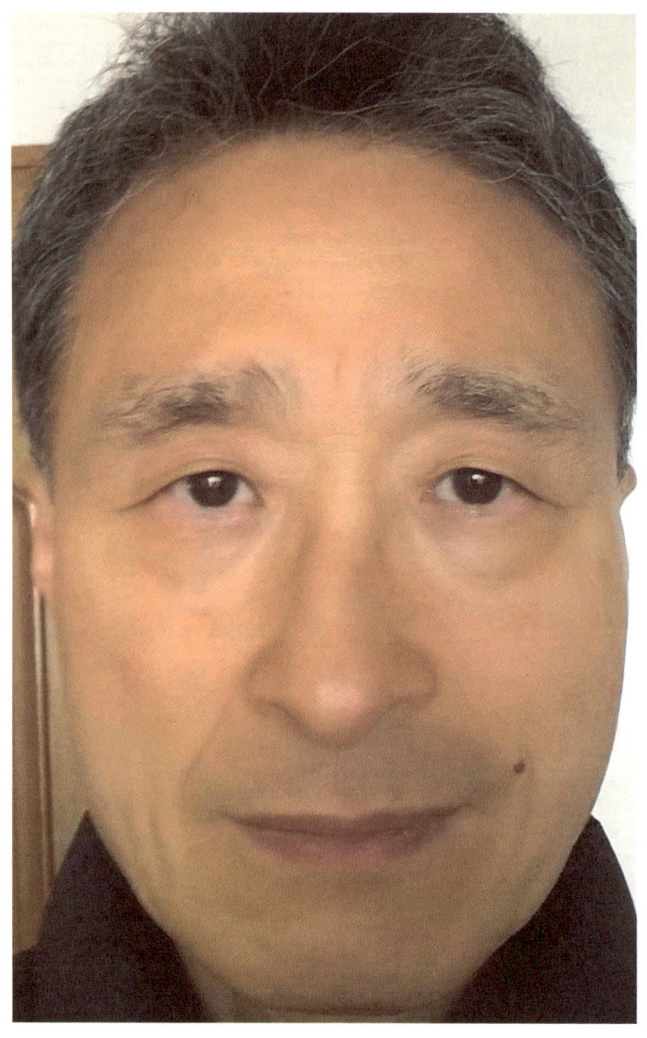

사진10. 점액낭종

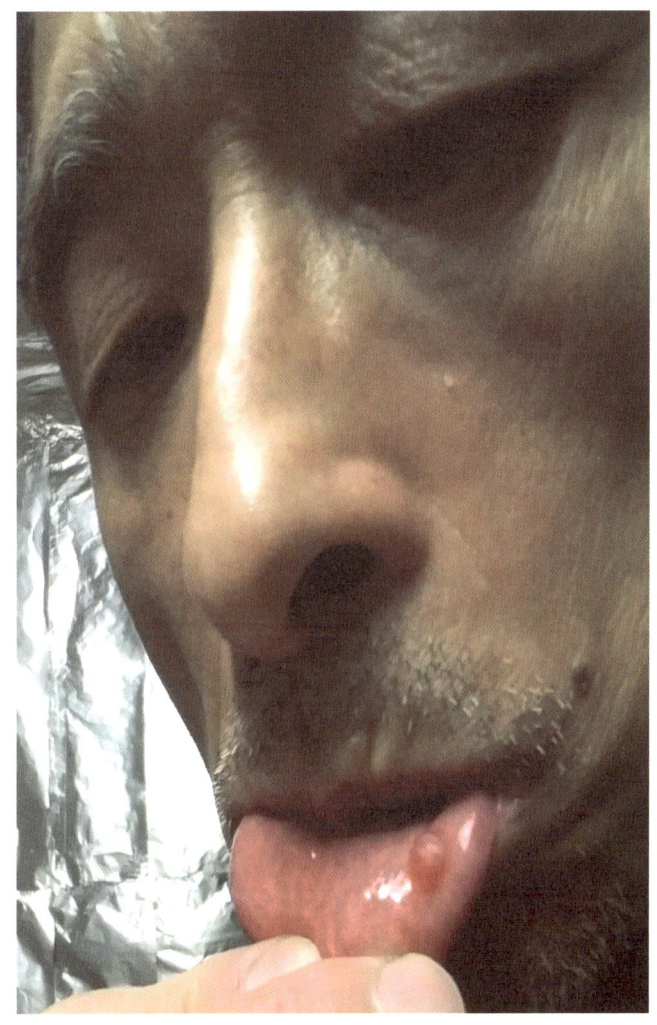

사진11. 눈 출혈

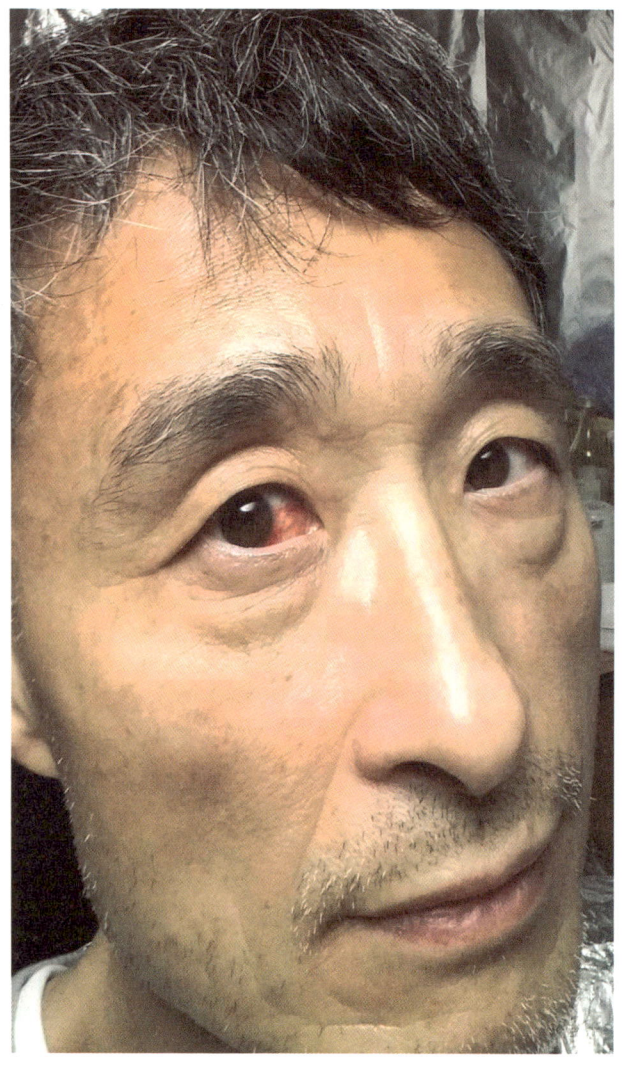

사진12. 손가락 마디의 각질화

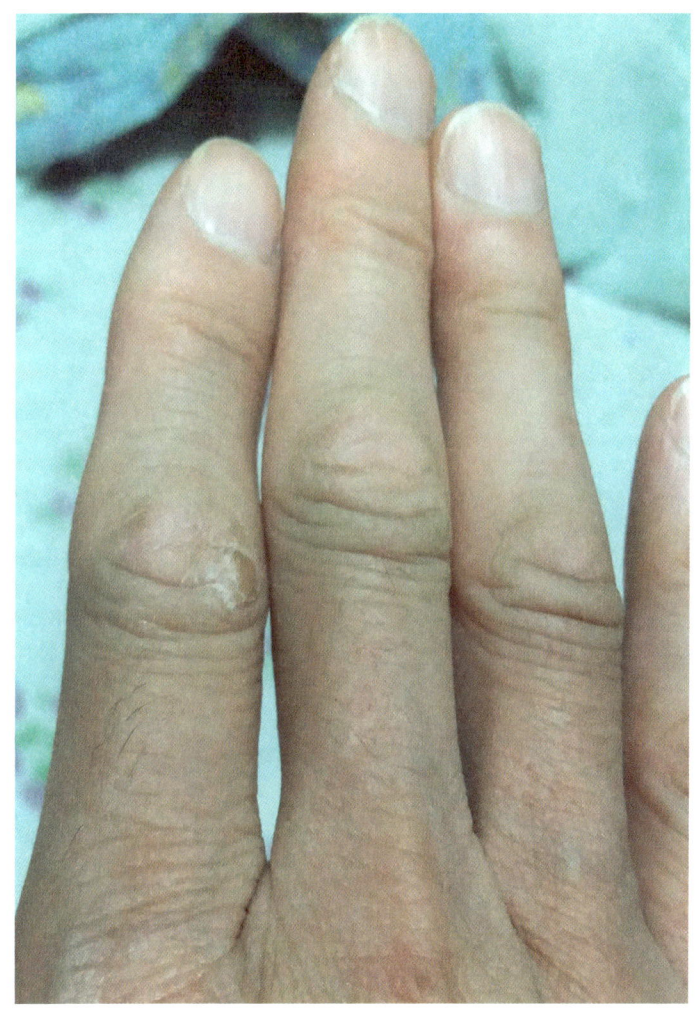

사진13. 손가락 마디의 상당히 회복된 모습

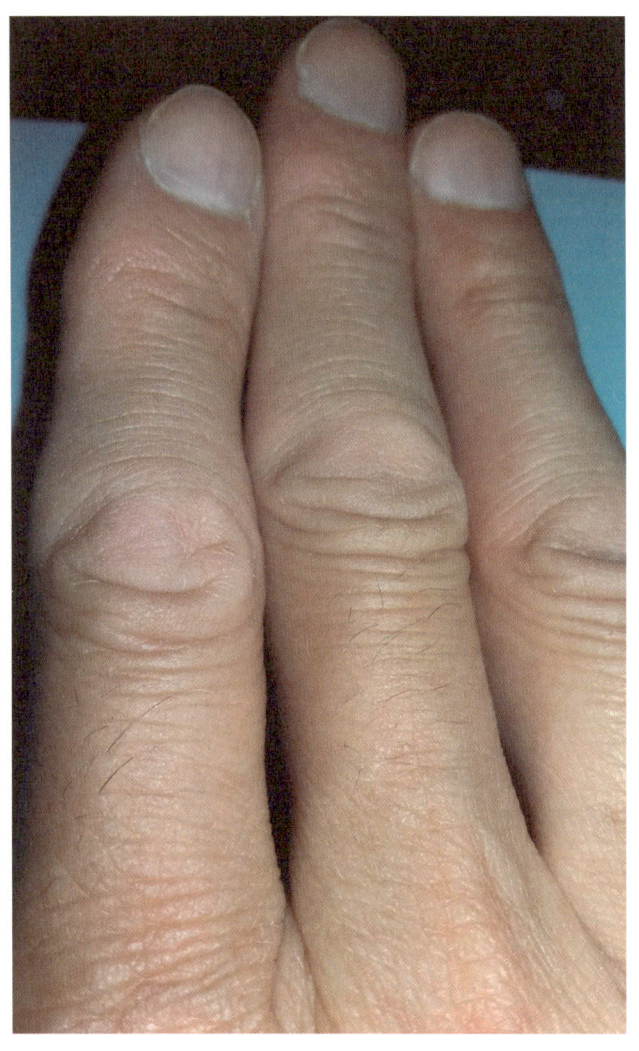

사진14. 완전히 회복된 손가락 마디(2021.3)

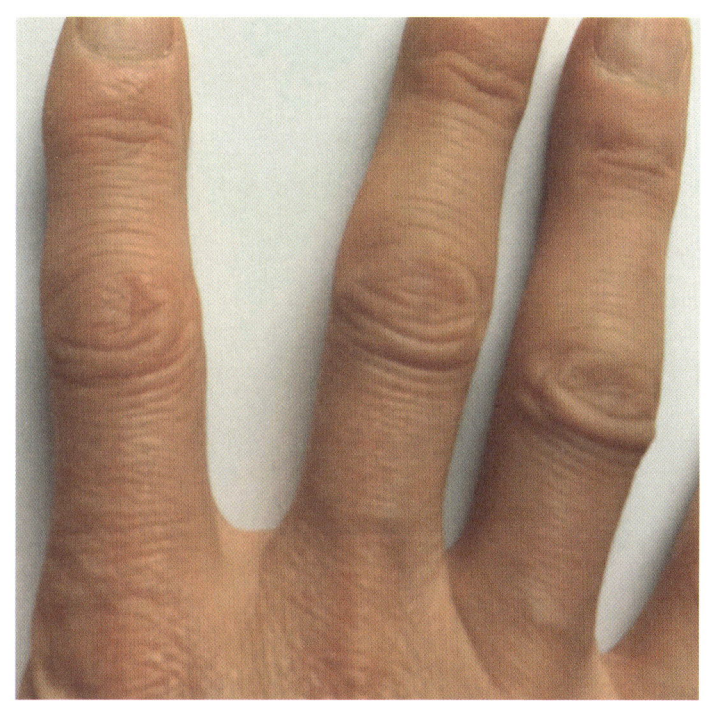

사진15. 허벅지, 다리 수포

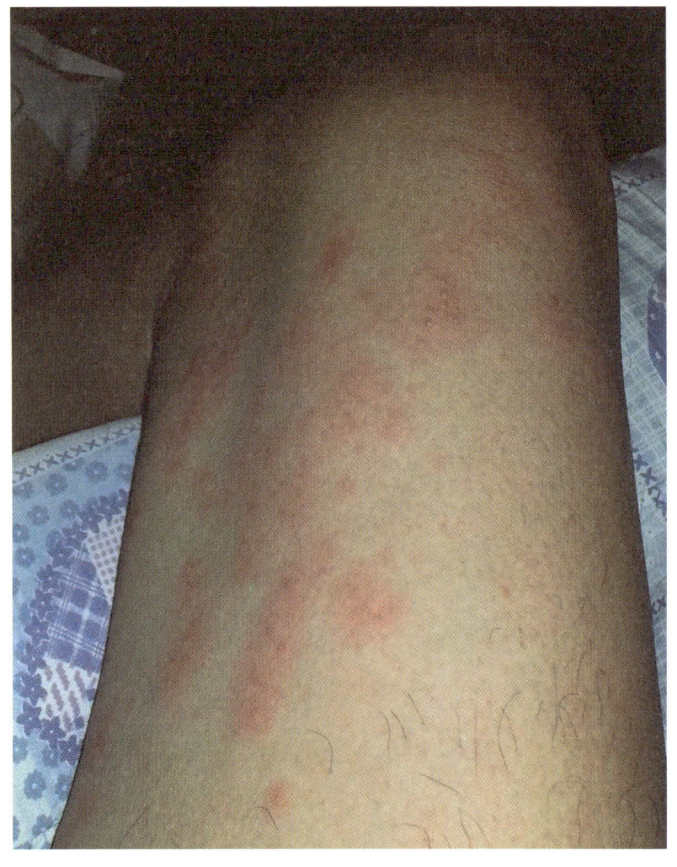

사진16. 허벅지, 다리 수포(상세)

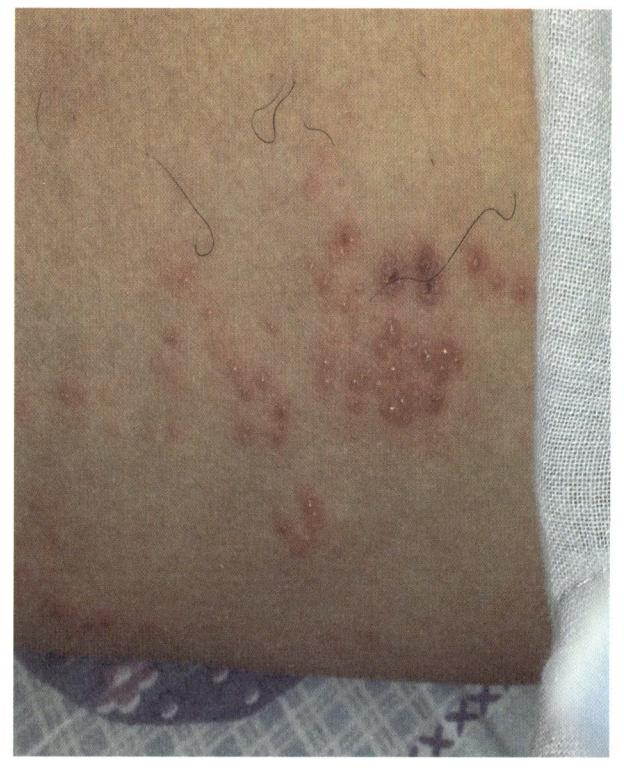

사진17. 호일 조끼, 밴드, 벽

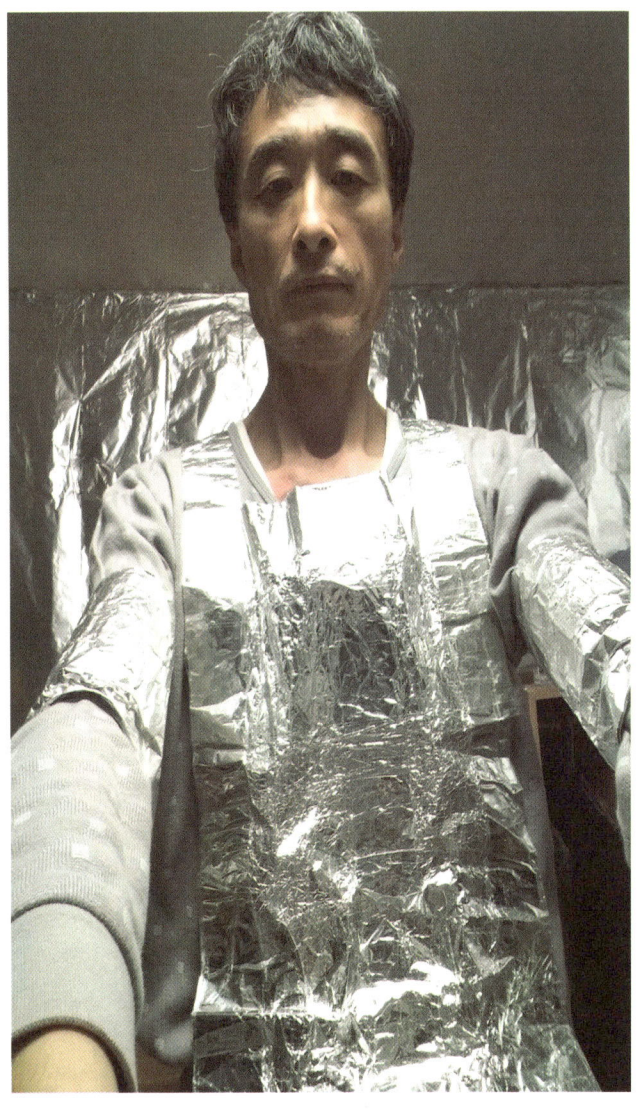

사진18 .성대, 후두 마비로 인한 진료 의뢰서

의료급여법 시행규칙 [별지 제3호서식]		
의료급여의뢰서		

| 사용 구분
(해당 항목
[ ]에 √표기) | [√] 선택의료급여기관 미적용자를 다른 의료급여기관으로 의뢰하는 경우
(「의료급여법 시행규칙」 제3조제3항에 따른 의료급여 진료절차)
※ 노숙인진료시설인 경우 추가 표기
[ ] 노숙인진료시설인 제1차/제2차의료급여기관에서 다른 노숙인진료시설인 제2차의료급여기관으로 의뢰
[ ] 노숙인진료시설인 제2차의료급여기관에서 제3차의료급여기관으로 의뢰
[ ] 선택의료급여기관에서 다른 의료급여기관으로 의뢰하는 경우
(「의료급여법 시행규칙」 별표 1 제1호다목에 따른 의료급여 진료절차)
[ ] 선택의료급여기관으로부터 의뢰받은 후 다른 의료급여기관으로 재의뢰하는 경우
(「의료급여법 시행규칙」 별표 1 제1호라목에 따른 의료급여 진료절차) |

보장기관기호	5680000		보장기관명		
세대주성명	이희상		생년월일	년 월 일	
수급권자성명	이희상	주민등록번호		전화번호	010
주소					
상병명	성대 및 후두의 마비, 한쪽			J3800	
진료기간	2021-01-18 ~ 2021-01-18		진료구분	○입원 ●외래	
환자상태 및 진료의견	상기 환자는 여성으로 내원하였으며 후두내시경 검사상 좌측성대 마비 관찰됩니다. further evaluation 및 management 위해 의뢰드리오니 고진선처바랍니다. 감사합니다.				

「의료급여법」 제7조제2항과 같은 법 시행규칙 제3조제3항 및 별표 1에 따라 위와 같이 의료급여를 의뢰합니다.

2021년 01월 18일

의료급여기관 기호 : 34346309
소재지 : 충청남도 당진시 중앙2로 96 2층
대표자 : 박병건 (6106)
담당의사 : 박병건 (6106)

의료급여기관 대표자 귀하

사진19. 전자 체온계

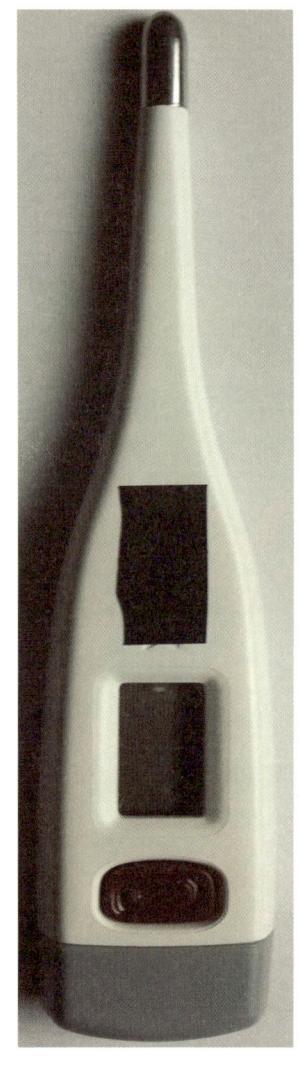

사진20. 양 발톱 죽은 모습

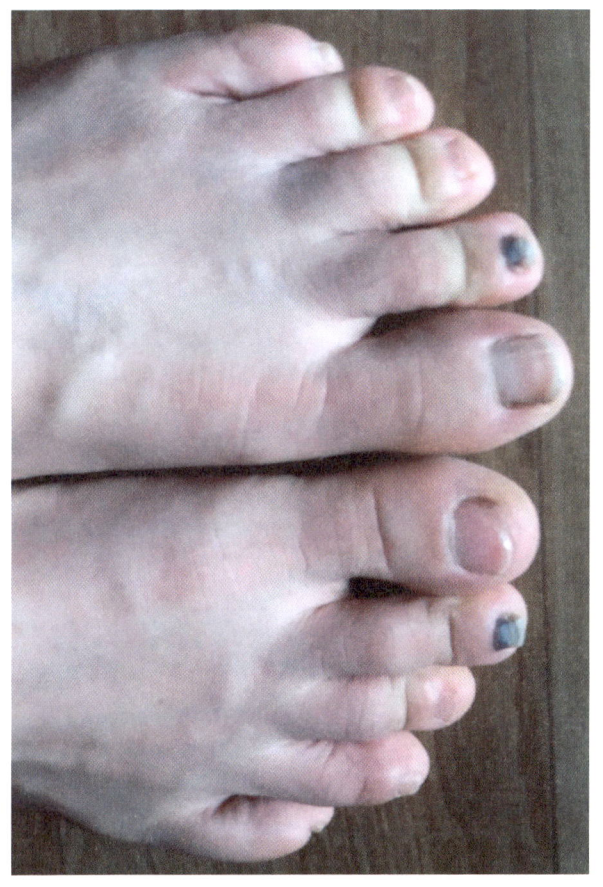

사진21. elife 보고서 체온선(원본)

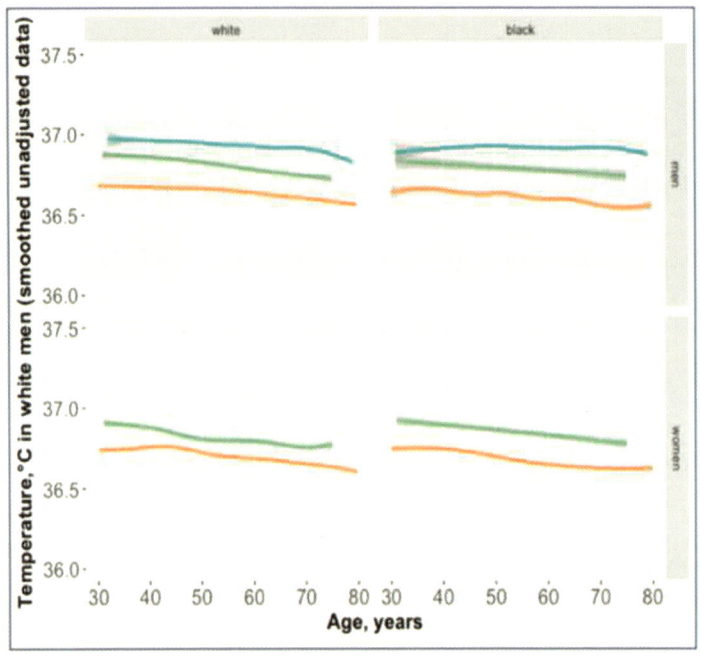

상단 좌측: 백인 남자. 우측: 흑인 남자
하단 좌측: 백인 여자. 우측: 흑인 여자

출처: elife 2020.9 e49555
Decreasing human body temperature in the United States since the Industrial Revolution
Myroslava Protsiv, Catherine Ley, Joanna Lankester, Trevor Hastie, Julie Parsonnet

BOOK II

복합부위통증증후군

뇌 질환 치료법

1장 복합부위통증증후군 (CRPS) 발병 원인

 CRPS는 겉으로 드러나는 증상만 보면 자율신경 손상이나 말초신경, 특히 사지의 말초신경이 극도로 약화, 손상되어 작은 자극에도 통증이 매우 심하게 발생하는 단순한 외과적 통증 질환으로 보이지만 실상은 크게 손상된 뇌를 기반으로 인체 전체 내·외부에서 수많은 증상이 발현하는 뇌 질환의 한 종류이다.
 뇌는 전신을 지배하는데 좌뇌는 몸의 우측을, 우뇌는 좌측을 지배한다. 손상된 뇌는 직접적이든 간접적이든 자극에 민감하게 반응하고 반응의 형태 중에는 인체 전체의 혈관 수축이 있다. 그래서 뇌를 조금이라도 자극하는 자극원이 존재하는 환경에서는 CRPS 환자의 전신 내·외부의 모든 혈관은 심하게 계속 수축하게 된다. 혈관이 심하게 수축을 지속하고 일부가 폐쇄, 소멸하면 인체는 약화, 손상된다. 인체는 약화, 손상되면 문턱값이 하락하는데 심하면 거의 무한대까지 하락한다(문턱값이란 세포에서 활동전압이 발생하는 최소한의 자극값을 말하는 것으로, 쉽게 말하면 세포가 자극에 반응하는 최소한의 자극값을 말한다). 문턱값이 크게 하락하면 작은 자극도 인체에 큰 손상을 야기한다. 이러한 이유로 CRPS 환자에게는 언제나 매우 특이하고 심각한 증상들이 발현, 유지,

확대되는데 CRPS는 뇌 한쪽의 심각한 손상을 기반으로 하기 때문에 증상은 대부분 몸의 한쪽에 발현한다.

1. CRPS는 뇌 질환이다

 CRPS가 시작되면 수많은 증상이 내·외부를 가리지 않고 인체 전체에서 발생한다. 그 이유는 CRPS 환자의 뇌가 심하게 손상되어 있고 환자의 주변에 뇌를 자극하는 자극원이 존재하기 때문이다. CRPS가 심각한 뇌 손상을 기반으로 한다는 것은 CRPS 환자에게 정신과 관련된 이상 증상이 발현하는 것을 보면 알 수 있다(정신과 약을 안 먹는 경우이다). 나에게 발현한 정신의 이상 증상은 이미 BOOK I 에서 소개했지만 간단히 다시 소개하겠다. 다시 말하지만 나는 치료를 위해 정신과 약을 먹은 일이 단 한 번도 없다.

1. 성적 상상이나 누군가를 잔인하게 살해하는 상상이 전혀 의도하지 않는데도 불구하고 자연스럽게 떠오르고 스스로 스토리를 만들어 진행한다. 이 스토리 진행에 내 의사는 정말로 전혀 반영되지 않는다. 이 상상들은 현실보다 더 생생하고 장면 하나하나가 매우 구체적으로 그려졌기 때문에 나는 당연히 극도의 흥분상태에 빠졌다. 그리고 이것들에는 반드시 큰 통증이 동반됐다. 그래서 이것들이 시작되면 즉시 머릿속에서 없애기 위해 많은 노력을 해야 했다. 이 상상들은 내가 하고 싶지 않다고 사라지는 것이 아니었기 때문이다.

2. 방 밖에서 수탉이 울어도 기절할 듯이 놀랐다. 이 때문에 의사에게 스트레스완화제를 처방받아 먹었더니 발과 다리에 온갖 종류의 통증이 한꺼번에 발생했다. 나는 그때 절망감 때문에 목숨을 포기했었다.

3. 의사에게 처방받은 CRPS 약 중에 신경전달물질을 조절하는 약이 있었다. 나는 스트레스완화제로 인한 부작용을 겪었기 때문에 이 약의 부작용 여부를 확인하기 위해 같이 처방된 다른 약은 먹지 않고 이것만 먹어 보았다. 그러자 증상이 없던 왼쪽 팔에 심한 통증이 며칠간 지속되고 오른쪽에 비해 체온이 높던 왼쪽 전체에도 심한 체온저하 현상이 나타났다(정신과 약은 전자파 통증을 확실하게 없애 준다).

4. 야간 산행을 끝낸 후 대추차 한 잔을 마셨더니 잠을 전혀 자지 못하는 일도 발생했다(대추에는 미량의 신경안정제 성분이 있다고 한다). 저녁에 대추차를 마신 후 다음 날 아침까지 내 정신은 마치 한낮에 활동할 때처럼 완전히 맑은 상태를 계속 유지한 것이다.

5. 누군가 내 앞에서 휴대폰을 사용하면 욕을 하며 그곳을 떠났고 그 상황이 버스 안에서 발생하면 충동적으로 목적지가 아닌 곳에서 하차하기도 했다.

6. 개 짖는 소리에도 크게 놀라고 몸에는 큰 통증, 소름, 한기가 발생했으며 목줄에 매여 있는 개가 전혀 위협이 되지 않는 것을 알면서도 나를 향해 조금이라도 움직이면 역시 큰 통증과 소름, 한기가 발생했다.

7. 사람 말소리만 들어도 통증이 발생했다(이 현상은 조용한 곳에서만 발생했다).

 이러한 증상들은 명백히 내 뇌에 큰 손상이 있었다는 것을 말해 주는데 부족함이 없다. 뇌 이상과 관련된 것으로 생각되는 이러한 증상들은 전자파를 피하고 운동을 하는 자가치료로 몸 상태가 회복되어 가자 모두 사라졌다. 이러한 정신 이상 문제는 나만이 아니라 아마 CRPS 환자에게 공통적으로 나타날 것이다. 왜냐하면 CRPS는 심각한 뇌 손상을 기반으로 하는 질환이기 때문이다.

2. CRPS가 발병하면 나타나는 특징

 인체는 약화, 손상되면 문턱값이 하락하고 심하면 거의 무한대로 하락한다. 따라서 이 상태에서는 세포나 조직(세포의 소집단으로 세포 사이의 물질까지 포함하는 용어이다)은 아주 작은 자극만 받아도 큰 손상을 입을 수 있다. 뇌 조직 역시 약화, 손상되면 문턱값이 하락하고 심하면 거의 무한대까지 하락하는 것으로 추정된다.
 전자파는 세든 약하든 종류에 관계없이 어떤 형태, 어떤 방식으로든 뇌를 자극하며 자극에 대한 뇌의 반응 중에는 전신의 혈관 수축이 있다. 혈관의 수축 정도는 자극의 크기와 인체 손상 크기에 비례하는 것으로 추정되는데 혈관 수축 영향은 가장 가는 모세혈관과 모세혈관과 연결된 소동맥, 소정맥에서 가장 클 것이다.
 손상이 큰 뇌는 자극을 받으면 혈관을 심하게 수축시키므로 전자파 자극이 지속된다면 혈관은 심하게 수축하고 소멸할 것이다. 따라서 혈관의 장기적인 심한 수축과 소멸은 조직의 약화, 손상의 원인이 된다. 뇌는 인체 전체를 지배해 인체 전체 혈관을 수축시키므로 조직의 약화, 손상은 인체 전체에서 진행된다.
 CRPS는 좌우 뇌의 심한 비대칭 손상을 기반으로 발병하는 것으로 추정된다. 즉, CRPS 환자의 좌뇌와 우뇌는 손상 상태가 크게 다른 것이다. 이러한 이유로 CRPS 환자는 전자파에 지속적으로 노출되면 손상이 큰 뇌의 지배를 받는 몸의 한쪽 전체 내·외부에는 대단히 특이하고 심각한 증상들이 끊임없이 발현, 유지, 확대되어 간다.

 오늘날의 사회구조는 전기에 의해 운용되고 유지된다. 따라서 문명화된 사회 속에서 살아가는 한 어느 누구도 전자파 자극을 피할 방법이 없다. 이 상황은 CRPS 환자에게도 마찬가지이다.
 나는 2016년9월 경미한 오토바이 사고로 발등을 다쳤는데도 정신을 잃었고 발등은 마치 골절된 것처럼 통증이 심했다. 사고 후 심한 발 통증 때문에 방에서조차 스틱에 의존해 걸어 다녔다.
 사고 후에도 일상생활은 일을 하지 않는 것 외에는 변함이 없었다. 24시간 와이파이 모뎀을 켜 놓고 스마트폰, 무선 인터넷폰, 컴퓨터, 노트북을 사용했고 TV를 봤다. 그런데 사고 후 한 달 정도 지나자 매우 특이한 증상들이 나타나기 시작했고 시간이 흐를수록 악화되어 갔다.
 손가락, 발가락 끝이 수시로 송곳, 바늘, 가시 같은 것에 찔렸고 누워있을 때 철사 같은 것에 발바닥을 찔리기도 했다. 오른발 전체는 수시로 수백, 수천 개의 바늘이나 가시 같은 것에 동시에 찔리고 곧바로 큰 열과 붓기가 발생했으며, 누워있다 일어나면 오른발 색깔이 갑자기 검붉은 색(자줏빛?)으로 변했다(사진2 참고). 이 색깔은 시간이 흐르자 다리 위로 확대되어 갔다. 몸의 오른쪽은 얼굴부터 발끝까지 체온이 하락했으며 다친 발은 냉장실이나 냉동실의 고깃덩어리처럼 차가웠다. 스마트폰을 사용하기 시작하면 손등이 수십 마리의 작은 곤충에 쏘였다. 사용 시간이 길면 배변 압박이 급상승하고 배변해야 했으며 발과 다리에 통증이 발생하고 다리의 신경들이 크게 볼록거리고 손이 부었다. 폰을 저녁에 사용하면 잠을 자지 못했고 입 안은 사막처럼 수분이 전혀 없는 상태로 변했으며 오른쪽 유두는 약간 뭉툭한 송곳처럼 딱딱하고 뾰쪽하게 발기했다(횟수도 매우 적었고 발기 강도도 낮았지만 왼쪽 유두도 발기했다). 무선 인터넷폰을 사용한 후 오른팔에 야구 방망이에 맞은 듯한 극심한 통증이 두 시간 넘게 지속된 적도 있었다(이 통증은 신기하게 한순간에 사라졌다). 위가 전혀 활동하지 않는 것을 경험하기도 했고(나는 그런 경험을 평생 처음 했는데 볼 수는 없었지만 위가 전혀 활동하지 않는다는 것을 느낄 수 있었다) 오른팔이 일시적으로 마비되는 현상도 발생했다. 오른손으로 소량의 밀가루를 반죽한 후 오른손은 수저도 들지 못하게 되었고 극심한 통증이 오른쪽 팔과 어깨에 지속됐다. 그 극심한 통증 때문에 그렇지 않아도 불면증에 시달리던 나는 깊은 잠을 조금도 잘 수 없게 되었다. 오른쪽 볼, 알통, 종아리 근육이 크게 소실됐고 체중은 크게 하락했으며 골다공증은 T−3.9(티 마이너스3.9)까지 악화가 크게 진행됐다. 손과 손가락이 붓고 손가락 마디는 검고 딱딱하게 각질화 되어갔으며(사진12 참고), 맥박 수는 분당 98회를 기록했다(정상인은 60-70회 정도). 조용한 곳에서 말소리를 들으면 통증이 발생했고 수탉이 우는 소리에 기절할 듯이 놀라고 통증이 뒤따랐다. 생각을 조금만 깊게 하거나 복잡하게 해도 통증이 발생했다. 수시로 성적 상상과 누군가에게 잔인하게 복수하는 상상이 현실보다 훨씬 더 생동감 있고 세밀하게 그려졌고 반드시 극심한 통증이 뒤따랐다. 누군가 나에게 불친절하거나 원하는 행동을 하지 않으면 지나친 증오감이 생기고 분노했으며 싸우고 싶은 충동감에 빠져들었다.

 2016년9월27일사고 후 나는 왜 이렇게 많은 증상들을 오랫동안 겪었을까?
CRPS에 걸렸기 때문에?
다시 한 번 말하겠다.

내 몸에 발생한 모든 증상들은 전자파로부터 안전한 공간에서는 예외 없이 호전되고 소멸했고 새로운 증상은 전혀 발현하지 않았다. 반면 특이하고 심각한 증상들이 끊임없이 발생, 유지, 확대될 때는 전자파에 둘러싸여 있었다. 즉, 내 몸에 수많은 증상이 끊임없이 발생한 것은 CRPS라는 병과 전자파 자극이 결합했기 때문이었다. 그러니 내가 단순히 CRPS에 걸렸기 때문에 수많은 증상을 끊임없이 겪었다는 것은 잘못된 생각이다.

 나는 병을 고치고 싶어 의사들을 만났다. 그러나 의사들은 이 병이 어떤 특징을 갖고 있는지, 뇌와 몸의 근본적 회복을 위해서는 어떻게 해야 하는지 말해 주지 않았다. 지금도 대학병원에 다닐 때 만났던 환자들의 모습이 생생하다. 3년 된 환자 두 명은 휠체어를 타고 다녔는데 한 명은 신경 차단 시술을 셀 수 없이 받았다고 했고 다른 한 명은 정신상의 문제가 있는 듯 보험회사 직원이 자신을 미행한다고 반복적으로 말했다. 6년 된 환자 한 명은 휠체어도 타지 않았고 정신도 문제가 없어 보였지만 지팡이에 의존해 휘청거리며 걸었고 얼굴은 매우 창백하고 마치 영혼이 없는 듯 멍하고 생기가 전혀 없어 보였다. 내가 상태가 어떻게 되어가는 지를 묻자 그는 갈수록 악화되고 있다고 대답했다. 환자 상태가 악화되어 가는 데도 의사가 막지 못하는 것은 CRPS가 뇌 질환이라 뇌 손상을 근본적으로 치료할 수 있는 약이 없는 것이 첫 번째 이유일 것이고 의학계에서 이 병에 관해 정확히 모르는 것도 이유 중 하나일 것이다.
 나는 자가치료로 뇌와 몸을 회복시켰다. 나는 이 병에 관해 정확히 알고 있다고 말할 수 있을까? 의학을 배우지 않은 내가 의학지식을 바탕으로 이 병을 알고 있다고 말하지 못하며 설명하지 못한다. 물론 전혀 알지 못한다고 말할 수는 없다. 예를 들면 이런 것이다. 나는 이 병이 뇌의 심각한 좌우 비대칭 손상 때문이라고 주장한다. 일반인은 뇌가 좌우로 나뉘어져 있다는 사실조차 모른다. 그러나 나는 의학의 기초인 생리학을 독학했기 때문에 뇌가 좌우로 나누어져 있고 뇌의 부위마다 기능이 다르다는 매우 기초적인 내용 정도는 안다. 나는 이러한 기초적인 지식과 뇌와 몸에 발현한 증상들을 통해 내 뇌에 손상이 있다는 것과 좌뇌와 우뇌의 손상에 큰 차이가 있다는 사실을 도출해 냈다. 그리고 이것이 이 병의 발병 이유라는 것도 추론했다. 즉, 나는 의학지식을 바탕으로 이 병에 관해 설명할 수는 없지만 CRPS가 심한 뇌 손상을 기반으로 하는 병이며 좌뇌와 우뇌의 손상에 큰 차이가 존재한다는 정도는 안다고 말할 수 있다.

 내가 이 병에 걸려 알게 된 것은 좌뇌와 우뇌의 손상 차이만은 아니다. 이미 말했듯이 뇌는 자극을 받으면 반응을 하는데 반응 중에는 반드시 전신의 혈관 수축이 있다는 것과 뇌 조직은 다른 조직과 마찬가지로 손상이 심할수록 자극에 대한 문턱값이 더 크게 하락하며 그에 따라 혈관의 수축 정도가 커진다는 것도 안다.

 혈관 수축이 강하게 지속되면 혈관은 결국 폐쇄되고 소멸한다. 혈관이 지속적으로 수축하고 소멸해 세포에 산소와 영양이 적절히 공급되지 못하고 노폐물이 정맥으로 회수되지 못하면 세포는 손상되고 소멸한다. 세포의 손상과 소멸이 커지면 인체는 약화, 손상되고 시간이 갈수록 심화, 확대된다. CRPS 환자에게 혈관 수축은 뇌 손상으로 인해 발생하고 한쪽 뇌의 심한 손상이 원인이기 때문에 몸의 한쪽 전신에서 발생한다. 그 결과 증상의 대부분은 몸의 한쪽 전신에서 발생한다.

그림18. 상당한 거리의 휴대폰 사용으로 인한 통증

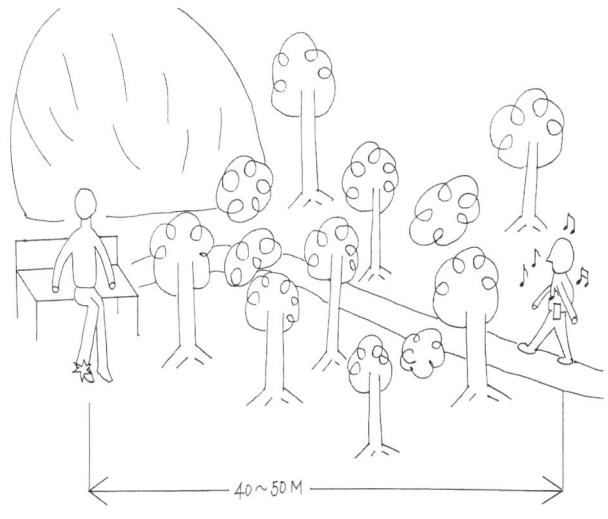

이 현상을 겪었을 당시 나는 휴대폰 전자파 때문에 통증이 발생했을 것이라는 의심은 했지만 '그렇다'라고 결코 단정할 수 없었다. 그때는 전자파가 방사된다는 것을 알지도 못했고 40-50m 떨어진 곳에서 사용하는 휴대폰 전자파가 영향을 줄 수 있다고 생각할 수 없었기 때문이다 (지금도 그러한 거리까지 영향을 줄 수 있는지 의문을 갖고 있다). 그런데 이와 매우 유사한 경험을 두 번 더 하고 나니 그 통증이 휴대폰 전자파 때문에 발생했다고 생각하지 않을 수 없게 되었다.

하나는 산을 오르고 있을 때 갑자기 발에 그림18과 같은 통증이 발생한 사례이다. 나는 이미 그림18을 경험했기 때문에 즉시 주변을 둘러보았다. 정말 약 10미터 위에서 한 등산객이 앉아서 휴대폰을 사용하고 있었다. 주변에는 아무도 없었다.

오늘날의 우리는 24시간 전자파에 둘러싸여 산다. 그래서 뇌 질환 환자는 혈관이 심하게 수축을 지속하고 그에 따라 인체 전체는 약화, 손상되어 다양한 증상이 끊임없이 나타날 수밖에 없다. CRPS는 한쪽 뇌의 심한 손상을 기반으로 하기 때문에 좀 더 많은 특징을 나타낸다.

2-1. 문턱값의 무한 하락

 뇌와 몸은 약화, 손상되면 자극에 대한 문턱값이 하락하는데 거의 무한대까지 하락한다. 이것이 단순한 추론이 아니라는 것은 내가 겪은 증상들을 통해 확인할 수 있다.

사례1. 변압기 자극을 느끼다

 우선 다음 쪽의 그림15, 16을 보자. 나는 변압기가 있는 전봇대 근처에서 그림과 같은 자극을 세 번 경험했다. 몸에서 느낀 자극의 형태를 그림이나 글로 정확하게 묘사할 수 없지만 그림처럼 아주 작은 원 같은 자극원이 연속으로 흘러가는 느낌이었다. 버스의 발에서, 호일밴드를 한 팔이나 호일조끼를 입은 몸통에서, 방에서 느꼈던 감전들과 다른 느낌이었다.

 이 자극은 그림15 사례에서 먼저 경험했다. 밭에서 한 사람과 약 10미터 사이를 두고 대화를 나누고 있었는데 갑자기 발에 통증이 발생했다. 처음에는 통증의 형태를 몰랐는데 통증이 계속되니 자극의 형태를 알 수 있었다. 그런데 잠시 후 손을 들어 하늘을 가리키는 손가락에 똑같은 자극이 발생하기 시작했다. 신기했다. 그래서 잠시 손의 자세를 유지했더니 같은 자극이 계속됐다. 결국 나는 대화를 중단하고 그곳을 떠났다. 내가 서 있었던 근처에는 집이 한 채 있었고 20미터 떨어진 곳에 변압기 한 개가 있는 전봇대가 있었으며 50미터 정도 떨어진 곳에는 휴대폰 중계기가 있었다.

그림16 사례도 밭의 농로에 있는 전봇대 아래에서 겪었다(전봇대에는 변압기 한 개가 붙어 있었다). 그곳에도 근처에 집이 한 채 있었지만 휴대폰 중계기는 보이지 않았다.

그림15. 변압기 자극1

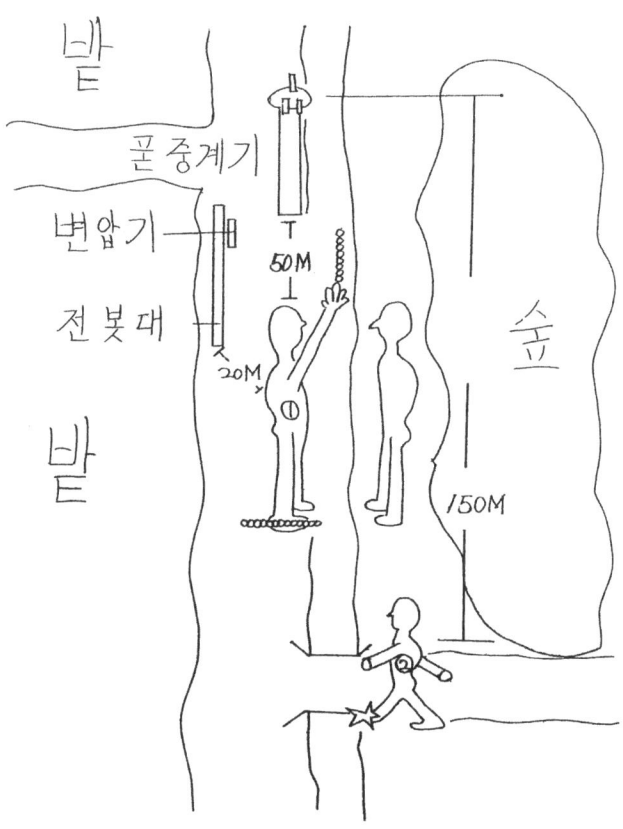

그림16. 변압기 자극2

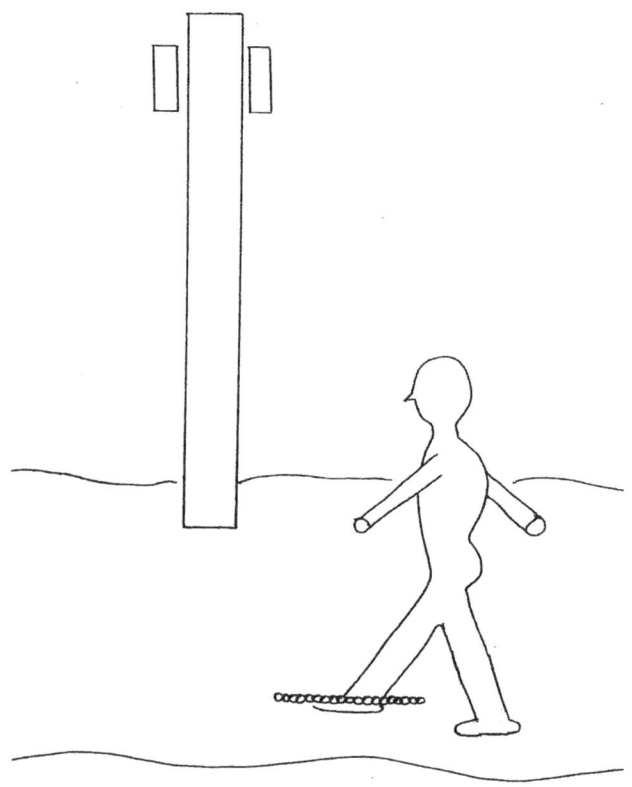

 상황을 종합해 보면 내 몸에 자극을 준 것은 변압기임이 분명하다. 만약 휴대폰 중계기가 원인이었다면 그림16 사례는 발생하지 않았을 것이다. 근처에 있는 집의 전기, 전자기기, 또는 전선에서 발생하는 전자파가 원인이었다고 생각하기에는 거리가 멀었다. 변압기에 연결된 전선 때문이었을까? 그림16 사례는 내가 전주를 따라, 즉, 중고압 전선을 따라 걷던 중 발생했으므로 중고압 전선에서 발산된 전자파가 원인이라고 생각할 수 있지만 그림15 사례는 가정용 저전압 전선 하나만 근처에 있었을 뿐이므로 전선의 전자파를 원인으로 생각할 수 없다. 그러므로 내가 그림15, 16에서 자극의 형태가 어떤 것인지 확실히 지각할 수 있을 정도로 통증을 겪은 것은 변압기에서 발산되는 전자파 외에 다른 것을 생각할 수 없다. 이러한 변압기 자극을 경험한 사람이 지구상에 나 이외에도 존재할까? 아마도 없을 것이다.

 당시 내 몸은 변압기 자극이 어떤 것인지를 알 수 있을 정도로 손으로 톡 치면 부서지는 유리몸과 같은 상태였다. 나는 그래도 이 병으로부터 탈출하기 위해 병원에서 처방한 약을 먹지 않고 버텼다. 정신과 약의 부작용을 경험한 후, 약을 먹으면 일시적인 상태 완화는 있어도 근본적으로 악화될 것으로 생각했기 때문이다. 목숨을 버리는 것이 낫다는 생각을 하게 만들만큼 심한 통증과 당장 조치를 취하지 않으면 안 될 것 같은 매우 희한하고 심각한 증상이 발현할 때 증상을 완화시켜 주는 약을 안 먹고 버틸 수 있는 사람이 있을까? 나처럼 약을 안 먹고 버티기 위해서는 환자나 가족이 내가 자가치료법으로 이 병을 회복시켰다는 것을 직접 알아야 하고 그 치료법이 충분한 근거를 가지고 있어야 한다. 그러한 것이 전제되지 않으면 극도로 악화된 몸 상태에서는 누구도 약을 먹지 않는 자가치료법을 실천하지 못하며 해서도 안 된다. 이러한 이유로 누구든 증상을 완화시켜 주는 약을 먹지 않을 수 없다. 증상을 완화시켜 주는 약을 먹게 되면 변압기로부터 오는 자극을 경험할 수 없다. 그러니 나와 같은 경험을 한 사람이 존재할 가능성이 없다(앞으로 이 책이 나오면 분명히 자가치료 실천으로 나와 같은 경험을 하는 사람들이 많이 나타날 것이고 증인하게 될 것이다).

나는 몇 가지 사건을 통해 전자파가 내 몸을 손상시킨다는 것을 안 후 전자파를 최대한 피하기 시작했다. 그러나 그 정도로는 몸이 완전히 회복되지 않는다는 것을 알게 되자 평생 단 한 번도 텐트에 들어가 본 적도 없고 야영생활을 해 본 일도 없던 나는 산에 텐트를 치고 생활하기 시작했다.

내가 자산가였다면 어떻게 했을까? 나는 분명히 주변에 집이 없는 땅을 사고 전기를 설치하지 않은 집을 건축했을 것이다. 내가 산에 텐트를 치고 생활한 것은 경제적 여유가 없었기 때문이다. 나는 텐트 생활 중 비에 온 몸이 젖기도 하고 독충에도 물려 봤으며 텐트 안의 담요에 불이 붙어 죽을 뻔한 일도 있었다. 그럼에도 텐트 생활을 포기하지 못한 이유는 산 생활을 포기한다는 것은 내가 스스로 목숨을 포기하는 것임을 잘 알고 있었기 때문이다.

내가 경제적 여유가 컸다면 전자파가 몸을 손상시킨다는 사실을 알 수 있었을까? 나는 아마 돈으로 명의를 사기 위해 노력했을 것이고 의사의 처방을 아무런 생각 없이 그대로 따랐을 것이다. 경험을 해 보니 정신과 약은 전자파 자극을 확실히 없애 준다. 그러므로 내가 돈이 많았다면 나는 결코 전자파가 인체를 크게 손상시킨다는 사실을 알지 못했을 것이다. 그리고 전자파의 유해성을 알게 되었다 해도 절대로 외딴 곳에 전기시설 없는 집을 짓고 살지도 않았을 것이다. 돈이 주는 편리함과 안락감, 그리고 위안을 버릴 용기가 나 역시 없었을 것이다.

어쨌든 나는 대단히 심한 경제적 악조건과 개인적으로는 인생에서 진정으로 의미 있는 일을 진행하고 있던 중에 CRPS에 걸렸기 때문에 어떡하든 회복되어야 한다는 생각이 정말로 어려운 산 생활을 계속하게 해 주었다. 내가 변압기 자극을 느낄 수 있었던 것은 이러한 상황을 배경으로 한다. 그러니 어느 누가 변압기에서 발산되는 전자파 자극의 형태가 어떤 것인지 알 수 있을 정도로 몸이 약해지고 예민해 질 때까지 방치하겠는가? 당연히 의사의 처방대로 약을 먹고 예민도를 줄일 것이다.

간단히 말한다면 약을 먹어도 뇌와 몸은 극도의 약화 상태를 유지하지만 현재의 증상은 확실하게 완화된다(경험을 통해 알고 있다). 반대로 약을 먹지 않으면 뇌와 몸은 극도의 약화 상태를 극한의 예민도로 표현한다. 그러므로 자극이 주어지면 인체는 그 자극을 고스란히 느끼게 된다.

내가 오른발과 오른손에 변압기 자극을 느낄 수 있었던 것은 손상이 심했던 좌뇌와 그로 인한 몸 오른쪽의 심하고 장기적인 혈관 수축과 소멸, 그 결과 나타난 몸 오른쪽의 극도의 약화, 문턱값의 무한한 하락, 몸통에 비해 혈관 수축의 영향이 더 심한 사지 말단의 약화와 예민도의 큰 상승이 있었기 때문이었다.

사례2. 체온계로부터 자극을 받다

나는 사고 후 두 달 정도 지나 CRPS에 걸린 것과 발이 마치 냉장실의 고깃덩어리처럼 차갑다는 것을 알게 되었다. 그리고 얼마 지나 인터넷 검색을 통해 CRPS에 걸리면 몸의 좌우 온도가 다르다는 것을 알고 몸의 좌우 여러 곳을 손으로 비교한 결과 정말 좌우 체온이 다르다는 것도 알게 되었다. 그때부터 나는 체온계로 몸의 좌우 체온을 확인, 비교하기 시작했다. 체온계는 건전지로 작동하는 것으로 몸 사이에 30-60초 정도 끼워놓으면 체온이 표시되는 방식이었다(사진19 참고). 나는 하루에도 몇 번씩 체온을 확인했다. 처음에는 체온계가 통증을 유발한다는 것을 알지 못했다. 그런데 언젠가부터 체온계를 몸 사이(겨드랑이, 굽힌 무릎과 팔의 안쪽 등)에 끼우면 통증이 발생한다는 것을 알게 되었다. 처음에는 체온계가 원인이라는 것은 상상도 못했다.

체온계를 몸 사이에 끼우면 항상 통증이 발생하니 유심히 관찰을 하기 시작했다. 관찰을 해 보니 통증이 체온계를 끼운 곳을 중심으로 몸을 타고 흐르는 것을 알게 되었다. 그래서 그림과 같은 실험을 해 보았다. 오른손 새끼손가락에 구리선을 감고 선을 수도에 연결한 후 체온계를

그림17. 체온계 자극

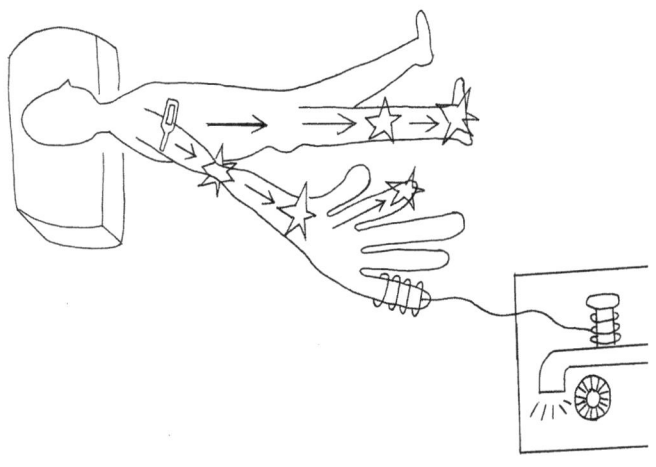

겨드랑이에 끼웠더니 겨드랑이에서 통증이 발생하고 그 통증이 손끝과 발끝을 향해 가며 순차적으로 발생했다. 새끼손가락에는 알지 못할 자극이 모여들었고 자극의 크기는 점점 커져 갔다(실험시간은 5초에서 15초 정도였다). 새끼손가락에 자극이 처음 모이기 시작했을 때는 몸을 타고 흐르는 전기가 구리선을 통해 수도 쪽으로 빠져나가는 것이라고

생각하고 참았는데 자극의 크기가 갈수록 커져 손가락에서 구리선을 뺐다. 구리선이 감긴 손가락에 모인 것이 전기 아닌 다른 것일 수 있을까?

인터넷을 검색해 보니 전자체온계는 서머스타라는 것을 이용한다고 한다. 저항을 알면 온도를 알 수 있기 때문이란다. 이 말은 전류를 몸에 흘려보내 저항값을 알아낸다는 의미이다.

내 체온계는 1.5볼트 리튬배터리를 이용한다. 이 미약한 전기가 내 몸에 통증을 유발했고 통증은 정확히 시간이 흐름에 따라 손끝과 발끝으로 이동했다. 또한 새끼손가락으로 분명하게 전기가 모여들었다. 나는 이것을 대략 10초 동안 너무나 생생하게 경험했다. 이런 경험을 누가 할 수 있을까? 앞선 변압기 사례처럼 아마 지구상에 나 외에 없을 것이다. 그러나 이 책이 세상에 나오면 나와 같은 경험을 하는 사람들이 CRPS환자와 뇌 질환이 있는 사람들에서 분명히 나올 것이다. 사람은 누구나 병에서 회복되기를 갈망하는데 뇌 질환 환자라면 그 갈망은 하늘에 닿아 있을 것이므로 내가 권하는 자가치료법을 실천하는 사람들이 생길 것이기 때문이다. 그런데 뇌 손상이 심한 사람들이 이 책을 읽고 자신의 의지로 자가치료를 실천할 수 있을까?

어쨌든 전자체온계의 극히 미약한 전기가 내 몸에 통증을 유발한 것은 변압기 사례처럼 손상이 큰 좌뇌로 인해 몸 오른쪽의 전체 혈관이 심하게 장기적으로 수축, 소멸했고 그 결과 인체의 신경들이 극도로 약화되어 문턱값이 거의 무한대로 하락해 있었기 때문에 가능한 것이었다.

사례3. 40-50미터 밖의 휴대폰 때문에 통증이 발생하다

나는 전자파가 몸을 손상시킨다는 것과 전자파를 안전히 피해야 몸을 근본적으로 회복시킬 수 있다는 것을 알고 산에서 생활하기 시작했다. 그런데 어느 날 산의 벤치에 앉아 있는데 갑자기 오른발에 전자파로 인한 것으로 생각되는 통증이 발생했다. 그 통증은 전자파가 많은 곳에서 발생하는 것과 같은 종류였다. 처음에는 이유를 몰랐다. 산에서 그러한 통증이 발생할 리가 없기 때문이었다. 그래서 내가 통증 종류를 착각한 것이라고 생각했다. 이유는 잠시 후 밝혀졌다. 약 40-50미터 떨어진 곳에서 한 사람이 휴대폰을 사용하며 나에게 다가오고 있었던 것이다. 그것을 표현한 것이 다음 쪽의 그림18이다.

 내 발의 통증이 정말로 멀리 떨어진 한 등산객의 휴대폰 전자파 때문이었을까? 나는 앞서 휴대폰을 사용하기 시작할 때 손등이 작은 곤충에 쏘이는 통증을 겪은 것은 항상 전자파가 세고 많은 공간이 아니라 전자파가 약하고 적은 곳이었다고 말했고 그 이유는 전자파가 세고 많은 공간에서는 감각이 무디어져 다른 더 큰 증상으로 표현되기 때문일 것이라고 추측했다. 이 상황도 마찬가지이다. 도심의 산은 전자파로부터 완전히 안전하다고 말할 수 없지만 경험을 통해 보면 충분히 안전하다고 말할 수 있는 공간이다(휴대폰 중계기가 촘촘히 있는 산은 당연히 안전하지 않다). 내가 산에서 겪은 통증은 전자파 세기와 밀도가 작은 공간에서 겪던 것과 같은 것이었다. 2017년에는 5G가 나오기 전이었기 때문에 전자파를 휴대폰으로 집중적으로 쏘아 주는 빔포밍(beamforming) 방식이 아닌 방사식 방식이었다. 즉, 손상이 컸던 내 좌뇌는 방사되어 오는 극히 적은 양의 전자파 자극에도 크게 반응해 전신의 혈관을 심하게 수축시켰고 그 결과 몸에서 상태가 가장 나빴던 발에서 통증이 발생한 것이다.

기를 소멸시키는 것이다. 그런데 이 닦는 속도가 크다면 모든 정전기가 중화되지 못하고 극히 미량의 정전기는 인체로 유입될 수도 있을 것이다. 이 추측을 뒷받침하는 것은 내 경험이다.

 이미 말했다시피 2010년 사고 후에도 그랬고 2016년 CRPS 발병 후에도 나는 이 닦는 속도를 최대한 늦추어 통증 발생을 감소시키거나 막았다. 내 행동은 전하량 발생을 감소시키는, 다시 말해 정전기 발생을 감소시키는 방식이었다. 이것은 명백히 내 추측이 잘못되지 않았음을 말해 준다. 이를 닦을 때 생긴 극히 미량의 정전기가 내 몸의 여러 곳에 통증을 발생시킨 이유는 내 몸이 극도로 약화되어 자극에 대한 문턱 값이 거의 무한대로 하락해 있었기 때문이었다. 보통 일반사람들은 이 현상을 경험할 수 없다. 만약 이 현상이 발생하는 사람이 있다면 자신의 몸이 크게 약화되어 있는 것을 의심해야 하고 특히 뇌의 큰 손상을 의심해야 한다.

 정전기에 의한 다양한 부위의 통증은 옷을 벗을 때는 물론이고 점퍼나 텐트 등의 지퍼를 올리고 내릴 때도 발생했다. 일반적으로 옷을 벗을 때 생기는 정전기는 손에 통증을 발생시킨다. 그러나 나의 경우는 통증이 손에 한정되지 않고 몸통, 허벅지, 무릎, 발 등에도 발생했다. 그런데 지퍼를 올리고 내릴 때도 정전기가 발생하고 그것이 인체를 타고 흐르며 통증을 발생시킨다는 것을 경험한 사람은 고사하고 들어 본 사람이라도 있을까?

 사례 하나를 더 소개한다. 그런데 이번에 소개하는 것은 앞서 말한 자극에 대한 통증의 연관성 때문인지, 아니면 정전기에 의한 것인지 분명하지 않다.

다른 하나는 산 중턱에 서 있는데 역시 그림18과 같은 통증이 발생한 사례이다. 이때도 주변을 둘러보았다. 그러자 발 밑 약 30-40미터 떨어진 곳에서 10명이 넘는 등산객이 무리지어 가고 있었다(휴대폰은 사용하지 않아도 주기적으로 기지국과 교신한다).

일반사람들은 나의 이러한 경험들을 쉽게 믿지 못할 것이고, 설사 실제로 통증이 발생했다는 것을 인정한다 해도 그것의 원인이 멀리 떨어져 사용하는 휴대폰 전자파였다라는 것은 받아들이지 못할 것이다. 나는 그 심정을 충분히 이해한다. 그러나 전자파는 인체를 자극하는 실체라는 것과 인체는 약화가 심화되어 문턱값이 하락하면 거의 무한대까지 하락한다는 것을 알게 되면 내 증언이 허위가 아니라는 것을 알게 될 것이다. 결론은 내가 이러한 사례들을 겪었던 것은 내 뇌와 몸이 극단적으로 약화되어 자극에 대한 문턱값이 극단적으로 하락해 있었기 때문에 발생했다는 것이다.

사례4. 전기냄비에 감전되다

전기냄비는 전기를 사용하므로 기기에 누전이 생기면 당연히 감전된다. 그러나 내가 겪은 감전은 누전으로 발생한 것이 아니다. 이것을 실제 예를 들어 구체적으로 설명하겠다.

전기냄비에 찌개를 끓인다. 그러면 중간에 수저로 찌개를 젓게 되는데 그때 감전이 발생했다. 나는 이것을 반복적으로 경험했다. 그것은 완전한 감전이었는데 220볼트 전선에 손이 직접 닿았을 때 느끼는 정도의 충격보다는 조금 약했다. 그러나 결코 작은 강도가 아니었다.

처음 몇 번은 전기냄비에 누전이 생긴 것이라고 생각했다. 내가 사용하던 전기냄비는 열판과 냄비가 분리되는 것으로 냄비는 열판 외의 어디에도 닿지 않는다. 그러므로 누전에 의한 것이었다면 전기가 도체인 열판과 냄비, 물을 흘러 도체인 수저를 통해 내 손으로 유입된 것이다. 그러니 내 손에 감전을 일으키려면 열판에 전기가 흐르는 방법 외에는 없다.

 열판에 전기가 흐를까? 나는 그것을 개발한 업자도 아니고 기기의 작동 방식도, 구조도 모른다. 그러나 아는 것이 하나는 있다. 극히 적은 양이겠지만 열판에 전기가 흐른다는 것이다. 만약 열판에 전기가 전혀 흐르지 않는다면 내 손에 감전이 발생할 수가 없다. 이 감전 역시 내 몸의 자극에 대한 문턱값이 극한으로 하락해 있었기 때문에 발생이 가능한 것이었다. 냄비로 인한 감전 현상은 내 몸이 극한으로 악화되어 있던 2016년 말에서 2017년 초에 발생했다. 나는 그 냄비를 뇌와 몸이 거의 정상에 가깝게 회복된 2020년 말에도 사용했지만 그때와 같은 감전은 한 번도 발생하지 않았다.

 이 감전의 원인에 대해 조금만 더 생각해 보자. 이것이 전자파에 의한 감전이었을까? 나는 아니라고 생각한다. 나는 몇 번 감전을 당하고 난 후 수저가 됐든 국자가 됐든 손잡이를 면수건으로 감아 사용했다. 그럴 때는 감전이 발생하지 않았다. 나는 감전 현상을 확인하기 위해 수저에서 면수건을 빼고 실험하다 감전을 겪기도 했다. 그러니 전자파에 의한 감전은 아니었다. 나는 전기플러그를 콘센트에 끼우고 뺄 때도 감전을 경험한 일이 있다(이것은 매우 드문 경험이다). 그것은 명백히 전자파에 의한 감전이었다. 알다시피 220볼트 전기플러그는 매우 두꺼워 누전이 발생할 수 없어 전기플러그 접촉으로 감전이 발생할 수 없다.

사례5. 찬 공기가 피부에 수포를 발생시키고 피부를 잘게 찢다

 난방을 하기 때문에 춥지 않은 방인데도 바지를 벗으면 약간의 찬 공기 때문에 허벅지와 다리의 피부에서 수포들이 포도송이처럼 몇 개씩 무리지어 솟아났다는 것은 BOOK I 에서 이미 사진과 함께 소개했다. 그래서 여기서는 손등의 피부가 잘게 찢어진 사례만을 소개하겠다.

 나는 겨울에 산 생활을 계속 할 수 없을 것 같아 전자파로부터 안전한 곳으로 이사하기 위해 2017년11월 초부터 약 2주 동안 매일 하루 종일 도심 출입을 하고 몇 시간씩 전철과 버스를 타고 다녔다(발병은 2016년 9월). 그러자 그림19처럼 손등 피부가 수없이 잘게 찢어졌다. 우리가

그림19. 손등 찢어짐

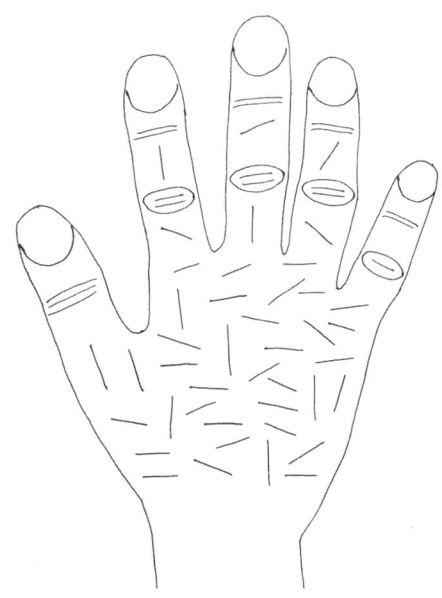

겨울에 흔하게 겪는 손등이 트는 현상의 정말 심한 형태라고 할 수도 있고 아니라고 할 수도 있다. 왜냐하면 피부가 작지만 정말 심하게 찢어졌기 때문이다. 나 역시 초기에는 단순히 손등이 트는 것으로 생각했다. 그런데 이상한 점이 있었다. 아직 11월 초였기 때문에 손등이 틀 정도로 기온이 낮지 않았다는 것이다. 게다가 나는 손을 보호하기 위해 장갑도 끼고 다녔다. 도심을 나가고 전철과 버스를 타는 생활이 계속되자 피부는 선명하게 찢어지고, 찢어진 곳에는 피가 났다. 이 현상은 오직 오른쪽 손등에만 발생했다. 나는 이미 그 당시 전자파에 노출되면 몸의 혈관이 수축, 소멸한다는 것을 많은 경험을 통해 막연하게나마 추측하고 있었다. 그래서 약국에서 밴드를 사서 붙이는 것 외에는 어떤 조치도 취하지 않았다. 약사는 나에게 영양부족이라고 말했지만 나는 내 추측을 믿었다.

 손등 피부는 내가 도심 출입을 완전히 중단하고 산에만 머물자 급속히 회복을 시작했고 짧은 시간 내에 완전히 회복됐다. 산은 도심보다 더 추웠는데도 말이다. 결국 피부의 찢어짐 현상은 혈관의 수축, 소멸로 극도로 악화되어 자극에 대한 문턱값이 거의 무한대로 하락해 있던 피부조직이 찬 공기를 극복하지 못해 생긴 현상이다.

 이것은 허벅지와 다리 피부에 발생한 수포현상에도 동일하게 적용된다. 바지를 벗으면 약간의 찬 공기에 허벅지와 다리의 피부에서 수포가 발생한 것은 피부의 자극에 대한 문턱값이 거의 무한대로 하락해 있었기 때문이다. 이 두 사례는 인체의 문턱값이 하락하면 거의 무한대로 하락할 수 있다는 것을 시각적으로 매우 잘 보여 주는 것이라 할 수 있다.

사례6. 음식과 물이 발에 통증을 발생시키다

 음식을 먹거나 물을 마시면 배가 아닌, 상태가 가장 나빴던 발에 통증이 발생했다. 있을 수 있는 일일까? 이 현상은 한동안 계속 발생했다. 내가 전자파의 유해성을 몰라 전자파에 전혀 대처하지 않아 몸 상태가 급격히 나빠지고 있던 시기였다.

 통증은 음식이나 물을 처음 먹을 때만 발생했다. 오른발은 사고 때 다쳐 상태가 가장 안 좋았던 부위였다. 나는 이 현상도 몸이 극도로 약화되어 문턱값이 무한히 하락해 생긴 것이라고 믿고 있다. 그런데 통증이 왜 배가 아닌 발에서 발생한 것일까?

 내가 CRPS에 걸려 알게 된 것 중 하나는 인체의 통증은 자극을 받은 곳에서만 발생하는 것이 아니라 인체 전체에서 발생한다는 것이다. 우리가 평소 이것을 알지 못하는 것은 인체가 건강하기 때문에 자극을 직접 받은 부위 외에는 통증을 느끼지 못하는 것뿐이다. 물론 이러한 자극에 의한 통증은 생리학 이론을 통해 보면 대뇌겉질에서 발생하는 것이지만(이것을 투사법칙이라고 한다) 내가 말하는 것은 일반적 시각이다. 나는 이러한 자극에 대한 통증의 연관 사례들을 다수 겪었다. 예를 들어 보겠다.

 석유스토브를 사용하면 석유 냄새가 난다. 그러면 허벅지, 무릎, 발에 통증이 발생했다. 나는 이 현상을 처음 겪을 때 열파가 몸을 자극하는 것으로 생각하고 나와 스토브 사이에 큰 물건을 놓아 열파를 막아 보았는데 효과가 없었다. 나는 이 통증의 원인을 요리할 때 알게 되었다. 후라이팬에 음식을 조리하면 냄새가 심하게 났는데 이때 동일한 통증이 발생한 것이다(나는 전자파 때문에 환풍기를 사용하지 않는다).

 두 사례는 내가 광우소 같은 증상을 겪을 때 발생했다. 그때는 개가 짖는 소리만 들어도 통증이 발생하고 심한 소름이 돋고 강력한 한기가 덮쳤다. 개가 목줄에 매여 있어 전혀 위험하지 않은 것을 알면서도 개가 나를 향해 조금만 움직여도 같은 증상들이 발생했고 내 몸에 내 손을 대도 같은 증상들이 발생했다. 또한 옷이 몸에 스쳐도 통증이 발생했고 갑자기 다리를 작두에 잘리는 듯한 통증도 겪었다. 이러한 모든 증상들은 오직 몸의 오른쪽에만 발생했다. 모든 증상들이 오른쪽에만 발생한 이유는 단 하나다. 좌뇌의 심한 손상으로 몸의 오른쪽이 극도로 약화되어 문턱값이 거의 무한대로 하락해 있었기 때문이다.

음식이나 물, 자극적인 냄새로 인해 발에 발생한 통증은 연관통이었을까? 연관통이란 생리학에서 사용하는 용어로 예를 들어 심장에 이상이 발생하면 왼쪽 가슴과 팔의 안쪽이 아프다고 느끼는 것과 같은 것이다. 이러한 현상이 발생하는 이유는 다음과 같다.

심장의 신경은 척수에서 나오는 31쌍의 말초신경 중 하나이다(척수는 뇌와 함께 중추신경을 형성하며 뇌에서 척주를 따라 엉덩이까지 길게 뻗어 있다). 그 한 쌍의 말초신경에는 심장신경 외에 다른 신경들도 있고 그 중에는 피부신경도 있다. 그래서 심장신경과 피부신경의 신경신호 경로가 합쳐진다(신경신호는 뇌로 간다). 뇌는 신경신호를 받으면 자극을 인식하고 통증을 발생시키는데 뇌는 내부 자극에 대한 경험이 적어 심장에 대한 자극을 피부 자극으로 잘못 인식하게 된다. 그 결과 같은 척수에서 나오는 말초신경이 분포하는 왼쪽 가슴과 팔에 통증이 발생하게 되는 것이다(통증은 뇌에서 발생하지만 인체는 이것을 자극을 받은 곳에서 발생한 것으로 느끼는데 이것을 투사법칙이라고 한다).

나는 음식이나 물을 먹으면 발에서 통증이 발생했다. 위와 발의 신경은 같은 척수에서 나오는 말초신경이 아니다. 따라서 생리학 이론대로

라면 내 발에 발생한 통증은 연관통이 아니다. 냄새로 인한 발의 통증도 마찬가지이다. 호흡기신경 역시 발의 신경과 다른 척수에서 발원하는 말초신경이기 때문이다.

나는 생리학 이론을 깊게 알지 못해 몸의 한 부위가 자극을 받으면 관련이 전혀 없는 다른 부위에 왜 통증이 발생하는지 이론적으로 설명하지 못한다. 그러나 인체 예민도가 거의 무한대로 상승하면 어느 부위가 자극을 받든 관련이 전혀 없는 약화, 손상이 심한 다른 부위에서도 통증이 발생한다는 것을 많은 경험을 통해 알고 있다.

사례7. 극히 미량의 정전기가 통증을 발생시키다

이를 닦으면 이와 칫솔모의 마찰로 정전기가 발생하고 그것이 인체를 자극해 통증을 발생시킬 수 있다는 것을 아는 사람이 있을까? 나는 2010년 사고 후 한동안 이를 닦을 때 엉덩이쪽 고관절에 통증이 발생하는 경험을 한 적이 있다. 그때는 이유는 몰랐지만 이 닦는 속도를 줄이면 통증이 감소하고 발생하지 않는다는 것을 알게 되어 최대한 속도를 늦추었다.

이 현상이 CRPS 발병 후 다시 시작됐다. 2010년 때와 다른 점은 매우 오랜 기간 계속됐고 통증의 발생 부위가 발, 무릎, 허벅지로 확대됐다는 것이다(엉덩이쪽 고관절에도 통증이 발생했는지는 정확히 기억하지 못한다). 이 현상이 계속되자 나는 마침내 이 현상이 이와 칫솔모 마찰로 정전기가 생기고 그것이 통증의 원인일 것이라는 추측을 할 수 있게 되었다. 이것은 이론적으로도 가능하다.

두 물체가 마찰하면 한쪽은 전자를 잃고 다른 한쪽은 전자를 얻는다. 전자는 전하를 가지므로 전자의 이동은 전하의 이동을 의미한다(전자는 음전하를, 양성자는 양전하를 갖는다). 전하는 물체의 전기적 성질을 결정하고 전기량을 나타낸다. 물체는 정상 상태에서는 전기적으로 중성이다. 그 이유는 물질의 최소 단위인 원자의 전기적 성질이 중성이기 때문이다. 원자가 중성인 이유는 양전하를 가진 양성자와 음전하를 가진 전자의 수가 같아 원자의 전하 총합이 0이 되기 때문이다. 만약 원자에 양전하나 음전하가 많게 되어 전하의 총합이 0이 되지 않으면 원자는 양극이나 음극의 전기를 띠게 되고 그에 따라 원자의 확대판인 물체도 전기를 띠게 된다. 즉, 전하가 물체의 전기적 성질을 결정하는 것이다. 만약 물체에 양전하이든 음전하이든 전하의 수가 증가하면 전기량이 증가한다. 즉, 전하량은 전기량을 나타낸다.

　재질이 다른 두 물체가 마찰하면 한쪽은 음전하를 가진 전자의 수가 많아져 대전되고(전기를 띤다는 의미이다) 다른 한쪽은 양전하를 가진 양성자의 수가 많아져 역시 대전된다. 그러므로 재질이 다른 두 물체가 마찰하면 두 물체에는 양전하와 음전하의 수에 비대칭이 발생해 양쪽 모두 전기를 띠게 된다. 만약 마찰이 계속된다면 양쪽 모두 전하량이 증가해 전기량이 증가한다. 정전기는 이러한 과정을 거친 전기이고 전하이다. 이 전하는, 즉 이 정전기는 도체를 만나면 이동한다. 쉽고 간단하게 말한다면 이렇다. 이를 닦으면 이에 전하가 생기고, 즉 정전기가 생기고 인체는 도체이므로 정전기는 몸을 타고 흐른다는 것이다. 몸에 전기가 흐르면 몸은 당연히 자극받고 손상된다.

　일반적으로 우리는 이를 닦을 때 정전기에 의한 어떤 자극도 느끼지 못한다. 인체가 건강해 문턱값이 정상이기 때문에 미량의 정전기에 자극을 느끼지 않는 것이 원인 중 하나일 것이고 다른 하나는 입 안에 수분이 있기 때문일 것이다. 수분은 전기를 중성화시킨다고 한다. 즉, 전

나는 설거지를 할 때 손을 보호하기 위해 항상 면장갑과 고무장갑을 겹쳐 끼고 한다. 그런데 철수세미로 철그릇을 닦으면 허벅지, 무릎, 발에 통증이 발생했다(나일론 계열의 수세미로 플라스틱 그릇을 닦을 때는 분명히 통증이 발생하지 않았다). 몸 상태가 극도로 악화되어 광우소 같은 증상을 보일 때이다. 이 현상이 발생한 이유는 두 가지로 해석된다.

 하나는 앞서 말한 인체의 자극에 대한 통증 연관성이다. 내가 이 현상을 겪을 때는 겨울이었다. 그래서 손에 면장갑과 고무장갑을 겹쳐 끼고 설거지를 해도 손이 차가웠다. 이 손의 차가움이 자극이 되어 그 당시 극도로 약화되어 예민해져 있던 허벅지, 무릎, 발에 통증이 발생했을 가능성이 있다.

 다른 하나는 정전기 때문이었을 가능성이 있다. 철 수세미로 철 그릇을 닦으면 정전기가 심하게 발생한다. 그렇다고 그 정전기가 면장갑과 고무장갑을 통과해 내 손으로 유입되어 몸에 통증을 유발할 수 있었을까? 상식적으로는 도저히 발생할 수 없는 일이다. 그런데 지구상에는 완전한 절연체가 없다고 한다. 그러므로 마찰 때 생긴 정전기의 대부분은 물에 중화되고 면장갑과 고무장갑 때문에 소멸했겠지만 극히 미량의 정전기가 내 몸으로 유입되었을 가능성은 존재한다. 물론 내 몸이 건강한 상태였다면 설사 미량의 정전기가 실제로 몸에 유입되었다 해도 몸을 자극하지 못했을 것이다. 그런데 그 당시는 광우소 증상을 겪을 때였다. 그래서 내 몸은 내 손을 대도 극심한 통증이 발생할 정도로 극도로 예민해져 있던 시기였다. 찬공기만 마셔도 몸통, 허벅지, 무릎, 발에 통증이 크게 발생하고 큰 소름과 강력한 한기가 몸의 오른쪽 전체를 덮쳤다. 그러니 만약 실제로 미량의 정전기가 몸에 유입됐다면 통증이 발생하는 것도 이상한 일은 아니었다.

 처음에 나는 이 현상의 원인을 알지 못했고 각종 과학 이론을 알게 되고 인체 특징을 이해했을 때는 정전기라고 생각했다. 그런데 지금은 차가움이 손의 신경을 자극했고 그것이 몸의 다양한 부위에 통증을 유발한 통증의 연관성이라고 생각한다. 그래도 의문은 남는다. 통증 연관성이라면 나일론 수세미로 플라스틱 그릇을 닦을 때도 손이 차가웠으므로 다른 부위에 통증이 발생해야 했는데 왜 그때는 통증이 발생하지 않았을까?

기타

 상태가 극도로 악화되어 있을 때 전자파환경에 놓여 있다는 이유 하나만으로도 몸에 끊임없이 어떤 증상들이 발생할 수 있었던 이유는 뇌와 몸의 문턱값이 상상할 수 없을 정도로 낮았기 때문일 것이다. 강남사거리에서의 발의 감전 통증, 방에서의 전신의 감전 통증, 버스에서의 다리근육이 모두 터져버릴 것 같은 부종, 전등 하나에 의한 통증, 붓기, 열, 휴대폰을 사용할 때 발생하는 손등의 쏘임, 배변 압박 상승, 입 안의 사막화, 유두 발기, 불면, 인터넷폰 사용으로 인한 팔의 통증, 밀가루 반죽으로 인한 팔의 마비, 사람 말소리나 닭의 울음소리에 의한 통증, 성적 또는 복수 상상과 심한 통증 등 내 몸에 발생한 모든 증상들은 뇌와 몸의 자극에 대한 문턱값의 큰 하락과 관계를 맺고 있을 것이다. 나는 정신과 약의 부작용도 결국 뇌 예민도의 엄청난 상승, 즉, 문턱값의 엄청난 하락 때문이라고 생각한다.

인체는 약화, 손상이 심화되면 문턱값이 거의 무한대로 하락한다는 것을 내가 겪은 증상들을 통해 보여 주었다. 그리고 중간에 인체는 자극에 대한 통증 연관성이 있다는 것도 보여 주었다. 나는 이들 증상들의 발현 원인에 대한 나의 해석이 모두 옳다고 주장하고 싶지는 않다. 특히 면장갑과 고무장갑을 통해 정전기가 흘렀을 가능성이 있다는 해석은 사실 과학적 관점을 떠나 나도 내 해석을 신뢰하지 못한다. 그러나 과학 지식을 동원해 해석해 보면 모든 사례들에는 반드시 문턱값의 무한 하락이 개입되어 있다는 것을 확인할 수 있다.

인체는 약화, 손상이 심화되면 문턱값이 거의 무한대로 하락한다는 것에 대한 이해는 CRPS가 어떤 병인 지를 이해하는데 큰 도움을 준다. 물론 CRPS라는 병을 이해하기 위해서는 자극받은 뇌의 반응 중에 전신의 혈관 수축이 있다는 것과 혈관의 수축 정도는 자극의 크기에 따라 다르기도 하지만 뇌 상태에 따라 다르다는 인체 특징도 알아야 할 필요가 있다(이와 관련된 내용은 BOOK Ⅰ에서 상세히 설명을 했다. '인공전자파는 모두 유해하다', '건강한 뇌를 가진 인체도 비전리전자파에 손상된다' 참고).

2-2. 증상은 인체 전체에서 발현한다

CRPS에 걸리면 머리에서 발끝까지 내·외부를 가리지 않고 어떤 증상이든 발현한다. 뇌가 비정상임을 알려 주는 다양한 증상, 다양한 부위의 뚜렷한 근육 손실, 체중의 감소, 골다공증, 성대와 후두의 마비-음성 상실, 내장기관의 기능 약화 및 상실, 입술 안쪽의 점액낭종, 입 안의 완벽한 건조 현상, 식도, 호흡기의 수축, 또는 기능 약화, 팔의 마비, 신경의 비대화, 몸 전체의 극단적 약화, 예민화, 손의 감각 상실과 부종, 손가락의 각질화, 발의 부종과 색깔 변화 등 다양하다. 이들의 대부분은 이미 소개했으므로 소개하지 않은 두 가지 증상만 소개하겠다.

— **식도의 수축, 또는 기능 저하**

 음식을 먹을 때 첫 번째 삼킴이라면 누구나 음식이 쉽게 식도를 통과하지 않는 느낌을 받을 수 있고 실제로 쉽게 넘어가지 않을 수도 있을 것이다. 그런데 물도 그러한 일이 생길 수 있을까?

 나는 아침에 일어나면 물을 마시는 오랜 습관이 있다. 몸 상태가 극도로 악화되어 갈 때도 그 습관은 유지되었다. 그런데 몸이 극도로 악화되자 물을 마시려고 하면 물이 식도에서 완전히 막히다시피 했다. 몸이 극도로 악화되어 갈 때는 정말 처음에는 물이 전혀 넘어가지 않았다. 물론 계속 그렇지는 않았고 처음 마실 때만 그러했다. 음식도 마찬가지였다.

 이 현상은 식도 혈관의 지속적인 수축과 소멸로 식도가 실제로 수축했거나 식도 신경이 약화되어 그로 인한 기능의 약화로 발생했을 가능성이 있을 것이다. 아침에 심했던 이유는 인체는 자는 동안 혈관이 수축하므로 식도가 수면 중 더 크게 수축하거나 기능이 약화되었기 때문이었을 것이다. 다른 이유 때문에 이 현상이 발생했을까? 나는 이 현상을 CRPS 전에도 겪지 않았고 몸이 회복된 지금도 겪지 않는다.

— **호흡기의 수축, 또는 기능 저하**

 호흡기도 혈관이 심하게 수축하면 수축되거나 기능이 약화될 수 있을까? 사실 나는 식도도 그렇지만 호흡기도 혈관이 수축, 소멸하면 실제로 수축, 또는 기능이 약화되는지 전혀 알지 못한다. 따라서 눈에 보이지도 않는 이 문제에 관해 말하는 것은 나에게 많은 부담을 준다. 그럼에도 이 현상을 말하지 않을 수 없는 것은 어쨌든 발생한 모든 증상들을 알려야 하기 때문이다.

나는 CRPS에 걸린 후 운동을 계속했지만 처음 약 1년 동안은 뛰기는 전혀 없었고 걷기만 있었다. 초기에는 발 통증 때문에 걷는 것도 어려웠고 발 상태가 호전된 후에도 뛰는 것은 생각할 수 없었다. 지금도 걷기 운동 할 때의 장면 하나가 생생히 기억난다. 내가 운동했던 산의 코스는 기울기를 거의 의식하지 못할 정도로 경사가 완만했다. 발 상태가 많이 회복된 어느 날, 나는 산의 계단 앞에 섰다. 그곳부터 산의 경사가 급격히 커지기 때문에 인공적인 계단이 설치되어 있던 곳이었다. 오르고 싶었다. 걷기 운동을 하면서 정말 너무나 오르고 싶은 곳이었다. 나는 그날 많은 망설임 끝에 스틱에 의존해 한 계단 한 계단 오르기 시작했다. 그렇게 10-20계단을 올랐다. 나는 한때 산에 취해 매일 산을 두세 번씩 올랐고 그것도 부족해 등산화도 아닌 일반화를 신었음에도 가능한 한 가파른 바위들을 골라 올라 다녔었다. 그랬던 내가 그날은 계단 하나하나를 오를 때 모든 신경을 집중했고 10-20개의 계단을 오른 후에는 그 전에 가파르고 높은 바위를 올랐을 때와는 비교도 할 수 없는 큰 기쁨을 느꼈다.

어쨌든 운동은 계속했지만 1년이 넘도록 뛰지는 못했다. 그런데 전자파로부터 안전한 시골집으로 이사한 후 몸이 크게 회복된 상태였던 어느 날, 걷기 운동을 하던 중 뛰고 싶은 충동이 생겨 뛰어 보았다(뛰어도 발에 문제가 없을 것 같은 느낌이 있었다). 짧은 거리였지만 가능했다. 그런데 뛰기를 시작했을 때부터 호흡기에 문제가 있다는 것을 알 수 있었다. 지금 와서 생각하면 시간이 오래 지난 것도 있고 눈에 보이지도 않는 호흡기 문제를 글로 표현하는 것이 정확하지 않은데, 숨을 쉴 때 쇳소리 같은 소리가 섞여 있었고 호흡이 원활하게 느껴지지 않았다. 숨쉬기가 약간 힘든 것은 있었지만 그것은 뛰기를 오랜만에 하니 겪는 자연스러운 현상이었다. 그런데 쇳소리 같은 소리와 숨쉬기의 거북함은 단지 운동을 오랜만에 하기 때문에 발생하는 것이 아닌 특이한 것이었다. 마치 호흡기가 수축되어 발생하는 현상 같았다. 나는 그 현상을 무시하고 뛰기를 계속했다. 이 현상은 상당 기간 계속됐고 뛰는 양이 크게 증가하자 완전히 사라졌다. 이 현상이 정말로 호흡기의 수축이나 기능 약화 때문에 발생했을까? 식도처럼 눈으로 확인할 수 없으니 이것은 계속 의문으로 남을 것이다. 그러나 CRPS에 걸리면 혈관이 지속적으로 수축, 소멸해 인체 기관들이 파괴되고 기능을 상실하니 호흡기가 수축했거나 기능이 저하된 현상이 발생하지 않았다고 말하지도 못할 것이다.

2-3. 인공 전자파에 노출되면 어떤 증상이든 발현한다

인공 전자파에 노출되면 인체에는 즉시, 또는 짧은 시간 내에 어떤 증상이든 발현하고, 노출이 지속되면 증상은 호전 없이 악화되며, 노출이 장기화되면 겉으로 드러나지 않았던 증상들도 언젠가 반드시 심각한 상태로 발현한다.

나는 CRPS에 걸린 후 휴대폰을 사용하면 즉시 손등이 작은 곤충에 쏘이는 듯한 현상을 겪었다. 몸 상태가 극도로 악화되어 있을 때는 항상 겪었고 많이 회복된 후에는 드물게 겪었으며 정상으로 회복된 후에는 전혀 겪지 않는다. 만약 이 쏘임 현상을 무시하고 폰을 계속 사용하면 배변압박이 생기고 시간이 갈수록 강도가 커져 배변을 해야 했고 발에 통증이 발생하고 다리 신경들이 볼록거렸다. 사용 시간이 조금이라도 길면(시간의 다소는 상대적인 것으로 몸 상태가 나쁘면 10분도 긴 시간이고 좋으면 1시간도 짧은 시간이다) 잠을 자지 못하고 한쪽 유두가 심하게 발기하며(대부분 오른쪽이지만 왼쪽도 발기할 때가 있었다) 입에는 침이 전혀 분비되지 않았다(한번은 수면 중 입 안이 완전히 건조되어 혀와 바닥 일부가 붙어 혀를 급하게 떼다 혀 밑의 약한 부위가 찢어진 일도 있다).

 인공 전자파에 의한 즉각적, 또는 짧은 시간 내의 증상 발현은 휴대폰 전자파에 한정되는 것이 아니고 모든 인공 전자파에 해당된다. 예를 들어 실내를 최대한 밝게 하기 위해 전등을 수없이 설치한 매장에 들어가면 무릎과 발에 즉시 큰 통증이 발생했다. 통증의 크기는 순간적으로 몸의 균형을 잃게 할 정도였다. 매장에 있으면 통증은 계속 발생했다. 이러한 큰 통증은 컴퓨터가 많고 전자화가 많이 된 공간에서 발생했다.

 BOOK I 에서 상세히 소개한 강남사거리에서의 감전 현상, 방의 전등 하나에 의한 통증, 붓기, 열 증상 등도 모두 전자파에 의한 즉각적, 또는 짧은 시간 내의 증상 발현의 예이다.

 전자파 자극이 오랜 기간 누적되어 발현한 것으로 추측되는 증상에는 체온 저하, 근육 손실, 위의 약화와 기능 저하 또는 상실, 성대, 후두의 마비와 그로 인한 음성 상실, 팔의 통증, 일시적 마비 및 지속적인 사용 불능, 손의 부종 확대와 손가락 마디의 각질화, 골다공증, 점액낭종 등이 있다. 또한 눈동자 확대, 식도, 호흡기 수축, 소장의 기능 저하, 상실 등도 있다. 이들은 모두 전자파 자극이 오랜 기간 누적되어 발현한 증상들인데 전자파 자극과 증상 발현 사이의 인과관계를 가장 선명하게 보여 주는 것은 다양한 부위의 근육 손실 사례와 손가락 마디의 각질화, 성대, 후두근육의 마비-음성 상실 사례라 할 수 있다. 근육의 손실, 회복, 손가락 마디의 각질화와 회복 사례는 BOOK I 에서 이미 소개했으므로 여기서는 '성대, 후두의 마비, 음성 상실-회복' 사례만 구체적으로 소개하겠다.

 나는 이 책의 내용을 처음부터 끝까지 노트북을 사용하지 않고 손으로 직접 썼다. 몸이 오랫동안 노트북 전자파를 감당하지 못했고 회복된 후에도 몸을 전자파에 노출시키고 싶지 않았기 때문이다. 수기로 책이 완성되었을 때 나는 거의 정상에 가깝게 회복되어 있었다. 이미 몇 번을 말했듯이 내가 이 병에서 완전히 회복되었다고 말하지 못하는 것은 아직도 전자파누적크기(세기+밀도+노출시간)가 커지면 드물고, 약하고 지속성도 없지만 이상 증상이 나타나기 때문이다. 전자파누적크기가 커지면 몸이 좋지 않다는 느낌을 받고, 실제로 발에 통증이 발생하거나, 두피에 통증이 생기거나, 수면 중 입 안 건조 증상이 나타날 때가 있다.
 책이 수기로 완성된 후 출판을 위해 내용을 노트북에 옮겨야 했지만 나는 노트북 타이핑을 계속 망설였다. 노트북 작업으로 매일 장시간, 그리고 장기간 계속될 전자파에의 노출이 몸에 어떤 증상을 유발할지 몰랐기 때문이다.
 고민은 많았지만 노트북 작업을 직접 하게 됐다. 4일 연속 타이핑해 보았는데 다리 신경이 약간 볼록거리는 문제 외에는 어떤 증상도 발생하지 않았다. 예전 같으면 타이핑을 시작하자마자 몸에 어떤 문제든 발생했을 것이고 4일이 아니라 한두 시간만 계속했어도 몸에 심각한 문제가 발생했을 것이다. 나는 4일 동안의 장시간 노트북 작업을 통해 내 몸이 정상에 가깝게 회복되었다는 것과 아직 완벽하지 않다는 것을 동시에 분명히 확인했다.

 4일 동안 타이핑을 한 후 나는 앞으로도 한 달 이상 계속될 노트북 작업을 더 이상 하고 싶지 않았다. 그래서 타이핑 알바를 구해 내용의 삼분의일 정도를 맡겨 보았는데 문제가 많아 타이핑을 직접 다시 하게 되었다.

 타이핑을 2주 정도 오랜 시간, 매일 계속하자 결국 몸에 큰 문제가 발생했다. 어느 날 아침 말을 하는데 말소리가 거의 나오지 않는 것이었다. 아무리 말을 크게 해도 모기 소리처럼 작게 나왔다. 의사소통이 불가능했다. 나는 바로 병원에 갔고 의사는 입 안을 검사 후 성대와 후두 근육이 마비되었다며 정확한 원인이 무엇인지 큰 병원에서 CT를 찍고 정밀검사를 받으라고 했다(사진18 진료의뢰서 참고).

 나는 CRPS에 걸린 이후 많은 심각한 증상을 겪었고 그들의 최종 원인이 전자파라는 것을 알고 전자파 회피라는 자가치료법으로 모든 증상을 소멸시켰다. 그래서 성대와 후두의 마비 원인도 계속된 노트북 사용으로 인한 '몸의 전자파에의 지속적 노출-성대, 후두를 포함한 인체 전체 혈관의 지속적인 심한 수축-성대, 후두의 신경 약화, 마비'라고 생각해 노트북 작업을 완전히 중단하고 상태의 심각성 때문에 방의 온수관에서 발생하는 전자파도 없애기 위해 보일러의 온수 순환 밸브도 최소한만 개방했다. 이러한 조치를 취하고 이틀이 지나자 목소리가 조금씩 나오기 시작했고 좀 더 시간이 지나자 정상으로 회복되었다(인터넷을 검색해 보니 성대 마비에서 회복되는 확률은 21%정도라고 한다).

 나는 이 사례를 겪기 전까지 평생 단 한 번도 성대가 마비된 일이 없었다. 그래서 '성대 마비-음성 상실'로 다른 사람에게 내 생각을 전할 수 없게 되었을 때 나는 극단적 선택끼지 생각했었다(의사는 마비가 풀릴 수도, 풀리지 않을 수도 있다고 했다).

 내 생활은 노트북 타이핑 전과 후가 전혀 다르지 않았다. 외출은 여전히 일주일에 한 번 정도 마트에 가는 것 외에는 없었고, 운동은 항상 비슷한 시간, 같은 장소에서 같은 양을 소화했고 전기, 전자기기 사용 패턴도 동일했다. 성대가 마비된 것은 노트북 작업을 2주 정도 한 후였다. 나는 성대가 회복된 후 의학적으로 성대 마비의 원인을 어떻게 설명하는지 알기 위해 인터넷을 검색해 보았다(입 안을 검사한 의사는 폐암이나 갑상선암이 생겼을 경우 신경이 눌려 성대가 마비되는 경우가 있다고 한 것 같은데 기억은 정확하지 않다).

 인터넷 검색 결과를 보면 원인이 다양하게 나오는데 그중에 뇌졸중이 있다. 뇌졸중에는 뇌경색과 뇌출혈이 있는데 어느 것이 됐든 뇌 혈관에 문제가 생겨 뇌 신경세포에 혈액이 공급되지 않아 신경세포가 죽기 때문에 발생한다. 성대가 마비된 것은 어쩌면 뇌졸중이 원인이었을지도 모른다.

 나는 의사가 아니므로 성대가 어떤 과정을 거쳐 마비되었는지 설명하지 못한다. 그러나 내가 확실하게 말할 수 있는 것은 매일 반복적으로 장시간 계속된 노트북 타이핑으로 인한 '전자파의 직, 간접적인 뇌에 대한 지속적 자극-자극에 대한 뇌의 반응인 혈관 수축, 소멸'이 뇌, 성대, 후두 등 인체 전체에서 지속적으로 발생했다는 것이다. 그 결과 뇌 혈관이 막히는 뇌경색이나 뇌 혈관이 파열되는 뇌출혈이 발생해, 즉 뇌졸중이 발생해 뇌 조직이 손상되어 성대가 마비되었거나 또는 성대의 혈관 수축, 소멸로 성대 신경의 약화가 크게 진행되어 성대가 약화, 마비되었다는 것이다. 결국 의학적이든 내 개인의 설명이든 내 성대의 마비 과정에는 몸의 지속적인 전자파에의 노출-혈관의 수축, 소멸이 존재했다는 사실이다.

성대 마비가 노트북 전자파 때문에 발생했다는 증거는 또 있다. 나는 노트북 작업 중단을 통해, 바꿔 말해 내 몸을 자극하는 전자파를 없애는 방식으로 성대를 회복시켰다. 그런데 한동안 성대가 예전처럼 완전하지 않았다. 성대가 완전히 회복되지 않았다는 것은 노트북을 사용해 보면 바로 알 수 있었다. 타이핑을 조금만 길게 하면 목소리가 정상적으로 나오지 않고 탁해졌다(쉰목소리가 나왔다). 탁해지는 정도는 노트북 사용 시간에 정확히 비례했다(나는 이 사건을 겪은 후부터 노트북 사용 시간을 어떡하든 60분 정도로 제한한다). 그리고 약간의 사래(가래)도 생겼다. 탁해진 목소리를 회복시키는 방법은 단 하나였다. 노트북 작업을 중단하고 몸을 움직여 혈액순환을 촉진시키는 것이었다. 바꿔 말해 몸의 전자파에의 노출을 없애고 인체의 혈액순환을 증가시키는 것이었다. 이러한 결과는 노트북 전자파는 직접적이든 간접적이든 내 뇌를 자극했고 뇌는 인체 전체의 혈관 수축으로 대응해 인체의 혈액순환이 감소했다는 것을 명백히 말해 준다.

마지막으로 내가 왜 소장의 기능 약화 또는 상실이 있었다고 추측하는지 말해 보겠다. 나는 CRPS에 걸린 얼마 후부터 배변을 하루에도 몇 번씩 해야 했다. 처음에는 모두 설사인 줄 알았다. 설사할 때처럼 갑자기 배변 욕구가 커지고 배변할 때의 느낌도 설사할 때와 같았기 때문이다. 그런데 증상이 계속되어 주의 깊게 관찰해 보니 물이 많이 섞여 나오기는 했지만 물처럼 나오는 설사와 달리 조그마한 덩어리들이었으며 물에 떠 있었다(우리가 일반적으로 아는 설사도 있었지만 이 형태가 훨씬 많았다). 그리고 특이하게 냄새가 너무 심했다. 마치 썩은 음식이 고여 있는 시궁창에서 나는 냄새 같았다. 발병 전 나는 1일 1회 배변 습관을 유지하고 있었고 그런 지독한 냄새를 계속 경험한 기억이 없다.

단장증후군이라는 병이 있다고 한다. 소장의 길이가 정상보다 많이 짧아 생기는 병이라고 한다. 우리가 먹는 음식은 위에서 소화된 후 대부분의 영양분과 수분, 전해질이 소장에서 흡수되는데 소장이 짧아 전체 흡수 면적이 작아지면 영양분, 수분, 전해질이 흡수되지 못하고 그대로 배출된다고 한다.

단장증후군 환자들은 심한 설사, 기름이 뜨는 지방변, 복통, 탈수, 체중감소, 피로 등의 증세를 겪는다고 한다. 나는 그 당시 음식은 물론 물을 마셔도 배변을 해야 할 정도였으므로 하루에도 몇 번씩 화장실을 가야 했다. 변에는 물이 많이 섞여 나왔고 작은 덩어리들은 물에 떴다. 물을 마신 후 배변 욕구가 급상승해 배변을 하면 물만 나왔다. 하루에도 몇 번씩 배변을 해야 했지만 변비기도 있었다. 배변 욕구가 상승하면 약간의 복통은 있었지만 큰 통증은 없었다. 몸에는 심각한 증상들이 계속됐으므로 나는 계속 피로감을 느끼고 있었고 체중이 지속적으로 감소했으며 골다공증도 진행됐다. 이 증상은 몸이 급격히 악화되던 시기에 계속됐다. 나는 이 증상을 발병 전에 경험한 일이 없고 몸이 회복된 지금도 전혀 겪지 않는다. 따라서 나는 소장의 길이가 정상인 사람이다. 그러니 내가 겪은 증상은 일시적인 단장증후군 증상이 아니었을까? 만약 일시적인 단장증후군 증상이 아니었다면 일시적인 과민성대장증후군이었을까? 과민성대장증후군의 증상으로는 변비와 설사가 교대로 나타나며 변에 거품이 있다고 하는데 원인으로는 간, 췌장의 이상이라고 한다.

인체는 전자파에 노출되면 뇌의 반응으로 전신의 혈관이 수축한다. 손상이 심한 뇌는 자극에 심하게 반응하고 심한 반응은 심한 혈관 수축으로 나타난다. 혈관의 심한 수축은 조직에 산소와 영양 공급 부족을 초래해 조직을 약화, 손상시킨다. 따라서 인체는 전자파에 노출되면 내·외부를 가리지 않고 약화, 손상된다. 결국 내가 겪은 증상은 정확한 병명이 무엇이 됐든 전자파에의 장기 노출-혈관의 수축, 소멸로 인한 조직, 기관의 기능 약화 때문에 발생했을 것이다.

2-4. 증상은 대부분 몸의 한쪽에 발현한다

CRPS에 걸리면 증상은 몸의 좌우 중 어느 한쪽에 집중적으로 나타난다. 물론 다른 쪽에도 나타난다. 그러나 한쪽은 발생 빈도도 매우 적고 크기도 무시할 수 있을 정도로 매우 작다. 물론 극히 드물지만 심각한 증상도 발현한다. 나는 이러한 특징을 내 몸에 발현한 증상들을 통해 알 수 있었다.

CRPS 발병의 계기가 된 2016년9월사고 후 내 몸에는 쉴 새 없이 어떤 증상이든 발현했는데 거의 오른쪽에 발현했다. 그러나 드문드문 왼쪽에도 발생했다. 왼쪽에 발현한 증상들은 대부분 약한 통증이었고 발현 빈도도 무시할 수 있을 정도도 매우 적었지만 세 증상은 대단히 심각하게 발현했다.

첫 번째는 점액낭종으로 몸 상태가 극도로 악화되어 있던 2017년3월 말경 발생했는데 전자파로 뒤덮힌 도심을 며칠 연속 출입하자 음식을 씹을 때 같이 씹힐 정도로 급격히 커졌다. 이것은 과거에 발생했던 자리에서 재발한 것이다.

두 번째는 밑톱이 새까맣게 죽은 현상이다. 이것은 몸 상태가 크게 악화되어 있던 2017년 중반과 몸이 어느 정도 회복된 2018년 6월에 발생했다(사진20 참고). 2017년에는 오른쪽이었고 2018년에는 왼쪽이었다. 둘의 같은 점은 사진에서 알 수 있듯이 모두 검지였고 죽은 모습도 똑같았다. 두 사례는 모두 내가 엄청난 전자파환경에 장시간 머무른 후 발생했다. 2017년 사례는 몸이 매우 안 좋은 상태였기 때문인지 단지 도심에 장시간 머무른 이유 하나만으로 발생했고 2018년 사례는 몸이 어느 정도 회복되었기 때문인지 도심뿐만 아니라 전자파환경이 극도로 나쁜 버스터미널과 지하철역, 그리고 사람들이 엄청나게 많은 결혼식에 참석한 후 발생했다. 두 사례를 겪을 때 발과 발가락은 어떤 충격도 받지 않았다.

세 번째는 바로 앞서 소개한 2021년1월에 발생한 왼쪽 성대와 후두 마비로 인한 음성 상실 사례이다. 이때는 몸의 회복을 지나치게 과신한 나머지 약 2주 동안 매일 6시간 넘게 노트북 타이핑을 한 후 발생했다. 왼쪽의 심각한 증상은 이들 외에 근육경련이 하나 더 있다. 근육경련은 몸이 상당히 회복된 후 발현한 증상으로 왼쪽, 오른쪽에 국한되지 않고 좌우 양쪽에서 한때 대단히 심하게 발생했고 몸이 거의 정상에 가깝게 회복된 지금도 심한 냉기에 노출되면 약하게 발생하며 전자파누적크기가 커져도 사지는 거의 근육경련 근처에 머무른다(전자파누적크기가 커지면 작은 냉기나 자극에도 근육경련이 쉽게 발생한다는 의미이다).

 이들을 제외하면 왼쪽에 발현한 나머지 증상들은 모두 통증이었으며 크기는 오른쪽에 비해 상대적으로 매우 작았다. 통증이 컸던 유일한 경우는 신경전달물질조절 약을 먹은 후에 발생한 것이다. 그 약을 먹은 후 왼팔에는 인터넷폰 사용 때 겪은 것과 같은 야구 방망이에 맞은 듯한 통증이 발생했다. 통증의 크기는 인터넷폰 사례 때보다는 조금 작았다. 인터넷폰 사례와 다른 점은 인터넷폰 때는 통증이 두 시간 정도 같은 크기로 지속되다 거짓말처럼 갑자기 사라졌는데 약으로 인한 통증은 약 일주일간 지속되며 통증의 크기가 조금씩 감소했다는 것이다.

 다시 결론을 말하겠다. 이 병에 걸리면 증상은 몸의 좌우에서 모두 나타난다. 다만 한쪽에는 증상의 빈도가 매우 낮고 크기가 작으며 심각하게 발현하는 일이 거의 없는 반면 다른 한쪽에는 증상들이 끊임없이 발현하며 대단히 특이하고 심각하다. 이 때문에 CRPS에 걸리면 몸의 한쪽에만 증상이 발현하는 것으로 생각하게 된다.

2-5. 좌우 뇌의 손상이 비대칭이며 증상은 호전 없이 악화된다

 지금까지 CRPS에 걸리면 나타나는 세 가지 특징을 알아보았다. 이 병에 걸리면 왜 이러한 특징들이 나타나는 것일까?

 뇌는 좌뇌와 우뇌로 갈라져 있고 둘은 신경섬유 다발인 뇌들보로 연결되어 있다. 뇌는 몸을 지배하는데 뇌의 신경섬유는 숨뇌와 척수에서 대부분 교차하므로 좌뇌는 몸의 우측을, 우뇌는 몸의 좌측을 지배한다(척수는 뇌와 몸에 연결되어 있는 기관이고 뇌와 몸의 신경신호가 다니는 통로로 척주와 함께 머리에서 밑으로 길게 뻗어 있다).

 뇌는 자극을 받으면 반응하는데 반응 중에는 반드시 전신의 혈관 수축이 있는 것으로 추정된다. 혈관 수축은 전신에서 발생하므로 뇌와 몸을 가리지 않는다. 자극으로 인한 혈관 수축은 뇌가 건강하든 건강하지 않든 발생하지만 혈관의 수축 정도는 자극의 크기가 같다면 뇌와 몸의 약화, 손상 정도, 특히 뇌의 약화, 손상 정도에 비례하는 것으로 추정된다.

 혈관이 지속적으로 수축, 소멸하면 인체는 약화, 손상된다. 인체는 약화, 손상되면 자극에 대한 문턱값이 하락한다. 약화, 손상이 심화되면 문턱값 하락도 심화된다.

　손상이 심한 뇌가 자극을 지속적으로 받는다면 뇌의 심한 반응으로 인체 전체 혈관은 심하게 수축하고 일부는 소멸할 것이다. 이 상황이 지속되면 인체는 머리에서 발끝까지 약화되고 손상될 것이다. 이러한 전신의 약화, 손상은 전신의 혈관 수축으로 발생하므로 뇌 역시 손상이 심화될 것이다. 그런데 좌뇌와 우뇌의 손상에 차이가 있다면 손상이 큰 쪽은 작은 쪽보다 문턱값이 더 낮아 혈관을 더 크게 수축시키므로 뇌 손상 심화는 손상이 작은 쪽보다 큰 쪽에서 더 빠르고 크게 진행될 것이다. 만약 자극이 계속된다면 좌우 뇌의 손상 차이는 시간이 갈수록 커지고 그에 따라 문턱값 차이도 커질 것이다. 좌우 뇌의 손상 차이 심화는 좌우 몸의 약화, 손상 차이 확대로 연결될 것이다.

　뇌와 몸의 약화, 손상이 커지면 문턱값은 계속 하락한다. 뇌와 몸이 극도로 약화되어 문턱값이 거의 무한대로 하락한다면 뇌와 몸은 아주 작은 자극에도 반응하게 될 것이다. 이 상태가 되면 인체는 아주 작은 자극을 받아도 즉시, 또는 매우 짧은 시간 내에 어떤 증상이든 발현할 것이고 드러나지 않은 증상들도 잠복 상태에서 악화가 진행될 것이다. 자극이 계속된다면 잠복 증상들도 언젠가 발현하게 될 것이다. 잠복 상태에서 발현한 증상들은 인체가 극도로 약화, 손상된 상태에서 발현하므로 심각한 형태로 나타날 것이다. CRPS로 인한 증상들은 이러한 논리적 과정을 배경으로 발현한다.

　오늘날의 우리들은 24시간 인공 전자파에 노출되어 있다. 인공 전자파는 명백히 뇌와 몸을 손상시키는 실체이다. 따라서 CRPS 환자의 몸의 한쪽은 크게 약화, 손상되어 있고 상태는 호전 없이 계속 악화되어 간다. 그렇다면 인공 전자파만 없다면 CRPS 환자의 몸에는 어떤 증상도 나타나지 않고 인체는 악화를 중지할까?

 나는 상태가 극도로 악화되어 있을 때 사람의 말소리만 들어도 상태가 가장 나빴던 발에 통증이 발생했다. 통증이 발생한 이유는 음파가 청각 신경을 자극했고 그 자극이 손상이 심한 뇌를 자극했기 때문이었을 것이다. 즉, CRPS 환자에게는 음파도 뇌에 자극이 될 수 있으므로 소음이 계속 존재한다면 인공 전자파가 없다 해도 환자의 몸의 한쪽은 계속 악화될 것이다. 그런데 경험에서 비롯된 내 주장처럼 소음도 인체를 자극하고 손상시킬 수 있을까?

 CRPS는 1861-1865년의 미국의 남북전쟁 때 한 병사의 발병으로 알려졌다고 한다. 미국의 남북전쟁은 근거리에서 총과 대포를 사용하는 전쟁이었다. 병사들은 아군과 적군이 뿜어내는 엄청난 소음에 시달렸을 것이다. 당시에는 육탄전이 많았을 것이므로 집단 함성도 뇌에 많은 자극이 되었을 것이고 행군하며 부르는 군가도 자극이 되었을 것이다.

 뇌가 손상되는 이유는 다양하다. 사고로 뇌를 다쳐 발생할 수도 있고 스트레스나 유독가스, 화약 냄새 같은 오염된 공기도 뇌 손상을 유발할 수 있다. 최초의 CRPS 환자는 전쟁터의 군인이었다. 그의 최초의 한쪽 뇌 손상의 원인은 알 수 없지만 전쟁터에서 겪었을 심한 정신적 스트레스, 심한 육체활동에 따른 다수의 크고 작은 머리와 몸에 대한 충격, 화약 냄새, 많은 군가와 함성 소리, 총과 대포 소리 등은 손상이 심한 쪽의 뇌 상태와 손상이 없거나 약한 쪽의 뇌 상태 차이를 시간이 갈수록 크게 만들었을 것이다. 그리고 한쪽 뇌의 손상이 크게 심화되어 좌우 뇌의 손상 차이가 어느 수준에 도달해 있었을 때 그의 몸의 한쪽이 다치자 그에게 CRPS 증상들이 나타나기 시작했을 것이다. 즉, 그에게

CRPS가 발병한 것이다.

그에게 CRPS가 발병하자마자 의료진들은 그가 CRPS에 걸렸음을 알 수 있었을까? 병명도 없던 시절이니 당연히 몰랐을 것이다. 그는 아마 일반 타박상 환자로 분류되었을 것이고 통증이 심하니 많은 다른 병사들과 함께 통증 치료를 받았을 것이다(CRPS의 특징 중 하나는 다친 부위가 마치 골절된 것처럼 통증이 큰 것이다).

그 병사가 치료받은 곳은 어디였을까? 그곳이 어디가 됐든 아마 많은 환자와 의료진이 있는 공간이었을 것이므로 많은 소음이 계속 존재했을 것이다.

그를 통해 CRPS라는 병이 세상이 알려진 것은 그곳에서 그의 상태가 계속 악화되었기 때문이었을 것이다. 그때는 인공 전자파가 없던 시절이었다. 그러므로 인공 전자파가 그의 상태 악화에 개입했을 가능성은 없다. 그렇다면 무엇이 그의 상태 악화의 원인이었을까? 내 몸은 인공 전자파로부터 안전한 장소에서는 예외 없이 호전됐다. 그 병사와 나의 환경 차이라면 소음의 유무이다. 나는 투병 기간 중 항상 혼자 지냈고 사람의 말소리가 통증을 유발한다는 것과 전자파가 몸을 손상시킨다는 것을 알게 되었으므로 라디오도 듣지 않았다(사람들과 대화는 했다). 한 마디로 나는 음파로부터 안전했지만 병사는 음파로부터 안전하지 못했다.

병사의 몸이 계속 악화된 것에는 다른 원인이 있을 가능성도 있다. 약이다. 나는 앞서 스트레스 완화제를 먹은 후 발과 다리에 온갖 종류의 통증이 발생했던 사례와 신경전달물질조절 약을 먹은 후 왼쪽에 야구방망이에 맞은 듯한 통증이 며칠이나 지속된 사례를 소개했다(나는 이 경험 때문에 뇌 손상이 심하면 뇌를 통제하는 어떤 약도 뇌를 자극한다고 생각한다). CRPS에 걸린 병사에게는 통증을 완화시키는 약이 처방되었을 것이다. 약이 통증을 완화시키는 것은 결국 약 성분이 뇌에 작용하기 때문이다. 병사는 약으로 인해 증세가 악화되었을 가능성이 충분하다.

 나는 스트레스 완화제와 신경전달물질조절 약에 의한 이상 증상을 겪은 후에는 뇌에 작용한다고 생각되는 것은 어떤 것도 먹지 않았다. 앞서 소개했듯이 나는 신경안정제 성분이 미량 함유된 것으로 알려진 대추차 한 잔을 마시고도 이상 증상을 겪어 대추차는 물론이고 수면제 성분이 함유되어 있는 것으로 알려져 있는 상추도 절대 먹지 않았다. 나는 이러한 과정을 거치며 뇌와 몸을 회복시켰다. 그러니 병사의 악화 원인 중 하나에 약을 생각하지 않을 수 없다.

 한 병사로 인해 CRPS라는 병이 알려진 것은 그 병사의 증상들이 매우 특이하고 증세가 갈수록 악화되었기 때문일 것이다. 그 병사의 계속된 악화는 내가 주장하는 것처럼 계속된 소음과 약의 성분 때문이었을까?

 음파로 인한 통증은 나도 몇 번 겪지를 않았으니 음파가 반드시 증상 악화의 원인이라고 단언하지 못한다. 그렇다면 약의 성분 때문이었을까? 이 역시 두 번 밖에 경험하지 않아 그렇다라고 단정해서 말하지 못한다. 그런데 분명히 말하지만 내 뇌와 몸의 회복 과정에는 전자파, 음파, 약에의 노출이 없었다. 나는 나 자신을 슈퍼맨이라고 생각해 본적이 없고 지인들 중에도 나를 슈퍼맨이라고 생각하는 사람은 없다. 나는 그저 평범한 체질을 가진 일반사람일 뿐이다. 그러니 만약 그 병사도 음파와 약에 노출되지 않았다면 그 시대에는 인공 전자파가 없었으므로 증세기 호전되었을 가능성이 있다. 그래서 나는 그 병사의 증세 악화에 소음과 약의 성분이 반드시 개입되어 있다고 생각한다.

지금까지의 내용을 정리해 보자. 인간은 원래 사회적 동물이라 사회를 떠나 살기 어려운데 오늘날의 사람들은 태어나는 순간부터 문명의 도움을 받으며 살고 사회구조 자체가 사회를 떠나면 생존할 수 없게 되어 있어 누구도 이 문명화된 사회를 떠나 살 수 없다. 그래서 어느 누구도 전자파와 소음, 특히 전자파를 피할 수 없다. 우리가 일상생활에서 접하는 이 전자파는 비전리이기 때문에 보통의 건강을 가진 사람들에게는 어떤 자극도 느끼게 하지 않고 즉시, 또는 짧은 기간 내에 어떤 증상도 유발하지 않는다. 그러나 그 전자파가 CRPS 환자에게는 문제를 일으킨다. 왜냐하면 CRPS 환자의 한쪽 뇌와 몸은 약화, 손상이 매우 심해 문턱값이 매우 낮아 아주 작은 자극도 자극이 되기 때문이다.

뇌는 직접적이든 간접적이든 자극을 받으면 반응하고 반응의 형태 중에는 전신의 혈관 수축이 있다. 혈관 수축의 영향은 산소와 영양을 공급하고 노폐물을 회수하는 모세혈관과 작은 동맥에서 가장 클 것이므로 인체 전체는 약화, 손상된다. 그러면 문턱값이 하락한다. 자극이 계속된다면 인체 약화는 악순환을 하게 된다. 즉, 문명화된 환경에 놓여 있는 CRPS 환자의 뇌와 몸은 절대 호전될 수 없으며 시간이 갈수록 악화만 될 수밖에 없다.

2-6. 특이한 증상의 발현

CRPS가 발병하면 매우 특이한 증상들이 나타난다. 이러한 특이한 증상들은 일반 사람들은 절대 경험할 수 없는 것들이다. 그중 대표적인 몇 가지를 소개하고 원인을 말해 보겠다.

— 다친 부위의 색깔 변화

 나는 사고로 발을 다쳤다. 그런데 얼마 후부터 다리가 직립 자세가 되면(최소한 무릎 아래가 세워진 자세) 오른발의 색깔이 자주색으로 변했다(사진2 참고). 그래서 '일어나면 발 색깔이 왜 이렇게 갑자기 심하게 변하지?'라는 의문이 항상 있었다. 자주색은 직립 자세에서만 나타났고 전신이 반듯하고 무릎이 완전히 펴진 누운 자세에서는 자주색이 나타나지 않았다. 오래 전의 일이고 누운 자세에서는 발의 색깔이 특별하지 않아 발이 어떤 색깔이었는지 정확히 기억하지 못하지만 분명한 것은 전신이 완전히 반듯하게 펴진 누운 자세에서는 절대 사진2의 자주색이 아니었다. 걷기 운동을 몇 달 정도 하고 나니 적어도 운동 직후에는 붓기가 감소했고 직립 자세에서도 자줏빛이 사라졌다.

 이 현상의 원인이 무엇인지 생각해 보자. 우선 동맥혈은 붉은 색이고 정맥혈은 자주색이라는 것을 알아 두자.

 나는 좌뇌에 심한 손상이 있었고 항상 전자파에 노출되어 있었으므로 몸 오른쪽의 동맥, 정맥, 모세혈관들은 모두 심하게 수축을 지속했을 것이고 혈관 수축 영향을 가장 크게 받는 말단 혈관인 소동맥과 모세혈관 일부는 폐쇄되고 소멸했을 것이다(동맥과 모세혈관의 수축, 폐쇄, 소멸은 조직에 산소와 영양 부족을 초래해 조직의 약화, 손상을 유발하고 모세혈관과 정맥의 수축은 세포가 배출하는 노폐물의 회수를 방해해 조직에 부종을 유발한다).

 내 발은 상태가 크게 악화되어 있었을 때도 적어도 무릎을 완전히 펴고 누운 자세에서는 선명하게 자주색이 나타나지 않았다. 그런데 일어나 앉으며 무릎을 굽히거나 일어서면 즉시 자줏빛으로 변했다. 그리고 붓기가 좀 더 커졌다. 이것은 직립 지세가 되면 그렇지 않아도 인체 전체의 심한 혈관 수축으로 압력이 크게 상승해 있던 발, 다리의 모세혈관과 정맥의 압력이 더 크게 상승했기 때문일 것이다(정맥의 압력 증가는 노폐물이 정맥으로 회수되는 것을 방해했을 것이다). 이 현상에는 다리에 있는 정맥판막(정맥혈이 거꾸로 흐르는 것을 방지하는 막)이 정맥의 압력 극대화로 인해 일시적으로 기능을 잃어 정맥혈이 발로 역류한 것도 더해졌을 가능성을 배제하지 못할 것이다.

 다리가 직립 자세가 되면 나타나는 발의 색깔 변화가 혈관 수축으로 인해 발생한다는 나의 추측이 크게 잘못되지 않았다고 생각되는 이유는 걷기 운동을 하면 나타나는 발의 변화 때문이다.

 걷기 운동을 계속하자 언제부터인지 운동 중과 운동 직후에는 붓기가 감소해 있었고 전체적인 자줏빛(정맥혈의 색깔) 대신 선명한 붉은색(동맥혈의 색깔)이 발 여기저기에 나타났다(사진3, 4 참고). 이러한 운동 직후의 발의 붓기 감소와 색깔 변화는 시간이 지나면 다시 원래의 붓기와 자줏빛으로 돌아갔다(되돌림 현상은 발이 충분히 회복되기까지 오랜 기간 계속되었다). 이러한 발의 변화는 적어도 걷기 운동을 하면 수축해 있던 혈관들이 일시적으로라도 크게 회복되어 노폐물(정맥혈)이 정상적으로 회수됨으로서 부종이 감소하고 자주색이 사라진다는 것을 보여 주는 것이라 할 수 있다.

 걷기 운동을 하면 혈관이 일시적으로라도 정상으로 복원된다는 것을 실제 사례를 통해 좀 더 구체적으로 설명해 보겠다.

 사고 후 발은 항상 냉장실의 고깃덩어리처럼 차가웠다. 사고 후 약 두 달 후부터 걷기 운동을 시작했지만 초기에는 운동을 해도 발은 여전히 차가운 고깃덩어리였다. 그런데 걷기 운동을 한 달 정도 한 어느 날, 운동 중에 오른발의 극히 일부(동전보다 작은 크기)에 온기가 생겼다.

그 온기는 시일이 지날수록 발 전체로 확대되어 갔고 호전이 많이 되자 열을 느낄 수 있을 정도로 높아졌다. 발에 열을 느낄 정도로 온기가 생겼다는 것은 그만큼 혈액순환이 잘 됐기 때문이다 이것은 적어도 걷기 운동 중에는 발을 포함한 인체 전체의 혈관이 일시적으로라도 상당히 회복된다는 것을 말해 준다.

 운동이 계속되자 발의 색깔 변화 현상이 점차 사라져 갔고 부종의 크기도 계속 줄었으며 온기가 발에 머무는 시간도 계속 증가했다(이 시기는 내가 전자파를 최대한 피하고 운동량을 최대한 증가시켜 가던 시기였다). 발은 호전을 지속했고 결국 완전한 회복으로 마무리되었다. 발 상태가 완전하게 회복된 것은 지속된 전자파 회피와 운동으로 뇌와 몸 상태가 호전되어 인체의 모든 혈관이 수축을 중지, 감소, 회복되고, 인체에 혈액순환이 증가하고, 노폐물이 정상적으로 회수되고, 발에 새로운 모세혈관도 생성되어 발의 신경들이 회복되었기 때문이었을 것이다. 결국 발의 색깔 변화 현상은 혈관의 심하고 지속적인 수축과 일부 혈관의 폐쇄, 소멸 때문에 발생한 것으로 추측되는 것이다.

— 골절과 같은 통증, 호전되지 않는 증상, 이유 없는 부종

 CRPS에 걸리면 작게 다쳐도 통증이 대단히 심하고 부종이 크게 발생하며 시간이 아무리 지나도 이들은 절대 호전되지 않는다. 또한 손을 다치지 않았다 해도 손이 붓는다.

 나는 2016년9월 오토바이가 넘어지면서 발등을 다쳤다. 나는 오토바이 경력이 매우 길기 때문에 그런 정도의 사고와 타박상을 많이 겪었다. 그런데 그때의 타박상 통증은 다른 때와 완전히 달라 발을 조금만 움직여도 골절된 것처럼 극심한 통증이 발생했다(오래 전 계단에서 넘

어져 발에 약간 금이 간 경험이 있어 발의 골절 통증에 대해 잘 안다). 그 심한 통증이 호전되지 않고 계속되어 두 달 정도 후에 한 의원에서 엑스레이로 골절 여부를 확인했는데 골절이 없었다. 다친 후 생긴 발의 부종(붓기)도 전혀 호전되지 않았다.

 발의 통증과 붓기는 왜 시간이 지나도 호전되지 않았을까? 사고 당시 나에게는 비교적 심한 뇌 손상이 있었고 지속적인 전자파에의 노출로 인체 전체 혈관이 심하게 수축, 소멸해 몸 전체가 크게 약화, 손상되어 있었을 것이다. 발은 몸의 말단 부분이라 혈관 수축 영향이 더 커 약화, 손상이 매우 심한 상태였을 것이다. 그로 인해 발은 자극에 대한 문턱값이 다른 부위에 비해 훨씬 더 낮았고 그 상태에서 충격을 받았기 때문에 대단히 심한 통증이 발생했을 것이다.

 사고 후 발은 아주 작은 자극만 받아도, 좀 더 구체적으로 말한다면 아주 작은 움직임만 있어도 극심한 통증을 발생시켰다. 움직이지 않으면 통증은 전혀 발생하지 않았다. 이것은 발의 근육, 신경들의 문턱값이 극한으로 낮아졌다는 것을 의미한다. 사고 후 발의 문턱값이 극한으로 낮아진 이유는 '발의 충격으로 인한 심한 뇌 자극-뇌 반응에 의한 인체 전체 혈관의 심한 수축-전자파의 지속적 자극으로 인한 혈관의 지속적인 수축-발 상태의 극단적 약화 진행' 때문이었을 것이다. 부종이 호전되지 않은 것도 혈관이 심하게 지속적으로 수축하고 소멸했기 때문이었을 것이다. 다치면 부종이 발생하는 것은 누구나 알 것이다.

 나는 오른발을 다쳤고 오른발에 부종이 발생했다. 그런데 얼마 지나자 아무런 이유 없이 오른손에 부종이 발생하고 커져 갔다. 왜 그랬을까? 이 현상 역시 '좌뇌의 심한 손상-전자파에의 지속적 노출-인체 우측 전체의 심한 혈관 수축-사지 말단의 더 큰 혈관 수축-사지 말단의 심한 약화, 손상-문턱값의 큰 하락'이 원인일 것이다.

 손은 끊임없이 움직이는 부위이지만 문턱값이 정상이라면 단순한 손의 움직임은 손에 전혀 자극을 주지 못한다. 그러나 문턱값이 크게 하락하면 단순한 움직임도 손에는 큰 자극이 될 수 있다. 그러니 단순한 손의 움직임만으로도 부종이 발생한 것이다.

 상황을 반대로 가정해 보자. 만약 나와 달리 손이나 어깨를 다친 경우에 발에 부종이 발생할 수 있을까?(정신과 약을 안 먹는 경우이다). 나는 그렇게 될 것이라고 생각한다. 뇌를 자극하는 실체가 지속적으로 존재하는 환경이라면 한쪽 뇌에 심한 손상이 있는 CRPS 환자의 몸의 한쪽 전체는 혈관의 심한 수축, 소멸로 약화, 손상되어 있고 사지의 말단은 더 크게 약화, 손상되어 있으며 발은 손만큼 많이 움직이지 않지만 살기 위해, 또는 본능적인 자세 변화로 인한 최소한의 움직임 때문에 자극을 받기 때문이다. 만약 활동이 적다면 자극을 적게 받으므로 당연히 부종의 심화도 크지 않을 것이다.

 사실 부종은 손, 발에 국한되지 않고 인체 전체에서 발생할 것이다. 손과 발에만 부종 문제가 있는 것으로 생각되는 이유는 다른 부위에 비해 부종이 좀 더 크게 발생하고 확인이 쉽기 때문일 것이다. 나는 CRPS 환자뿐만 아니라 뇌 손상이 큰 뇌 질환자들은 모두 인체 전체에 부종 문제를 갖고 있다고 생각한다. 논리적으로 생각하면 전자파가 지속적으로 존재하는 환경에서는 뇌 손상이 큰 사람들에게 부종(붓기)이 안 생길 수가 없다.

― 몸 한쪽의 체온저하

 특이한 증상 중 세 번째는 몸이 한쪽 체온이 다른 쪽보다 매우 낮다는 것이다. 이 현상은 다친 부위에 한정되지 않고 머리에서 발끝까지 나타난다. 앞서 말한 것처럼 다친 부위는 냉장실의 고깃덩어리처럼 차가우며 심하면 정말 냉동실의 고깃덩어리처럼 차가워지기도 한다. 다른 부위는 부위마다 차이가 크다(상세한 것은 BOOK I의 '인공 전자파는 모두 유해하다' 참고). 손의 감각만으로도 양쪽의 체온차이를 느낄 수 있다. 체온 저하의 원인은 BOOK I의 '체온 저하'에서 상세히 설명했다.

― 손끝과 발끝의 찔림

 이 병에 걸리면 손끝과 발끝이 수시로 바늘이나 가시 같은 것에 찔리고 심하면 송곳 같은 큰 것에 찔리기도 한다. 나의 경우 송곳 같은 것에 한 번 찔리고 나면 너무나 큰 통증 때문에 또 찔릴지 몰라 큰 공포감에 빠졌었다.
 이 현상의 초기에는 무엇인가에 찔리니 당연히 외부에서 찔리는 것으로 생각했다. 그런데 찔림이 계속 반복되다 보니 의외로 내부에서 외부를 향한다는 것을 알 수 있었다. 모두 동일했다.
 나는 BOOK I의 '발에 찔림 통증이 발생한 이유'에서 내부 찔림의 원인을 추정했다. 발 전체의 찔림과 손끝, 발끝의 내부 찔림 차이는 발은 수백, 수천 개의 바늘이나 가시 같은 작은 것에 찔렸고 손끝, 발끝은 한 개였으며 크기가 대체로 컸다. 나는 손끝과 발끝의 찔림도 발전체의 찔림처럼 혈관의 수축과 이완, 또는 파열에 의한 빠른 혈액 흐름이 극도록 약화, 손상되어 문턱값이 끝없이 하락해 있는 신경을 자극했기 때문이라고 추정한다. 날카로운 큰 것에 의한 손끝, 발끝의 찔림은 모세혈관의 문제라기보다 좀 더 큰 세동맥 같은 소동맥의 문제라고 추측된다. 만약 손끝 발끝도 모세혈관의 문제였다면 통증은 하나가 아닌 다수의 형태로 나타났을 것이고 통증의 크기도 크지 않았을 것이기 때문이다.

 어깨를 다쳐 CRPS가 발병해도 몸 한쪽의 손끝, 발끝이 무엇인가에 찔리는 현상이 발생할까? 나는 발을 다쳤기 때문에 어깨를 다쳐도 이러한 현상이 발생하는지 알지 못한다. 그러나 이 현상은 어깨를 다친 환자들에게도 똑같이 나타난다고 생각한다. CRPS는 뇌 한쪽의 심한 손상을 기반으로 하기 때문이다. 한쪽 뇌의 심한 손상은 몸의 한쪽 전체 혈관들을 심하게 수축시킬 것이고 그에 따라 혈관 수축의 영향을 가장 크게 받는 사지의 말단이 크게 약화, 손상되기 때문이다.

3. 증상의 발현 시점과 발병 원인

  뇌는 인체 전체를 지배하고 자극을 받으면 인체 전체의 혈관을 수축시키는 것으로 추정된다. 혈관이 지속적으로 수축하고 소멸하면 인체 조직은 약화되고 손상된다. 조직은 약화되고 손상되면 문턱값이 하락하며 거의 무한대까지 하락하는 것으로 추정된다. 혈관의 수축 정도는 전자파누적크기(세기+밀도+노출시간)와 인체의 약화, 손상, 특히 뇌의 약화, 손상 크기에 비례하는 것으로 추정된다. 그러므로 뇌가 약화, 손상되고 지속적으로 자극을 받는다면 몸은 빠르게 약화, 손상, 심화될 것이다.
  인공 전자파는 세기나 종류에 관계없이 전자파 형태이든 자기장 형태이든 뇌와 몸을 직, 간접적인 방식으로 자극하는 실체이다. 오늘날의 우리들은 24시간 비전리전자파에 노출된 채 살아간다. 따라서 어떤 이유로든 뇌에 약화, 손상이 생기면 인체 전체는 빠르게 약화, 손상, 심화된다. 특히 뇌는 몸과 달리 전혀 회복되지 못하는 특징 때문에 시간이 갈수록 손상이 확대되고 약화 속도도 증가하므로 전자파가 지속적으로 존재하는 환경에서는 몸의 약화, 손상 역시 확대만 될 뿐 호전되지 않는다. 이렇게 뇌와 몸의 약화, 손상이 심화, 확대되고 문턱값이 계속 하락하면 극도로 미약한 자극원인 비전리전자파도 어느 순간부터 짧은 시간 내에 인체 표면에 어떤 증상이든 드러나게 할 수 있게 된다(비전리전자파는 정상인에게는 짧은 시간 내에 인체 표면에 어떤 증상도 드러나게 할 수 없다). 이 시점이 CRPS라는 병이 시작되는 출발점이다. 간단히 말해 CRPS는 어느 한 순간에 새롭게 발병하는 것이 아니라 뇌와 몸의 손상, 특히 뇌의 손상이 악화되어 건강한 사람에게는 직접적이든 간접적이든 어떤 자극도 줄 수 없는 아주 작은 자극이 뇌에 자극으로 작용하게 될 때 시작된다는 것이다. 그러므로 CRPS의 경우에는 'CRPS가 발병했다'는 표현보다 'CRPS 증상이 시작되었다'라는 표현이 더 적절하다고 생각한다.

 뇌가 손상되면 뇌를 자극하는 실체가 지속적으로 존재하는 공간에서는 시간이 지나면 필연적으로 몸도 약화, 손상되며 그 결과 뇌 역시 추가로 약화된다. 이 악순환이 계속되면 뇌와 몸은 문턱값이 크게 하락해 작은 자극에도 반응하게 된다. 그러나 인체에 약화, 손상이 발생하고 문턱값이 크게 하락했다고 무조건 비전리전자파 같은 극히 미약한 자극에도 짧은 시간 내에 인체에 어떤 증상이 드러나는 것은 아니다. 이를 확인하기 위해 BOOK I 에서 소개한 2010년 사고 후의 내 몸으로 돌아가 보자.

 2010년사고 후 2016년사고 전까지 내 몸에는 매우 특이하고 심각한 증상들이 짧지 않은 간격을 두며 시리즈처럼 나타난 후 유지되기도 하고 사라지기도 했다.

 2010년사고 후 약 한 달 정도 심한 변비가 있었고, 시간이 지나자 이를 닦으면 오른쪽 엉덩이 고관절 쪽에 통증이 발생했으며 오른쪽 다리를 전혀 움직이지 못하는 현상도 발생했다. 오른쪽 손가락 끝이 가끔 날카로운 무엇인가에 심하게 찔리는 현상도 발생했으며 사고 전 낮은 수준에 머물러 있던 오른쪽 백내장은 급격히 실명 수준으로 악화되었다. 언젠가부디 잠을 거의 자지 못하는 불면증이 시작됐고 사고 3년 정도 후에는 공기가 맑은데도 숨을 쉬면 마치 심한 매연을 마시는 듯하고 기침을 심하게 하는 현상도 발생했다. 약 4년 정도 지나자 정박아처럼 침을 흘리는 증상도 발생했다. 그리고 체중이 아주 조금씩 지속적으로 감소했다. 이러한 심각한 증상들이 발현하고 유지되고 사라질 때, 나는 전자파밀도가 매우 높은 환경에서 일을 했고 많은 전자파에 노출되는 생활습관을 계속했다.

 오랜 기간에 걸쳐 발생한 이러한 증상들의 원인은 BOOK I 에서 말했듯이 내 좌뇌의 큰 손상이 원인이었던 것으로 추정된다. 그 당시에는 전자파에 심하게 노출돼도 즉각적, 또는 짧은 시간 내에 어떤 증상도 나타나지 않았다. 이것은 그때는 내 뇌와 몸의 약화, 손상 정도와 문턱값이 즉각적으로, 또는 짧은 시간 내에 몸에 어떤 증상을 발생시킬 정도는 아니었다는 것을 말해 준다. 즉 그 당시에도 내 좌뇌와 우측 몸의 약화, 손상은 컸었지만 CRPS가 시작되었다라고 할 만큼 크지 않았다는 것이다.

 이번에는 2016년사고 후의 몸으로 돌아가 보자. 나는 2016년사고 후 조금만 움직여도 발생하는 심한 발 통증 때문에 일을 못할 뿐 조금도 변함없이 집에서 와이파이를 켜 놓고 컴퓨터, 무선 노트북, 스마트폰, 인터넷폰, TV를 사용했다. 변화가 있었다면 발 통증 때문에 가능하면 이들을 누워서 사용했다는 것이다.

 그 당시 이들을 사용하면 항상 발에 통증이 발생했다. 초기에는 통증이 심하지 않아 통증이라기보다 발저림 같은 현상으로 생각했었다. 그런데 시간이 지날수록 강도가 커졌다. 그리고 스마트폰을 사용할 때 손에 감전 같은 현상이 생기고 손등이 무엇인가에 찔렸다. 인터넷폰 사용

후에는 야구방망이에 맞은 듯한 통증도 발생했다. TV를 봐도 발에 통증이 발생하고 설사를 했으며 음식이 전혀 소화되지 않기도 했다. 또한 겨우 전등 한 개가 내 발에 심한 통증, 붓기, 열도 발생시켰다. 전자파의 위험성을 안 후 와이파이와 인터넷 모뎀을 끄고 지내다 실수로 몇 시간 동안 이들을 켜 놓은 후에는 며칠 동안 심한 몸살을 앓기도 했다.

간단히 말해 2016년사고 후에는 2010년사고 후와 달리 내 몸은 전자파에 노출되면 짧은 시간 내에 어떤 증상이든 발생시켰던 것이다. 2016년사고 후 내 몸에 CRPS라는 병이 시작된 것이다. 2016년사고 후 CRPS라는 병이 왜 시작되었을까? 그것은 2016년 사고로 내 좌뇌가 CRPS라는 병을 나타나게 할 만큼 손상이 심화, 확대되었기 때문일 것이다.

뇌는 손상이 클수록 문턱값이 크게 하락하는 것으로 추정된다. 그래서 손상이 큰 뇌는 자극에 심하게 반응하게 되고 그 결과 혈관을 심하게 수축시킨다. 혈관이 심하게 수축하면 몸은 약화, 손상되고 뇌는 좀 더 악화된다. 손상된 뇌에 자극이 지속된다면 '뇌에 대한 자극-혈관의 수축-뇌와 몸의 약화, 손상'은 악순환을 형성하고 시간이 흐를수록 순환속도가 증가한다. 순환속도가 증가한다는 것은 인체의 약화, 손상이 심화된다는 것이므로 자극에 의한 증상의 발현 속도도 증가하게 된다. 그러므로 악순환속도가 극도로 높아지면 자극을 받은 인체에는 매우 짧은 시간 내에 어떤 증상이든 표출되게 될 것이다. 순환속도는 자극의 크기와 뇌의 손상 정도에 의해 결정되지만 우리가 일상생활에서 뇌가 받는 자극, 즉, 비전리전자파 자극의 크기는 특별한 환경에 노출되지 않는 한 거의 일정하므로 순환속도는 주로 뇌의 손상 정도에 비례하게 된다.

그러므로 내 몸이 전자파 자극에 노출되면 짧은 시간 내에 어떤 증상들이 표출된 이유는 뇌의 손상 정도가 악순환 속도를 극도로 높일 만큼 컸기 때문이었다라고 할 수 있다. 내 몸의 증상들은 대부분 오른쪽에서 발생했다. 이것은 내 뇌의 큰 손상이 좌뇌였음을 말해 준다.

지금까지의 내용을 정리해 본다면, '뇌에 대한 자극-혈관의 수축, 소멸-인체의 약화, 손상'이라는 악순환 주기의 속도를 극도로 높일 정도로 한쪽 뇌에 심한 손상이 있고(뇌 손상이 있으면 뇌 기능에 이상이 있을 것이다) 좌우 뇌의 손상에 심한 차이가 존재할 때 CRPS가 시작된다는 것이다. 다시 말해 CRPS는 악순환 주기의 속도를 극도로 높일 정도로 한쪽 뇌의 손상이 크고 좌우 뇌의 손상에 심한 비대칭이 있을 때 시작한다는 것이다. 개괄적 관점이라면 이것을 CRPS의 원인이라고 할 수 있을 것이다. 이러한 이유로 CRPS는 분명히 심한 뇌 손상으로 인한 뇌 질환의 하나이지만 단순하게 뇌 질환이라고 말할 수 없다.

2016년 사고로 내 좌뇌가 크게 손상된 이유에 대해 생각해 보자. 그 사고는 경미한 사고였다. 나는 오랜 기간 오토바이를 발처럼 이용할 정도로 많이 타고 다녔고 그러한 경미한 사고는 수도 없이 겪었다. 헬맷도 쓰고 있었다. 물론 오토바이가 넘어지는 사고였으니 뇌에 충격이 가해졌고 그로 인해 좌뇌가 손상되었을 가능성은 있다. 그것이 뇌 손상 원인의 전부였을까?

내 뇌는 사고 전부터 상당히 약화, 손상되어 있었던 것으로 추정되고 그에 따라 인체 전체 내·외부 전체도 상당히 약화, 손상되어 있었던 것으로 추정된다. 그러한 상태에서 나는 사고로 오른쪽 발등을 다쳤다. 심한 타박상이 아니었는데도 불구하고 발에는 마치 골절과 같은 통증이 발생하고 지속됐다. 이것은 내 발의 자극에 대한 문턱값이 엄청나게 낮았다는 것을 의미한다. 문턱값이 엄청나게 낮았던 발에 자극이 주어지자 자극은 신경신호로 바뀌어 대뇌로 전달되었을 것이고 대뇌는 이것을 엄청난 자극으로 인식해 골절과 같은 통증을 발생시켰을 것이다. 그리고 뇌는 여기에 한 가지 반응을 더했을 것이다. 인체 오른쪽 전체 혈관의 극도의 수축이다. 혈관 수축은 뇌의 왼쪽에서도 발생했을 것이고 그에 따라 좌뇌는 외부의 충격에 극단적인 혈관 수축이 더해져 손상이 심화, 확대되었을 것이다. 이것이 2016년 사고로 CRPS 증상이 시작될 만큼 좌뇌가 크게 손상된 이유일 것이다.

2장 뇌 질환 치료 방법
(CRPS 중심)

　CRPS에 걸리면 발현하는 모든 증상들은 당연히 뇌와 몸의 손상을 근거로 발생하지만 근본적인 원인은 뇌 손상이다 그러므로 뇌를 근본적으로 회복시키지 않고 몸의 말초신경만을 치료하는 어떤 치료도 근본적인 치료가 아닌 일시적인 치료가 될 수밖에 없다. 일시적 치료에 의해 회복된 말초신경은 회복되지 않은 뇌, 뇌 자극원인 전자파의 존재, 그로 인한 혈관의 수축, 소멸, 조직의 약화, 손상으로 인해 다시 악화될 수밖에 없어 어떤 증상이든 다시 발현하게 된다. 오늘날의 사회구조는 전기에 의해 지탱된다. 따라서 뇌 손상은 시간이 지날수록 심화되기 때문에 기존의 증상이든 새로운 증상이든 강도는 갈수록 커지게 된다. 간단히 말해 뇌를 근본적으로 회복시키지 않는 한 뇌 손상은 시간이 갈수록 커지고 그로 인해 CRPS로 인한 증상은 계속 재발하고 강도도 계속 커진다는 것이다.

　나는 명백히 뇌 손상을 기반으로 하는 질환인 CRPS로부터 근본적으로 회복되었다. 이것은 단순히 몸의 말초신경만이 치유된 일시적인 회복이 아니라 중추신경인 뇌 신경이 정상으로 회복된 결과이다.

내 뇌와 몸이 회복될 수 있었던 것은 철저한 전자파 회피와 운동 때문이다. 철저한 전자파 회피와 끊임없는 운동은 뇌와 몸에 대한 자극을 없애고 뇌 상태를 정화시켜 뇌와 몸의 손상 확대를 막았을 것이다. 그리고 뇌의 혈관 수축을 방지, 복원하고, 새로운 혈관의 생성을 촉진시키고, 새로운 신경세포의 생성과 성장을 촉진시켰을 것이다. 나는 이러한 뇌의 회복을 배경으로 회복됐을 것이다.

 뇌에는 매일 새로운 뉴런(신경세포)이 생긴다고 한다. 그런데 새로운 뉴런은 나쁜 환경에서는 성장하지 못하고 죽는다고 한다. 뇌는 신경세포이다. 신경세포는 다른 세포와 달리 성장해서 그들끼리 연결되어야 한다. 이것을 연접(synapse)이라고 하는데 연접을 형성해야 신경신호를 주고받는 신경세포로서의 기능을 하게 된다.

 뇌에 대한 직접 자극은 물론이고 몸에 대한 자극도 뇌를 자극한다. 그러므로 인체의 문턱값이 크게 하락해 있다면 자극이 존재하는 공간에 있는 뇌의 상태는 나쁠 수밖에 없다. 그러면 새로운 뉴런들은 성장하지 못하고 죽는다. 나는 생존을 위한 최소한의 외부 활동만 하고 전자파 회피와 운동을 24시간 하루도 빠지지 않고 반복했다. 내 뇌에 새롭게 생긴 신경세포들은 이러한 치료법 실천으로 죽지 않고 성장해 서로 연결되었을 것이고 그 결과 뇌가 정상적으로 기능하게 되었을 것이다.

 내 뇌의 회복이 전에는 사용되지 않았던 뇌 부분이 활성화되었기 때문이었다고 생각할 수 있을까? 나는 담당 의사로부터 인간의 뇌는 10-20% 정도만 사용되고 있어 사용되지 않는 부분이 손상된 부분을 대체할 수 있다는 말을 들은 일이 있다. 의사의 말이니 그것은 의학적으로 가능하겠지만 뇌 질환 증상은 뇌 손상이 크게 진행된 후에 나타나므로 뇌 질환으로 진단될 징도라면 뇌의 건강한 부분이 손상된 부분을 대체하는 것은 쉽지 않을 것이라고 나는 생각한다. CRPS도 그렇고, 치매도 그렇고 심각한 뇌 질환들이 고령층에서 집중적으로 발생하는 것을 봐도 그렇다. 물론 두 가능성이 동시에 진행되어 내 뇌가 회복되었을 수도 있다. 어찌됐든 내 뇌의 회복에는 분명히 새로운 뉴런들이 성장해 연접을 형성한 것이 관련되어 있을 것이다.

 세포는 성장하기 위해 반드시 산소와 영양을 필요로 한다. 즉 세포에 충분한 혈장(혈액의 액체 성분으로 산소와 영양분을 함유하고 있다)이 공급되어야 세포는 죽지 않고 성장한다. 따라서 내 뇌의 새로운 신경세포들이 건강하게 성장해 연접을 형성한 것은 뇌의 혈관들이 수축을 중지하고, 복원되고, 새롭게 생성되어 신경세포가 원하는 산소와 영양을 충분히 공급했기 때문일 것이다. 결국 손상된 뇌도 상태가 정화되고 충분한 혈액을 공급받는다면 유전과 같은 특별한 원인이 아닌 한 회복될 수 있다는 것이 내 생각이다(가족력은 유전과 다르다).

 뇌 질환이 다양하게 분류되는 이유는 손상된 뇌의 부위, 형태, 크기가 모두 달라 증상이 모두 다르기 때문일 것이다. 그러나 어떤 뇌 질환이 됐든 뇌에 손상이 생겨 발생한다(뇌에 손상이 생기면 뇌에 기능 이상이 발생할 것이다). 뇌에 손상이 생기는 이유는 노화, 스트레스, 소음, 뇌졸중, 동맥경화, 마약, 오염된 공기, 사고, 유전, 가족력 등 다양하다. 최근에는 인공 전자파가 가장 큰 원인 중 하나일 것이다.

 뇌 질환은 고령층에서 많이 발생한다. 그 이유는 노화로 뇌 조직에 산소와 영양을 공급하는 모세혈관이 많이 수축, 폐쇄, 소멸하기 때문일 것이다. 스트레스를 받으면 혈압이 상승한다고 한다. 이것은 혈관이 수축하기 때문이다. 따라서 스트레스를 받게 되면 뇌 조직은 충분한 산소와 영양을 공급받지 못해 손상될 것이다. 소음도 스트레스 유발인자이다. 그러므로 소음에 장기간 노출돼도 뇌는 손상될 수 있다. 뇌졸중은 뇌출혈과 뇌경색으로 나누어지는데 뇌출혈은 혈관이 파열되는 것이고 뇌경색은 혈전(피떡, 혈병)이 뇌 혈관을 막는 것이므로 어떤 것이 발생하든 뇌 조직은 산소와 영양을 공급받지 못해 손상된다. 동맥경화를 앓는 환자의 혈관에는 피떡이 있다. 이 피떡은 혈관을 타고 뇌로 가서 뇌 혈관을 막을 수 있다. 그러므로 동맥경화도 뇌 손상의 원인이다.

 마약인 필로폰을 투여하면 도파민(신경전달물질과 호르몬의 일종이라고 한다)이 지나치게 많이 분비되어 이것이 대뇌겉질(대뇌피질)을 직접 자극해 뇌 신경세포를 손상시킨다고 한다. 도파민이 지나치게 많이 분비되는 이유는 필로폰이 도파민을 분비하는 뇌 부위를 자극해 약화, 손상시키기 때문일 것이다. 나는 여기에 혈관 수축으로 인한 약화, 손상도 있지 않을까 생각한다. 의학을 알지 못하는 내가 이러한 추측을 하고, 말하는 것은 무리가 있지만 각기 다른 두 사고 후의 동일한 변비 경험 때문에 언급하지 않을 수가 없다.

 하나는 이미 소개한 2010년 사고 후 약 한 달 정도 있었던 심한 변비 경험이다. 나는 버스에 치여 수술 후 어깨가 짧아질 정도로 쇄골원위부가 분쇄골절이 됐고 늑골(갈비뼈) 5개가 골절됐으며 뇌에 손상이 생길 정도로 뇌가 큰 충격을 받았지만 몸에는 어떤 외상도, 출혈도 없었다. 그런데 심한 변비가 한 달 정도 계속됐다.

 다른 하나는 무릎을 다친 후 생긴 변비 경험이다. 나는 야간 운동 중 발을 헛디뎌 무릎을 심하게 다친 일이 있다. 그런데 다음날부터 심한 변비가 5일 정도 계속됐다. 앞의 사례는 워낙 큰 사고였고 뇌, 쇄골, 갈비뼈를 심하게 다쳤으니 이유는 알지 못해도 변비가 생겼다고 크게 이

상하게 생각할 일은 아니었다. 그런데 이 사례는 심하기는 해도 버스에 치일 정도의 큰 충격이 아니었고, 의식을 잃지도 않았으며 무릎만 다쳤는데 심한 변비가 생겼다. 왜일까?

 나는 앞서 인체는 어느 한 곳에 자극을 받으면 관련이 전혀 없는 약화, 손상된 부위에서도 통증이 발생하는 것을 자극에 대한 통증 연관성으로 설명했다.

 두 사고에서 내 몸은 큰 타격을 받았다. 그 큰 자극들은 뇌를 크게 자극했을 것이고 뇌는 그에 대한 반응으로 전신의 혈관을 크게 수축시켰을 것이다. 그로 인해 소화기 계통의 기능이 크게 약화되어 변비가 심하게 발생했을 가능성이 있다. 두 사고를 겪을 당시 소화기 계통이 약화되어 있는 상태였는지 아니었는지, 그리고 자극으로 인한 뇌의 반응인 전신의 혈관 수축이 소화기 계통의 기능을 실제로 약화시켰는지는 정확히 알 수 없지만 두 사건을 겪은 후 모두 동일하게 심한 변비를 겪었으므로 큰 자극이 소화기 계통에 문제를 발생시킨 것은 분명하다.

 나는 이처럼 무릎을 다쳐 심한 변비를 경험한 후 버스에 치인 첫 번째 사례 때 왜 변비가 심하게 생겼는지를 추측할 수 있게 되었다. 이때는 CRPS에 걸려 많은 통증 연관성을 경험했기 때문이다.

 나는 무리가 있는 것을 알면서도 내 추측을 말했다. 그러니 내 추측이 맞다고 주장하고 싶지는 않다. 그저 하나의 가능성만을 말했을 뿐이다. 그런데 이 가능성이 실제로 있다면 필로폰이 뇌를 자극해 약화, 손상시키는 이유에는 필로폰 성분이 뇌를 직접 자극해 약화, 손상시키는 것뿐만 아니라 자극받은 뇌가 인체 전체의 혈관을 수축시키고 그 결과 혈관 수축이 뇌에서도 발생해 뇌가 약화, 손상되는 것도 생각해 볼 수 있을 것이다.

유독가스 같은 오염된 공기가 뇌를 손상시키는 것은 누구나 알 것이다. 좀 더 구체적으로 말하면 유독가스의 일산화탄소가 혈액의 헤모글로빈과 결합하기 때문이라고 한다. 헤모글로빈은 산소와 결합해 뇌 신경세포에 공급되어야 하는데 일산화탄소와 결합해 공급되면 세포가 산소 부족으로 손상된다고 한다. 이것이 의학적 설명이다. 나는 앞의 추측처럼 이 경우에도 오염된 공기 성분이 뇌를 자극하고 그로 인해 발생하는 혈관 수축도 뇌 손상 원인의 하나라고 생각한다.

사고로 인한 뇌 손상은 유형이 다양하므로 쉽게 말할 수 없는 문제이고 유전은 특별한 경우이니 혈관의 수축, 폐쇄, 소멸과 연관지어 생각할 수 없다(물론 유전도 결국 혈관 문제와 관련 있을 것으로 생각한다).

전기에 의해 지탱되는 오늘날의 사회구조 속에서 뇌 손상의 가장 큰 원인 중 하나는 아마 전자파일 것이다. 생명체가 진화할 수 있는 여건이 갖추어진 지구의 탄생과, 필연적인 생명체의 진화의 선상에서 한 원시생명체는 우주로부터 날아오는 전자파와 지구 자체에서 발생하는 전자파에 수십억 년 동안 완벽하게 적응하며 인간으로 진화했다. 인공 전자파를 발산시키는 인공 전기가 인류에게 영향을 주기 시작한 것은 이제 고작 130년에 불과하다. 그것도 본격적인 영향은 아직 100년도 되지 않는다. 인간은 여기에 적응할 시간이 전혀 없었다. 인공 전자파에 의한 뇌 손상은 전기, 전자기기의 발명과 보급, 뇌 질환의 상승 통계를 보면 쉽게 알 수 있다. 전자파는 어떤 형태, 어떤 방식으로든 뇌를 자극, 손상시키는 실체라는 것은 앞에서 수없이 설명했다.

뇌가 손상되는 이유에는 이 외에도 다양하겠지만 뇌 손상은 많은 경우 혈액 공급 부족으로 인한 산소와 영양 공급 부족이 원인일 것이다. 그러므로 뇌를 손상시키지 않기 위해서는 직접 자극이든 간접 자극이든 뇌에 대한 모든 자극을 막고, 혈관의 수축을 방지, 복원시키고, 새로운 혈관은 보존시켜야 한다. 뇌 조직에 산소와 영양분이 충분히 공급된다면 뇌는 손상되지 않을 것이며 손상된 뇌도 결국 회복될 것이다.

CRPS는 손상이 심한 뇌를 기반으로 한다. 그러므로 CRPS를 근본적으로 치료하기 위해서는 뇌를 회복시켜야한다. 이 논리가 잘못되지 않았다면, CRPS를 근본적으로 치료할 수 있는 방법, 즉 뇌를 근본적으로 치료할 수 있는 방법이 실제로 존재한다면 그 치료 방법은 치매, 파킨슨, 공황장애, 우울증, 불면증, 조현병, 조울증 등 어떤 뇌 손상 질환 치료에도 적용될 수 있을 것이다(유전 같은 특별한 원인에 의한 뇌 질환은 불가능할 것이다).

CRPS라는 뇌 질환에 걸린 내 관점에서 보면 뇌 질환에 걸렸다는 것은 단순히 하나의 심한 병에 걸려 장애를 겪는 것이 아니라 생물학적으로는 살아 있으되 사회적으로는 사망하는 인생의 종말을 의미한다. 인간은 살아있는 한 끝없이 인생의 발전을 추구한다. 뇌 질환에 걸리면 이것이 불가능하게 된다. 약은 손상된 뇌를 회복시켜 주는 것이 아니라 뇌 질환의 본 모습을 잠시 감추어 주고 현재의 상태를 최대한 지연시켜 줄 뿐이다. 뇌 자극이 지속되는 환경에서 뇌는 계속 악화되어 간다. 약은 이러한 전개를 결코 막지 못한다. 내 개인적 관점에서는 약도 뇌를 자극하는 요인이기 때문에 뇌 손상 확대의 원인이 될 수도 있다. 나 역시 CRPS가 시작된 이후 회복되기 전까지 오랫동안 생물학적으로는 분명히 살아 있었으나 어떤 사회활동도 할 수 없었으므로 사실상 사회적으로 사망한 상태였다.

어느 날 거울을 보니 볼의 한쪽 근육이 완전히 사라져 움푹 패였다면 어떤 기분이 들까? 나는 거울로 얼굴 모습을 확인한 순간부터 하염없이 눈물을 흘렸다. 이 경험 때문인지 장딴지 근육이 반이나 줄어든 것을 알았을 때도, 알통이 반도 아니고 완전히 소멸된 것을 알았을 때도 눈물을 흘리지 않았다. 손이 아무 이유 없이 계속 붓고 손가락 마디가 검고 딱딱하게 변해 가는 것을 보면서 내가 얼마나 겁을 먹고 비참함과 절망감을 느꼈을지는 충분히 상상이 될 것이다. 손으로 만져 봐도 몸의 오른쪽 전체가 왼쪽보다 분명히 차갑다는 것을 확인했을 때 내가 얼마나 당황하고 겁이 났는지도 충분히 상상이 될 것이다. 평소 자주 다녔던 도심의 인도를 걸을 뿐이었는데도 발에 계속 큰 감전 통증이 발생했을 때는 피할 방법도 없어 마치 지옥에 온 줄 알았다. 무릎이 완전히 굳어 다리가 마치 통나무처럼 전혀 굽혀지지 않게 되었을 때 무릎을 회복시키기 위해 손으로 무릎을 문지르고 굽혀지지 않는 무릎을 조금씩 억지로 굽혔다폈다를 반복하면서 나는 통증보다 몸이 그렇게 된 비참함과 절망감 때문에 끊임없이 눈물을 흘려야 했다. 누워있다 통증을 견딜 수 없어 목을 매려고 했는데 통증 때문에 일어나지 못해 죽지도 못한 정말로 웃기고 슬픈 에피소드도 있다. 방에 있으면 전신에 계속 감전 통증이 발생하고, 무릎이 완전히 굳고, 앉고 일어서는데 각각 1시간 이상 걸리고, 약간의 찬 공기에 허벅지와 다리의 피부 여러 곳에서 수포들이 동시에 포도송이처럼 솟아나고, 내 몸에 내 손을 대도 극심한 통증이 발생했다. 몸 상태가 극도로 악화되니 나는 증상들을 관리하는 것에 모든 시간을 소비했다. 다른 것에 관심을 가질 여유가 전혀 없었다. 내가 누구를 만날 수 있고, 인생을 위해 무엇을 생각하고, 작은 무엇 하나 할 수 있었겠는가? 갖가지 증상들로 인한 육체적, 정신적 고통은 어쩔 수 없다 하더라도 그 낭시 내 인생은 이미 끝나 있었던 것이다.

CRPS가 발병한지 4년6개월이 지났다. 지금도 집에서 냉장고, 전자렌지, 전기냄비, 전기밥솥 등 전류 소모량이 많은 전기, 전자기기들이 동시에 작동하면 통증이 발생할 때가 있고 자기 전에 스마트폰을 오래 사용하면 약간의 불면증과 입안 건조가 발생한다. TV를 가까이 오래 보면 몸에 이상이 생기는 것도 느낀다. 완전히 건강한 사람에게는 이러한 현상이 발생할 수 없다. 나 역시 건강했을 때는 많은 전기, 전자기기들이 동시에 작동하는 환경에서 TV를 장시간 시청하고 스마트폰을 장시간 사용해도 몸에 문제가 전혀 발생하지 않았다. 그러니 내 뇌와 몸은 아직 완전히 정상이라고 말하기 힘들다. 사실, 나는 이러한 증상이 아직도 발생하는 이유가 뇌가 완전히 회복되지 않아서인지, 아니면 뇌는 완전히 회복되었지만 이제는 전자파 자극에 알러지 같은 반응을 보이는 것인지 정확한 판단이 서지 않는다. 왜냐하면 많은 전자파에 노출돼도 증상들은 약하고, 지속적이지 않으며, 상당히 국지적이고, 전자파 노출을 피하면 바로 중지되기 때문이다. 예를 들어 전자파누적크기(세기+밀도+노출시간)가 크면 지금도 다리에 통증이 발생한다. 그런데 통증은 예전처럼 다리 전체나 넓은 부위, 또는 다양한 지점에서 발생하는 것이 아니라 한 지점에서 발생하며(발생 지점은 조금씩 다르다) 전자파 노출을 피하면 증상이 즉시 중지된다.

 약간의 불안요소가 남아 있기는 하지만 내 뇌와 몸은 지금까지 엄청난 회복을 해냈다(사실 나는 완전히 회복되었다고 생각한다). 병이 악화되었을 때 내 몸은 전등 한 개도 감당하지 못했고 사람 말소리도 감당하지 못했는데 지금은 TV를 오랜 시간 시청하며(가능한 한 최대한 멀리서 본다) 전등도 켜고 전기, 전자기기들도 사용한다. 스마트폰을 사용해도 쉽게 어떤 증상이 나타나지 않으며 도심에 있다고 배변 압박이 생기지도 않는다. 물론 전자파에 오랜 시간, 그리고 매일 반복적으로 오랜 기간 노출되면 앞서 소개한 성대가 마비되는 일도 발생한다(이미 말한 것처럼 회복확률 21%라는 이것도 전자파를 철저히 피하자 바로 회복을 시작했다). 어쨌든 오랜 시간, 반복적인, 오랜 기간의 전자파 노출이 아니라면 전자파는 내 몸에 어떤 증상도 유발하지 못한다. 이것은 내 뇌가 그만큼 근본적으로 회복되었기 때문이다. 뇌가 근본적으로 회복되었음을 가장 극적으로 보여 주는 것은 4개월 이상 진행된 노트북 작업이다. 중간에 무리하게 계속된 노트북 타이핑으로 성대가 마비되는 일도 있었지만 노트북 작업을 1회 1시간 정도로 제한하고 충분한 휴식을 하는 방식으로 하루 5시간 정도 하니 4개월이나 진행된 노트북 작업에도 어떤 증상도 나타나지 않았다(나는 노트북이 주변의 와이파이와 교신하지 못하도록 와이파이 기능을 꺼 놓는다). 다시 말하지만 나는 상태가 악화되었을 때는 노트북을 사용하는 순간부터 손과 발에 통증이 발생하고 부었다. 그러니 최근 매일 계속되는데도 어떤 증상도 유발하지 않는 노트북 사용은 뇌의 회복을 가장 극적으로 알려 주는 것이라고 할 수 있다.

지금까지의 회복 경과를 보면 내 뇌는 앞으로 과거처럼 다량의 전자파에 24시간 노출돼도 전혀 문제가 없는 상태로 되돌아갈 것이다(만약 지금의 반응이 뇌의 알러지 같은 것이라면 평생 지속될지도 모른다). 그러니 CRPS 환자들(다른 뇌 질환자들 포함)은 내 치료법을 실천한다면 누구든 손상된 뇌를 회복시킬 수 있을 것이다. 그러나 나의 치료법은 말로는 대단히 쉬운데 실천이 쉽지 않다. 대부분의 사람들에게 어려운 도전이 될 것이다. 이미 정신적으로 문제가 크게 발생해 의지력이 없는 사람들은 가족이 도와야 하니 어려움은 더할 것이다. 그래도 자연사하는 날까지 다시 정상적으로 살고 싶고 남은 인생을 의미 있게 살고 싶다면 어려움이 있더라도 실천하기를 바란다.

실천을 시작하면 반드시 몇 개월 이내에 상태가 호전되고 있음을 알려 주는 어떤 변화를 경험하게 될 것이다. 몸에 좋은 징후가 생기면 치료법은 계속될 것이고 시간이 지나면 증상들이 호전되기 시작할 것이다. 증상이 크게 호전되고 일부 증상이 소멸되었을 때 치료법을 중단하거나 강도를 약화시키면 안 된다. 왜냐하면 뇌 질환으로 진단되었다는 것은 뇌 손상이 크게 진행되어 있음을 의미하는 것이고, 전자파로부터 안전한 공간에서의 증상의 호전과 소멸은 뇌가 회복을 시작했다는 것을 알려 주는 것이지 완전히 회복됐다는 것을 알려 주는 것이 아니기 때문이다. 내 경험을 보면 뇌 기능은 정상으로 회복되는데 몇 개월, 또는 1-2년 만에 되지 않는다. 실제로 뇌는 약 1조 개의 신경세포로 되어 있으므로 새로운 신경세포가 손상된 세포를 대체할 정도로 많아지려면 오랜 세월을 필요로 할 것이다(한 신문 기사는 43세 사망자의 뇌에서 $1mm^2$ 당 42,000여 개의 미성숙 뉴런(신경세포)이 발견됐다는 '사이언스'에 게재된 보고서의 내용을 전했다. 조선일보).

뇌 손상 치료에서 가장 중요한 것은 뇌에 대한 자극의 회피이다. 뇌에 대한 자극은 직접 자극만이 있는 것이 아니고 몸을 통한 간접 자극도 있다. 모든 자극은 뇌로 전달되기 때문이다. 그러므로 뇌 손상 환자는 모든 자극을 피해야 한다.

자극 중에서 가장 문제가 되는 것은 전자파이다. 다른 자극은 피할 수 있지만 전기를 중심으로 운용되는 오늘날의 사회구조에서 전자파를 피한다는 것은 대단한 결단을 요구하는 일이다. CRPS가 됐든 다른 뇌 질환이 됐든 뇌 질환으로 진단된다면 뇌 손상은 상당히 심하게 진행된 상태라고 봐야 한다. 이러한 손상 상태 회복을 위해서는 전자파 환경을 최대한 개선하는 것으로는 부족하며 전자파 자극을 어떡하든 0으로 수렴시켜야 한다. 이 환경을 만들지 않으면 뇌 손상이 심한 상태에서는 앞으로 제시하는 운동, 통증 치료 등 다른 치료법을 아무리 잘 실천한다 해도 뇌의 회복을 장담할 수 없다. 절대 이 사실을 잊어서는 안 된다.

1. 거주지는 가장 중요한 문제이다

1-1. 아파트 같은 대형 공동주택의 문제

 집은 우리가 가장 오랜 시간 머무는 공간이므로 뇌 손상 회복을 위해서는 전자파로부터 가장 안전해야 한다. 2020년 한국의 통계청은 2019년 공동주택 비율은 전체의 77.2%이며 그중 아파트는 62.3%라고 발표했다. 통계를 보면 한국의 많은 뇌 질환 환자들이 공동주택에 거주하고 있을 것으로 추정된다.
 공동주택, 특히 대형 공동주택에는 가구 수가 많으므로 건물에 매설된 전선에는 다량의 전류가 흐른다. 전류가 흐르면 전자파가 발생한다. 도선을 흐르는 전류에서 발생되는 전자파는 절연피복을 투과하지 못한다고 한다. 전자파는 3000Hz 이상이 되어야 피복을 투과할 수 있기 때문이란다(가정용 전류는 60Hz이다). 그런데 문제는 전자파의 구성요소 중 하나로 전자파 에너지, 즉 전자기에너지의 반을 가진 자기장은 어떤 물질도 투과하므로 피복도 투과하고 콘크리트 벽도 투과한다는 것이다. 당연히 인체도 투과한다. 이미 BOOK I 에서 몇 번을 말했듯이 전자기에너지의 본질은 전기에너지이고 전류이다. 그러므로 자기장이 인체를 투과하면 인체는 자극받고 손상된다. 자기장(H)은 전류(A)에 비례하고 거리(m)에 반비례하며($H=A/m$) 자속밀도(B)는 전류의 제곱에 비례하며 부피(m^3)에 반비례, 또는 거리의 세제곱에 반비례한다($B=\mu$(뮤, 투자율, H/m)$\times H=A/m^2 \times A/m=A^2/m^3$). 자속밀도($B$)는 단위면적 당 자기력선의 수를 말하므로 〔B=wb(웨버, 자기력선)/m²〕 자기장의 세기를 나타낸다. 그러므로 주택의 전선에 대량의 전류가 흐른다는 것은 인체가 대량의 전기에너지에 노출된다는 것을 의미한다. 자기장의 투과를 막을 수 있는 방법은 존재하지 않는다. 또한 전자파는 콘크리트와 철근도 투과하므로 벽, 천장, 바닥을 투과하는데 공동주택은 옆집, 앞집, 뒷집, 윗집, 아랫집이 붙어 있으므로 자신은 집에서 전기, 전자기기를 전혀 사용하지 않아도 전자파에 노출된다. 결론적으로 아파트와 같은 공동주택은 전자파 환경면에서 보면 최악의 공간이다.

 나는 BOOK I 에서 외부의 전자파를 막기 위해 천장과 벽, 그리고 출입문을 모두 알루미늄 호일로 수십 겹을 도배했고 효과가 어느 정도 있었다고 말했다. 그러나 나는 이 방법을 권하지 않는다. 전자파는 그런 방식으로 절대 완전히 막을 수 없다는 이유도 있지만 전자파밀도가 높아지는 역효과가 있기 때문이다. 이것을 실제 예를 들어 보여 주겠다.

 나는 방을 알루미늄 호일로 도배했을 당시 방에 대봉(감의 한 종류로 방에 놓아두면 자연스럽게 익는다)을 열 개 놓아둔 적이 있다. 호일 도배 전에는 언제나 먹기 좋게 익었었다. 그런데 호일 도배를 한 후의 감은 시간이 지나자 익지 않고 썩어버렸다. 한두 개가 아닌 전부였다. 나는 이 현상의 원인을 정확히 설명하지 못한다. 다만 전자파가 영향을 주었다는 것은 분명히 안다.

 전자파는 도체를 만나면 반사한다. 만약 도체 표면이 완전한 평면이 아니라면 전자기에너지가 쪼개져 다수의 전자파로 산란한다. 나는 벽, 천장, 창문, 출입문 등을 모두 호일로 도배했다. 그러므로 외부에서 회절의 방식으로 방으로 들어온 전자파(방의 모든 벽, 천장, 출입문, 창문을 모두 호일로 최소 10겹은 도배했기 때문에 전자파가 들어올 수 있는 방법은 회절밖에 없었다), 또는 방의 전선에서 발생했을 가능성이 있는 전자파(집이 오래 되어 전선의 피복이 완전하지 않았을 것이다), 보일러 온수관에서 발생한 전자파들은 대단히 약한 것들이었지만 수없이 반사와 산란을 반복했을 것이고 그로 인해 전자파 에너지는 낮아도 방의 전자파밀도는 대단히 높아졌을 것이다(전자파 일부는 외부에서 들어왔듯이 외부로 나갔을 것이고 일부는 방바닥으로 빠져나갔을 것이다). 이렇게 전자기에너지는 낮지만 크게 높아진 전자파밀도가 감이 정상적으로 익지 않고 썩은 원인이 되었을 것이다. 나 역시 몸이 극도로 악화되었을 때 그 방에서 어떤 전기, 전자기기도 사용하지 않았음에도 불구하고 전신에 감전 현상이 발생하고, 무릎이 완전히 굳고, 피부가 극한으로 악화되어 약간의 찬 공기도 극복하지 못하고 많은 수포를 발생시키는 것을 겪었다. 호일로 도배된 그 방에서 감을 썩게 하고 내 몸에 각종 증상을 유발시킬 정도로 몸을 악화시킨 자극이 전자파 외에 다른 것이 있었을까?

 방을 호일로 도배하기 전에도 전자파는 존재했다. CRPS에 걸리기 전 나는 대봉을 방에서 익혀 먹었다. 그때는 전기, 전자기기를 많이 사용했으므로 전자파 에너지는 도배 후보다 훨씬 더 강했다. 그러나 밀도는 낮았다. 방 안에서 발생한 전자파들이 방에 머무르지 않고 모두 외부로 빠져나갔기 때문이다. 그러니 감을 썩게 만들고 내 몸에 감전현상, 무릎의 강축화, 피부 수포를 유발한 원인으로 에너지는 엄청나게 낮지만 엄청나게 높은 전자파밀도를 생각하지 않을 수 없다. 나는 이러한 이유로 절대 호일 도배를 권하지 않는다.

 본론으로 돌아가 결론을 말한다면 공동주택에서는 전자파 자극을 0으로 수렴시킬 수 있는 방법이 전혀 없으므로 뇌 질환을 치료하고 싶다면 공동주택을 떠나야 한다는 것이다.

1-2. 단독주택 거주 시 고려할 점

 단독주택은 괜찮을까? 이것은 집의 위치와 환자 상태에 따라 다르다. 뇌 질환으로 진단받은 경우에는 뇌 손상이 상당히 심한 상태이다. 손상이 심한 뇌를 회복시키기 위해서는 어떡하든 인공 전자파 자극이 0이 되게 해야 한다. 적어도 뇌 질환 환자가 전자파환경 문제에 '적당히'라는 타협을 하는 순간 뇌 손상 치료는 어렵다고 봐야 한다. 극히 미약한 전자파가 내 몸에 많은 다양한 증상을 만든 사실은 이 주장의 정당성을 충분히 보증한다. 따라서 많은 주택에 둘러싸여 있고 집이 작다면 거주지를 옮겨야 한다.

 도시에 있는 집은 무조건 안 된다. 시골에 있는 집은 어떨까? 이 경우 봐야 할 것은 다음과 같다. 다른 집들과 많이 떨어져 있어야 하고 고압선은 사방1km 이내에 없어야 하며(과거 자료를 보면 500m이상 떨어진 곳에서도 암 발생 사례가 나왔다고 한다) 가까운 주변에 중압선(시골 길을 가다 보면 도로를 따라 높은 전봇대가 줄지어 있다)도 없어야 한다. 또한 최소 반경 30m 이내에 변압기가 없어야 하고(이것은 경험에 근거한 것이므로 40m, 50m는 안전한 거리인지 나도 모른다) 휴대폰 중계기도 주변에 없어야 한다(휴대폰 중계기 근처에는 전자파 측정치가 크게 나온다고 하는데 나는 통증 발생 경험 때문에 알고 있다).

1-3. 시골에 거주지를 정하는 경우 고려할 점

 시골에 거주지를 정하는 경우 쓰레기 소각 냄새도 입지의 고려 대상이다. 시골에서는 모든 집들이 쓰레기를 소각한다. 태우는 물질도 다양하고 규모도 다양하다. 소각 물질에는 반드시 비닐, 플라스틱 종류가 섞여 있다. 사실 많은 집들의 소각 목적은 이들을 태워 없애기 위함이다. 생각해 보면 알 것이다. 다른 쓰레기는 땅에 놓아두면 자연적으로 썩어 없어지지만 비닐, 플라스틱 종류는 없애는 방법이 종량제 봉투를 사서 배출하거나 태우는 것밖에 없다. 경험을 해보니 시골 사람들은 절대 돈을 써서 이들을 배출하지 않고 태워 없앤다. 소각은 작게 하는 경우도 있지만 대단히 크게 하는 경우도 있다. 비닐, 플라스틱 등 화학류는 타는 시간도 대단히 길다. 이 냄새가 얼마나 심한지는 아마 알 것이다. 농작물 잔해는 대부분 대규모로 태운다. 도시 사람들은 그 소각 연기가 마치 구름처럼 솟구쳐 사방으로 퍼져 나가는 것을 알지 못할 것이다. 타는 냄새는 경중의 차이만 있을 뿐 비닐류나 농작물 잔해나 모두 뇌를 손상시키는 원인이다. 그래서 나는 소각 문제 때문에 마을 사람들과 말다툼이 많았고 심지어 몸다툼도 했으며 대규모로 계속 소각하는 경우에는 신고도 했다. 시골에서 소각하는 냄새가 도심에는 영향을 주지 않을까? 단순하게 생각하면 연기는 하늘로 올라가 편서풍인 바람에 실려 공중에서 동쪽 한 방향으로 움직인다고 생각되지만 실제로는 연기는 하늘로 올라갔다 내려오기를 반복하고 바람의 방향은 계속 변한다. 즉 도시도 쓰레기 소각 연기의 영향을 크게 받는다.

한국 사람들은 봄, 가을의 대기 오염 문제를 중국의 황사 때문이라고 생각한다. 물론 중국 영향도 상당히 있을 것이다. 그러나 시골에 살아보면 봄, 가을의 한국의 대기오염의 주원인은 중국이 아니라 한국 자체라는 것을 알게 될 것이다. 처음에는 몰랐는데 특히 가을의 바람이 없는 주말에는 시골 공기는 몸살을 앓는다. 사람들이 단속을 피해 야간과 주말에 소각을 많이 하기 때문이다(단속은 평일 주간에만 하고 신고를 받은 것만 처리한다). 이것이 내가 사는 곳의 문제가 아닌 전국적인 문제라는 것은 내가 새롭게 이사한 곳에서도 사람들의 소각 행태가 전에 살던 곳과 완전히 똑같으며 야간에 다른 곳을 가 봐도 완전히 같은 것을 보면 알 수 있다. 한국의 가장 큰 신문사는 시골에서 밭을 대규모로 태우는 사진을 크게 실은 일이 있다. 시골의 정취를 느껴보라는 의미였을 것이다. 그런데 그 신문사는 그 많은 소각 연기를 우리 자신이 흡입한다는 것을 생각하지 않은 것 같으며 시골이라는 이유로 그 소각에 면죄부를 주었다. 그 신문은 내가 자주 보던 것인데 그 사진을 본 순간 눈을 의심하지 않을 수 없었다.

어찌됐든 시골에 집을 구하는 경우(대부분 이 선택을 하게 될 것이다) 이 문제를 생각하고 있어야 하며 죽은 인생을 살리기 위해 가는 것이니 마을 사람들과의 충돌을 피하지 말고 싸워서라도 적어도 자신의 집 근처에서 소각이 없도록 해야 한다. 국가가, 좀 더 구체적으로 말하면 환경부가 야간과 주말의 소각 문제에 관심을 주지 않으니 개인이 해결할 수밖에 없다. 다행스러운 것은 한국인은 정이 많아 계속 이야기하면 말이 통한다는 것이다.

시골에 거주지를 만드는 경우 한 가지를 더 생각해야 한다. 카바이트 소음 문제이다. 이미 말했듯이 소음은 스트레스를 유발하기 때문에 뇌 손상의 원인이다.

카바이트란 새를 퇴치하기 위해 대포 같은 소리를 내는 도구이다. 이것이 내는 소리는 아마 실제의 대포가 발사될 때 나는 소리와 같을 것이다. 이 소리가 터지면 300m 정도 떨어진 산이 울린다. 집의 창문이 심하게 떠는 것은 당연하다. 만약 임산부가 100m 이내로 접근한다면 낙태할 가능성도 충분하다. 일반사람도 100m 이내에 들어가면 이 소리가 주기적으로 터진다는 것을 알고 있어도 터질 때마다 놀라게 된다.

시골에서는 이 문제로 경찰이나 시청에 민원이 많이 들어간다. 심지어 청와대에도 민원이 들어간다고 한다. 그런데 단속 규정이 없다고 한다. 주무 부처인 환경부에서는 국회에서 단속하는 법이 만들어져야 한다고 대답한다. 그런데 환경부는 현행법으로도 이 문제를 해결할 수 있는 방법을 가지고 있다. 카바이트 판매를 중지시키는 권한이다. 그런데 이 권한을 행사하지 않는다. 카바이트 판매를 중지시키면 카바이트 업자들은 어떡하느냐는 것이다. 정말 기가 막힌 대답이다. 카바이트 업체 몇 곳 때문에 새를 퇴치할 수 있는 방법이 얼마든지 있음에도 불구하고 간단한 설치라는 이유 하나로 전국의 수많은 사람들이 콩이나 과일이 크는 시기에 큰 스트레스를 받는다. 나는 이 문제로 카바이트를 설치한 주변의 많은 사람들과 대화를 나누어 보았는데 정말 단 한명도 예외 없이 고통 받고 있었다. 시골인데도 봄, 여름에 문도 열지 못하고 창문도 열지 못한다. 최소 반경 100m 이내라면 문과 창문을 다 닫아도 계속 놀란다고 한다. 그래도 이들은 신고를 하지 않는다(신고해도 단속법이 없어 소용없지만 그들도 모두 소각 같은 불법행위를 하므로 자신도 어떤 이유로 신고 당할까봐 신고하지 않는다). 얘기를 나누어 본 사람 중에 서울에서 이사 온 한 중년의 부인이 있었다. 자신은 그 소리 때문에 우울증이 생겼다고 한다(병원에서 진단받은 것은 아니고 자신이 그렇게 느낀다고 한다). 그 부인은 시골인데도 주변에 암 환자가 왜 그렇게 많은지 나에게 역으로 묻기까지 했다.

나는 환경부에 이런 이야기까지 하면서 카바이트 문제를 해결해 줄 것을 3년 동안 요구했지만 문제는 전혀 개선되지 않았다. 심지어 담당 부서의 한 여직원은 내 말을 듣다 전화를 끊고 다시는 받지 않았다. 나는 인사처에 전화해 그 직원의 행태를 말하면서 환경에 관심이 없는 사람이 환경부에 왜 근무 하느냐고 따진 일도 있다. 그러니 시골에 집을 구하는 경우 국가가, 환경부가 이 문제를 해결하지 않으니 이 문제도 직접 해결할 수밖에 없다.

 이 문제를 해결하기 위해서는 단속법은 없지만 경찰과 시청에 도움을 요청하는 것이다. 이것은 새를 퇴치하는 일이기 때문에 카바이트 주인과 말이 통하지 않는다. 새를 퇴치하는 방법에는 카바이트만 있지 않고 다양하다. 그런데 카바이트가 가장 간단한 방법이다. 바닥에 놓고 시작 전 화약과 물만 한 번 넣어 주면 되기 때문이다. 그들에게는 다른 사람들이 고통 받는 것은 전혀 관심의 대상이 아니다. 나는 카바이트 주인 몇 명에게 사용을 중지해 줄 것을 직접 요청했지만 부탁을 들어 준 사람은 단 한 명도 없었다. 시청과 경찰이 동원되면 상황은 바뀔 수도, 안 바뀔 수도 있다. 특히 경찰의 역할이 중요한데 경찰이 적극적으로 나서면 중지하는 경우가 있다. 만약 경찰이 미온적으로 나오거나, 경찰이 신고인이 마을회의에 참석해 해결해야 한다는 것과 같은 말을 하면 전혀 도움이 되지 않는다. 만약 이것도 통하지 않으면 수면방해 같은 이유로 고소할 수도 있을 것이다. 나는 이것까지는 해보지 않았다.

 카바이트 문제는 뇌 손상 환자뿐만 아니라 일반 사람들에게도 정말 심각한 문제이다. 생각해 보라. 아침부터 저녁 늦게까지 대포 같은 큰 소리가 2~3분 간격으로 계속 발생하고 매일 반복된다면(설사 소리가 작다 해도 주기적으로 계속 반복되면 스트레스를 매우 심하게 받는다) 사람이 얼마나 큰 스트레스를 받겠는가? 그런데도 환경부는 이 문제를 처리하지 않는다. 그러니 카바이트 소음 문제는 자신이 직접 해결하는 수밖에 없다.

쓰레기 소각이나 카바이트 소음 문제 해결은 기존의 마을 사람들과 마찰이 생기기 때문에 쉬운 일이 아니다. 그러나 자신의 인생을 되살리고 싶다면 부딪혀 해결해야 한다. 이 문제들을 피하면 시골에 사는 의미가 크게 퇴색된다. 사람이란 말을 주고받으면 통하는 존재이니 용기를 갖기 바란다.

뇌 손상 치료 장소는 어떤 자극원으로부터도 멀리 떨어진 산이나 들판이 제일 좋고 그 중에서도 들판이 더 좋을 것이다. 거주지를 만들기 쉽고 일상생활도 편리하며 운동도 쉽기 때문이다. 그런데 국토가 넓은 미국에서는 이런 들판을 쉽게 찾을 수 있겠지만 한국에서는 쉽지 않을 것이다. 한국에는 어디든 주변에 집이 있고 땅은 모두 농사에 이용되고 있어 쓰레기 소각 냄새(이것은 1~2km 떨어진 곳에서도 즉각 알 수 있을 정도로 영향을 준다)나 카바이트 소음, 농약 냄새로부터 자유로울 수 없다. 산은 치료를 위한 최적의 장소이지만 거주지를 만들기 어렵고 생활이 불편하며 운동이 쉽지 않고 겁이 많은 사람들은 거주가 어렵기 때문이다.

1-4. 컨테이너주택의 문제

들판이나 밭에 거주지를 만들 경우 아마 대부분 컨테이너주택을 생각하게 될 것이다. 나는 경험 때문에 절대 컨테이너를 권하지 않는다.

내가 처음 이사한 시골집은 컨테이너로 만들어진 집이었다. 내 뇌와 몸은 컨테이너주택에서 회복을 지속했다(그것은 전자파누적크기에 따라 달리 나타나는 증상의 차이를 보면 알 수 있었다). 그런데 시간이 지나자 몸에 몇 가지 증상들이 나타났다.

첫째, 양쪽 발과 다리에 심한 근육경련(쥐)이 발생했다. 근육경련은 마치 발이 완전히 뒤틀릴 것 같은 느낌을 줄 정도로 매우 심하게 계속 발생했다. 나는 계속되는 뒤틀림을 막기 위해 경련이 발생하면 수면 중에도 일어나 두 발로 버텼다. 그렇게 하지 않으면 뒤틀림이 어느 정도까지 진행될지 알 수 없을 정도로 계속 진행됐기 때문이다.

둘째, 근육경련이 발생한 얼마 후부터 오른쪽 어깨, 팔, 손 전체가 약화되기 시작했다. 시간이 지나자 이들은 조금만 움직여도 통증이 발생할 정도로 심하게 악화되었다. 나는 이 현상들의 원인을 추위와 무리한 글쓰기, 과도한 스마트폰 사용이라고 생각해 글 쓰는 시간을 대폭 줄이고, 손의 자세를 바꾸고, 손과 팔을 최대한 보온하고, 폰 사용을 최소화했다.

셋째, 어깨, 팔, 손의 심한 약화에 이어 손등 일부, 검지, 중지 일부에 감각 이상이 발생했다. 손을 대보면 다른 부분과 감각이 완전히 달랐다. 감각이 거의 사라진 것이다.

넷째, 손톱의 모양이 볼록 형태에서 심하게 오목 형태로 바뀌었다.

다섯째, 단 한 번 발생한 증상이지만 심각한 문제였기 때문에 소개한다. 분명히 배변욕은 큰데 배변이 안 됐다. 그리고 복통과 오한이 매우 심하고 몸이 매우 심하게 떨렸다. 이 때문에 병원에 갔는데 진료를 받던 중 증상이 갑자기 사라졌다. 어떤 약도, 처치도 받지 않았는데도 말이다(진료실이 따뜻했다). 그래서 어떤 약이나 처치도 받지 않고 집으로 돌아왔는데 이 증상이 다시 시작됐다. 나는 진료실의 상황을 생각하고 방의 온도를 높여 보았다. 그러자 완전하지는 않았지만 증상이 대폭 호전되었다.

 나는 이러한 증상들을 회복시키기 위해 운동량을 크게 증가시키는 등 내가 알고 있는 모든 회복 방법을 동원했다. 시간이 흐르자 팔 상태가 크게 호전됐고 손의 감각 이상 부위도 크게 축소되었다(운동 중에는 좀 더 회복 되었다). 근육경련도 약간은 호전되었다. 복부 통증은 한 번 있었던 증상이고 손톱의 오목 형태는 정상으로 환원되지 않고 악화 상태에서 호전과 악화를 반복했다. 지속적인 자가치료법에도 불구하고(병원의 도움을 받아도 회복될 수 없다고 생각했기 때문에 병원의 도움을 받지 않았다) 증상들이 완전히 소멸되지 않아 나는 평생 몸 관리를 하며 살아야 할 것이라고 생각하고 증상들의 완전한 회복을 단념하고 있었다. 몸의 내·외부에서 발생했던 이러한 증상들의 원인은 몸의 약화, 특히 신경의 약화 때문이었을 것이다.

 나는 광우소와 같은 증상을 보일 정도로 몸이 극도로 악화된 상태에서 컨테이너주택으로 이사했고 몸은 그곳에서 약 석 달 만에 광우소 증상 전의 상태로 회복됐다. 나는 이사하기 전의 서울의 집에서 광우소 같은 증상을 겪었고 그것은 시간이 흘러도 전혀 호전되지 않았었다. 그러나 이사한 컨테이너주택에서는 그러한 증상들이 속도는 느렸지만 분명하게 몸에서 소멸되어 갔다. 만약 발병 초기에 몸이 그 정도의 상태에 빠졌다면 컨테이너주택에서도 결코 회복되지 못했을 가능성이 있다. 왜냐하면 집 주변에는 미약하지만 분명하게 전자파가 존재했기 때문이다.

 컨테이너주택 40-50m 앞에는 변압기 1개가 달린 전봇대가 있었고 20-30m 옆에는 집이 한 채 있었다. 컨테이너 바로 위에는 전선이 깔려 있었고 지붕 위에도 전선이 지나갔다. 내가 생활했던 산과 비교하면 컨테이너 주택의 전자파 환경은 좋지 않았다. 그러나 산처럼 전자파가 0에 수렴할 정도는 아니었지만 일반적 시각으로 보면 전자파로부터 대단히 안전한 공간이었다. 그것은 뇌와 몸의 회복을 생각하지 않아도 알 수 있는 것이다.

컨테이너주택에서의 몸의 회복은 뇌와 몸이 1년 동안의 산에서의 생활과 운동으로 근본적으로 크게 호전되었다는 것과 뇌는 컨테이너주택의 전자파환경 정도는 극복하며 호전을 지속할 수 있다는 것을 동시에 알려 주는 것이었다. 그런데 뇌와 몸이 회복되고 있던 컨테이너주택에서 역설적으로 다양한 증상들이 발현했다. 무엇이 문제였을까?

 나는 경제적인 문제로 난방을 최소화했다. 그래서 방의 공기가 차가웠다(몸은 옷으로 최대한 보온했다). 나는 앞서 경험을 통해 몸의 한 부분에 대한 자극은 그 부분과 전혀 관련이 없는 다른 부분도 자극해 통증 등 어떤 증상을 유발한다는 자극 연관성을 설명했다. 나는 계속 호흡했으므로 차가운 공기는 악화 상태에 있던 호흡기를 끊임없이 자극했을 것이다. 차가운 공기에 의한 끊임없는 호흡기 자극은 통증 연관성 때문에 몸 전체 신경을 끊임없이 자극했을 것이고 그로 인해 신경들은 조금씩 악화되어 갔을 것이다.

 내 몸의 전체 신경은 오랜 기간 CRPS로 인해 인체 혈관의 계속된 수축, 소멸로 약화되고 있었고 사지(발, 다리, 손, 팔)로 갈수록 약화는 더 심했을 것이다. 또한 계속 글을 썼기 때문에 손은 보온을 할 수 없어 차가운 공기에 거의 하루 종일 노출되어 손과 팔의 신경은 다른 부위에 비해 더 크게 약화되었을 것이다. 한마디로 내 몸에 발현한 다양한 증상들의 원인에는 반드시 차가운 공기가 있었다는 것이다.

 찬 공기가 원인이라는 것은 몸이 회복된 후에도 나타난 증상들을 보면 알 수 있다. 컨테이너주택에서 발생한 증상들은 일반주택으로 이사한 후 소멸되었다. 그러나 완전하게 회복되지 못했다. 차가운 물로 손을 씻으면 감각을 잃었던 손등, 손가락 등에 작지만 통증이나 감각이상이 확실하게 발생한다. 정확하게 감각을 잃었던 부분이다. 또한 찬 공기에 오랜 시간 노출되면 몸이 보온이 잘 되어 있음에도 발과 다리에 작은 근육경련이 발생한다(이러한 불완전한 회복은 아마 컨테이너주택에서 신경이 심하게 손상되었기 때문일 것이다). 비록 정도는 작지만 이렇게 차가운 물이나 공기에 노출되면 몸에 어떤 증상이 발현하는 것을 보면 방의 차가운 공기가 증상들의 주요 원인이었다는 것은 분명하다. 그렇다면 차가운 공기가 원인의 전부였을까?

 컨테이너주택에서 나는 몸의 증상들을 호전시키기 위해 내가 알고 있는 모든 회복방법을 동원했지만 효과를 크게 보지 못했다(여름에도 겨울보다는 약간 호전됐지만 증상들은 계속됐다). 특히 양 발과 다리의 근육경련은 거의 호전되지 않고 크게 약화된 상태에서 약간의 호전과 악화를 반복했다. 그 때문에 나는 그 증상들이 영원히 계속될 것이라고 생각했었다. 그런데 평생 계속될 것 같던 그 심각한 증상들이 벽돌과 시멘트로 된 일반주택으로 이사한 후 급격히 호전되고 소멸했다. 일반주택에서 나는 다른 특별한 회복방법을 사용하지 않았다. 방 온도도 컨테이너주택과 일반주택에 차이가 거의 없었다. 전자파 환경에도, 운동에도 별 차이가 없었다. 그런데도 평생 나를 괴롭힐 것 같던 증상들이 일반주택에서 갑자기 거의 소멸했다. 이것은 컨테이너주택에서의 증상 발현이 차가운 공기가 원인의 전부가 아니며 다른 원인도 작용했음을 말해 준다. 그 원인으로 추정되는 것에는 철로 된 컨테이너, 스티로폼 매트리스, 수맥파, 곰팡이 등이 있다. 각각에 대해 말해 보겠다.

첫째, 철로 된 컨테이너로 인한 가능성이다. 쇠는 전자파를 반사, 산란시킨다. 나는 앞서 호일로 도배된 방에 놓아둔 대봉들이 호일 도배 전과 달리 전부 썩고 몸이 감전 현상을 겪은 이유를 들어 전자파를 반사, 산란시키는 재질은 공간의 전자파밀도를 높이는 것 같다고 추정했다(나는 인공 전자파는 세든 약하든 인체를 손상시키기 때문에 전자파밀도는 대단히 중요한 문제라고 말했다). 그러므로 전자파가 주변에 미약하게라도 존재하는 환경에서는 철로 된 컨테이너가 좋을 수가 없다. 왜냐하면 전자파는 건물에 조금의 틈이라도 있으면 내부로 들어올 수 있기 때문이다(전자파는 일반적인 방법으로 절대 막을 수 없다).

 내가 거주했던 컨테이너주택의 전자파환경은 산처럼 좋은 공간이 아니었다. 주변에 전기를 사용하는 가정집과 변압기가 있었으며 지붕 위로는 전선이 지나가고 컨테이너 천장과 벽에도 전선이 매설되어 있었기 때문이다. 따라서 외부의 전자파는 대단히 미약하고 수도 적었지만 당연히 집 내부로 들어왔고 내부로 들어온 전자파 중 일부는 밖으로 다시 나가고 일부는 안에서 수없이 반사, 산란을 반복하며 방 내부의 전자파 밀도를 높였을 것이다. 이렇게 높아진 전자파밀도가 내 몸을 악화시킨 원인 중의 하나가 됐을 지도 모른다.

둘째, 스티로폼 매트리스로 인한 가능성이다. 나는 난방비를 절약하기 위해 방에 설치한 텐트 밑에 약간 두꺼운 스티로폼(스티로폴) 매트리스를 깔았다. 나는 이것이 몸에 나쁜 영향을 준다는 것을 일반주택으로 이사한 후 알게 되었다.

 일반주택으로 이사한 후 내 몸의 모든 증상들은 급격히 회복되었다. 근육경련도 거의 발생하지 않게 되었다. 여름에 이사를 했고 겨울이 되었다. 나는 난방비를 아끼기 위해 사용했던 스티로폼 매트리스로 머리가 들어가는 부분과 바닥이 없는 작은 박스를 만들었다(수면 중 찬 공기를 마시지 않기 위함이었다). 그런데 그것을 사용하자, 즉, 머리를 스티로폼 박스형 공간에 넣자 즉시 양 발과 다리에 근육경련이 심하게 발생했다. 근육경련이 처음 발생했을 때 나는 단순히 근육경련이 오랜만에 재발한 줄 알았다. 그런데 근육경련이 잠을 전혀 자지 못하게 계속 심하게 발생했다. 나는 결국 근육경련이 단순히 오랜만에 발생한 것이 아닌 이유가 명확히 있는 재발이고 원인은 스티로폼 매트리스라고 단정했다. 생각이 여기에 미치자 즉시 스티로폼 박스를 해체했다. 그러자 정말 즉시 근육경련이 더 이상 발생하지 않았다. 스티로폼 매트리스가 근육경련의 원인임이 명백해진 것이다.

 나는 그때나 지금이나 스티로폼 매트리스가 어떻게 근육경련을 유발하는지 알지 못한다. 분명한 것은 컨테이너주택은 천장과 사방의 모든 벽을 보온재로 두꺼운 스티로폼을 사용하며, 내 몸의 전체 신경들은 그 환경에서 극도로 나빠졌으며, 스티로폼을 전혀 사용하지 않는 일반주택에서 스티로폼 매트리스가 내 몸에 심한 근육경련을 유발했다는 사실이다(근육경련, 어깨, 팔, 손의 심한 약화, 손등과 손가락 일부의 감각 상실뿐만 아니라 배변이 되지 않고 복통이 발생한 것도 신경 약화가 원인이었을 것이다). 독자들은 아마 나의 많은 믿을 수 없는 증언들처럼 이 말도 쉽게 믿지 못할 것이고 나는 그것을 충분히 이해한다. 그러나 나의 다른 증언들이 모두 실제로 존재했던 사실이었듯이 스티로폼 사용으로 내 발과 다리에 계속 근육경련이 발생했고, 사용을 중단하자 경련이 즉시 중지된 것 역시 실제로 존재했던 사실이다.

 이것과 유사한 경험이 컨테이너주택에서 더 있었다. 나는 컨테이너주택에서 난방비를 아끼려고 두께가 상당히 있는 스티로폼 장판(이것은 매트리스와 달리 단단하지 않고 쿠션이 상당히 있다)으로 수면용 긴 튜브형 공간을 만들어 사용해 본 적이 있다. 그러자 근육경련이 정말 대단히 심하게 발생했다. 처음에는 스티로폼 장판이 근육경련의 원인이라고는 생각하지 못했다. 그래서 스티로폼 튜브를 계속 이용했는데(예상대로 보온효과가 대단히 좋았기 때문이다) 근육경련이 너무 심하게 반복되다보니 결국 실험을 통해 스티로폼 장판이 근육경련의 원인임을 알게 되었다. 나는 스티로폼으로 만든 튜브형 공간이 실제로 근육경련을 유발하는지 몇 번을 반복적으로 실험했고 결과는 항상 동일한 심한 근육경련으로 나타났다. 그리고 스티로폼 장판을 단순히 바닥에 깔았을 때와 깔지 않았을 때의 근육경련 발생 차이도 실험했는데 그 결과 역시 동일했다. 그 실험을 했을 때는 장판이 몸에 깔리므로 몸과 장판의 마찰 때 발생하는 정전기나 전자파가 원인이라고 생각했다. 나는 CRPS 발병 후 극히 미약한 전자파나 정전기에 의한 갖가지 증상을 겪었으므로 장판과 몸의 마찰로 생기는 정전기와 전자파가 내 몸에 근육경련을 유발한다는 것이 놀라운 일도 아니었다. 이러한 경험 때문에 나는 스티로폼 매트리스로 박스형 공간을 만들었을 때 바닥은 매트리스가 깔리지 않도록 했다. 머리와 스티로폼이 마찰하지 않도록 배려한 것이다. 그런데 마찰이 전혀 없는 이 박스형 공간에서도 근육경련이 심하게 발생했다. 그러니 스티로폼 사용으로 인한 근육경련의 원인을 몸과 스티로폼 마찰로 생기는 전자파나 정전기라고 말할 수 없다.

 근육경련의 원인이 뇌파 때문이었을까? 뇌에는 알파파, 베타파, 델타파, 세타파 등의 뇌파가 발생한다. 이들은 모두 극저주파로 최대 25Hz 정도인데 이들 파동과 스티로폼 사이에 어떤 작용-반작용이라도 있는 것일까? 내 지식수준으로는 이것을 이론적으로 설명하지 못한다.

 마지막 가능성이 있다면 스티로폼은 워낙 가벼운 재질이므로 몸과 닿지 않아도 자신들끼리 미세한 움직임이 있었을 가능성이 있고 그로 인해 미세한 전류와 전자파가 발생했을 가능성은 존재한다.

 근육경련은 공간의 밀폐로 설명할 수도 없다. 나는 공간의 밀폐가 근육경련을 유발했을지 모른다는 생각에 이불이나 옷을 머리에 덮는 실험까지 해 보았으나 근육경련은 발생하지 않았고 지금도 몸을 머리에서 발끝까지 이불로 완전히 덮고 자도 이로 인한 근육경련은 발생하지 않는다. 어찌됐든 지금도 나는 스티로폼 매트리스가 어떻게 근육경련을 그렇게 심하게 발생시켰는지 알지 못하고 설명하지 못하지만 그것이 심한 근육경련의 원인이었음은 분명히 알고 있다.

셋째, 수맥파로 인한 증상의 발현 가능성이다. 나는 일반주택으로 이사한 후 몸이 급격히 회복된 이유를 찾던 중 컨테이너주택에서는 수맥파가 내 몸에 영향을 주었을지 모른다고 생각하게 되었다. 수맥파란 전자파이다. 물이 흐르면 물이 통로의 내벽과 마찰한다. 두 물질이 마찰하면 당연히 음전하를 가진 전자가 이동해 전류가 발생하고 전자파가 발생한다. 컨테이너주택은 공동묘지가 있던 곳이었다. 그곳에 수맥이 있었는지는 알 수 없지만 만약 있었다면 내 몸은 그 전자파 영향을 받았을 가능성이 있다(그 집은 지하수를 사용했다).

넷째, 곰팡이도 원인이었을 가능성이 있다. 그 집은 구조상 여름에도 창문을 열 수 없었다. 주변에 나무가 많아 습도가 매우 높았기 때문이다. 그래서 집 전체에 곰팡이가 심했다. 제거해도 바로 다시 생겼다. 곰팡이는 인체를 크게 손상시킨다고 한다.

지금까지 나는 컨테이너주택에서 몸에 증상을 유발했을 가능성이 있는 모든 요인들을 열거했지만 그들 중 어느 하나가 특별히 작용했는지, 그들이 복합적으로 작용했는지, 또는 내가 알지 못하는 다른 요인이 작용했는지 정확히 알지 못한다. 분명한 것은 쇠와 스티로폼을 사용하는 컨테이너 주택에서는 영원히 회복되지 않을 것 같던 증상들이 벽돌과 콘크리트로 된 일반 주택에서는 급격히 호전, 소멸했다는 것이다. 그러므로 컨테이너주택이 증상 발현의 원인이 아니라는 것이 명확하지 않은 이상 나는 경험 때문에 결코 컨테이너주택을 권하지 못한다. 뇌 질환이 있는 사람, 즉, 뇌 손상이 큰 사람 주변에는 뇌나 몸을 지속적으로 자극할 수 있는 어떤 자극원도 있으면 안 된다는 것을 절대 잊지 말자. 이 원칙에 '적당히'라는 타협이 개입되는 순간 뇌 손상 회복은 정말로 어렵다는 것을 다시 한 번 강조한다.

1-5. 산에 거주지를 만드는 경우

산에 어떻게 거주지를 만들어야 할까? 우선 나의 경우를 소개한다. 나는 텐트 생활 경험이 전혀 없어 처음에는 텐트를 밭에 설치했다. 얼마 동안의 밭의 텐트 수면을 통해 전자파를 완전히 피하면 몸의 회복이 더 빠를 것이라는 추측이 맞다는 것이 확인되자 나는 용기를 내 산에 텐트를 설치했다. 그때가 늦봄과 초여름에 걸쳐 있는 6월 중순경이었다. 산이 집에서 가까웠고 집과 산이 밭으로 연결되어 있어 비교적 쉽게 결정, 실천할 수 있었다.

텐트는 완전한 거주지가 아니었다. 그 산은 등산객이 많은 국유지이고 도심에 있어 산림관리원들이 계속 오갔기 때문에 완전한 거주지를 만들 수 없었다. 그래서 항상 저녁에 텐트를 설치하고 아침에 해체해야 했다. 텐트를 설치해 보지 않은 사람들은 모르겠지만 텐트를 설치하기 위해서는 바닥을 정지하는 작업을 해야 한다. 그리고 자기 위해서는 매트리스와 모포, 해충 퇴치기 등 몇 가지 물건들도 필요하다. 나는 매일 낮에는 산에서 운동하고, 쉬고, 밤에는 텐트와 부속품을 가지고 산에 올라자고 아침에는 해체한 장비들을 가지고 내려왔다.

나는 이런 생활을 계속할 수 없어 사람들이 거의 가지 않는 산 정상

근처의 낡은 벤치를 찾아내 벤치에 매트리스를 깔아 침대처럼 만들고 그곳을 잠과 휴식의 거점으로 만들었다. 산에 거점을 만들었지만 밥은 집에서 먹어야 했으므로 이 생활 유형도 쉬운 것이 아니었다. 그런데 나에게는 대안이 없었다. 산에서 내려와 도심에 다녀오면 예외 없이 심각한 증상들이 생겼고 그 심각했던 증상들이 산에서는 거짓말처럼 소멸됐으니 아무리 힘들어도 경제적으로 여유가 없던 나로서는 그러한 생활을 계속하지 않을 수 없었다. 그러한 생활은 산림관리원들에게 발견되기까지 몇 개월 동안 계속되었다.

 벤치에 설치했던 수면용 작업물이 산림관리원들에 의해 해체되자 나는 산 초입의 밭에 텐트를 설치하고 다시 산림관리원들에 의해 해체된 11월 말까지 텐트에서 수면하고 휴식하는 생활을 했다. 텐트가 철거된 후 나는 더 이상 산에 텐트를 설치하지 않았다. 초겨울이 되니 추위 때문에 더 이상 텐트에서 잘 수 없었기 때문이다. 이미 말했듯이 텐트에서 난방하다 모포에 불이 붙어 죽을 뻔한 일도 있었다. 다행스럽게 그 모포는 불이 닿은 곳만 타는 재질이라 화재로 이어지지 않았다. 그리고 혹시 모를 화재 문제 때문에 통풍구를 크게 만들어 놓아 질식사하지 않을 수 있었다.

 약 6개월에 걸친 산에서의 운동, 휴식, 수면 생활로 나는 2010년사고 후 7년 넘게 지속된 극심한 불면증에서 벗어났고, 계속되던 어깨와 팔의 통증이 완전히 해소됐고, 손가락 검지 마디의 각질이 정상 피부로 환원되었고, 소실됐던 볼, 알통, 종아리 근육이 완전히, 또는 일부 회복되었고, 발의 색깔 변화 현상이 완전히 사라지고, 정상 보행을 할 정도로 발이 회복되는 등 모든 증상이 호전되고 소멸되었다. 물론 그 전 6개월 동안 계속된 집을 근거지로 하는 산에서의 운동도 회복에 많은 도움이 되었다.

이러한 나의 회복을 보면 알 수 있듯이 산에서의 생활은 비교적 짧은 기간 내에 뇌와 몸을 반드시 크게 회복시키지만 산의 텐트 생활은 정말 어려운 일이다(본격적인 산 생활은 2017년 6월 중순부터였지만 이미 2016년 12월부터 걷기 운동을 시작했고 2,3월경부터는 최대한 많은 시간을 산 초입의 농로에서 보냈다). 그리고 추우면 텐트 수면, 휴식을 계속할 수 있는 방법이 없다. 그러므로 경제적으로 여유가 있다면 산 속에 있는 집을 구입하거나 산 속에 있는 땅을 사서 집을 건축하는 것을 권한다. 주변에 마을이 있다면 쓰레기 소각 연기, 카바이트 소음, 농약 냄새 문제가 있을 수 있으므로 싸워서라도 마을 사람들의 생활습관을 바꿀 자신이 없다면 주변에 마을이 있는 집을 선택해서는 안 된다.

1-6. 경제적 여유가 있는 경우의 거주지

경제적으로 충분한 여유가 있다면 서울 같은 대도시의 그린벨트 지역이면서 다른 집과 거리를 두고 있는 곳에 거주지를 정할 것을 권한다. 적어도 서울 같은 대도시에서는 그린벨트 지역이라 해도 소각이나 카바이트 문제가 없기 때문이다. 물론 서울에서도 농사짓는 사람들이 단속을 피하기 위해 야간에 비닐과 플라스틱 등을 소각한다. 나는 서울의 서초구에서도 이 소각행위를 꾸준히 봤고 한 번은 직접 제지시킨 일도 있다. 어쨌든 서울 같은 대도시에서는 소각 행위를 쉽게 할 수 없고, 있다 해도 바로 구청에 신고해 처리하면 된다. 서울 같은 대도시에서 카바이트를 터뜨리는 미친 사람은 없다. 그러므로 가장 이상적인 선택은 서울 같은 대도시의 그린벨트 지역 내에 있는 집 중에서 다른 집과 상당한 거리를 두고 있는 집이다.

1-7. 경제적으로 여유가 없는 경우의 거주지

 경제적으로 여유가 없다면 매우 힘든 일이지만 내가 한 방식을 따르면 된다. 집을 거점으로 활용하는 방식은 매우 힘들고 시기도 텐트 수면이 가능한 6월부터 10월 중순까지로 한정되지만 그 기간 동안이라도 뇌가 많이 회복될 수 있는 시간을 가질 수 있다. 그렇다면 산에서 수면을 할 수 없는 11월에서 5, 6월까지는 어떻게 해야 할까? 이 시기에는 결국 수면을 집에서 할 수밖에 없다. 이 시기에도 몸 상태가 극단적으로 악화된 상태에서는 많은 회복을 한다. 그러나 산에서의 생활로 상태가 크게 호전된다면 이 기간에 어느 정도 악화되는 것을 감수해야 한다. 따라서 이 기간에는 어떡하든 산에 머무는 시간을 최대화해 산 생활을 다시 시작할 때까지 악화를 최소화해야 한다. 물론 산에서의 생활로 상태가 크게 호전된다면 전자파로부터 최대한 안전한 집으로 이사해도 된다. 나의 경우를 보면 산의 텐트 수면 생활을 접고 집에서 수면을 시작하자 바로 객혈을 했고, 4일 동안 일을 한 후에는 광우소처럼 되는 매우 심각한 상태에 빠지기도 했다.

 내 몸은 약 6개월 동안 계속된 집에서의 수면, 산에서의 운동 생활, 그리고 약 6개월에 걸친 산에서의 수면, 운동 생활로 몸의 모든 증상이 호전, 소멸하는 뚜렷한 회복이 있었다. 그러나 집에서의 수면과 단 4일의 일로 내 몸은 광우소 같은 증상을 보이고, 반혼수 상태에 빠지고, 어떤 전기, 전자기기도 사용하지 않는 방에서 전신에 감전 통증을 겪고, 무릎이 완전히 굳어버리고, 약간의 찬 공기에 수포가 발생하고, 옷이나 손만 닿아도 극심한 통증이 발생하는 등 다양한 심각한 증상들을 겪었다. 내 몸에 이러한 심각한 증상들이 발현한 것은 몸은 비록 정상에 가까운 모습을 보여 주고 있었지만 뇌는 여전히 약화, 손상이 큰 상태였다는 것을 말해 준다. 뇌는 1년 동안의 자가치료에도 전혀 회복되지 않았던 것일까?

 나는 외부의 전자파를 막기 위해 방의 벽과 천장, 출입문 등을 모두 호일로 도배했고 방에서 어떤 전기, 전자기기도 사용하지 않았다. 내가 살던 집은 1층 한옥이었고 주변의 집들도 2층인 뒷집을 제외하면 모두 단층으로 대지가 비교적 넓은 집들이었으며 동네 규모도 작아 대단히 한적한 곳이었다. 즉 내 방이나 주변의 전자파환경은 결코 나쁘지 않았다. 그런데 운동만 산에서 하고 자고 쉬는 것을 집에서 하자 몸이 악화되기 시작했다.

 집에서 다시 수면 생활을 하기 전인 산의 텐트 수면 생활 때부터 나는 계속 전자파로부터 안전한 집을 구하고 있었다. 그런데 집을 구하기 전에 텐트 생활을 할 수 없게 되어 집에서 다시 생활하게 된 이후 몸이 미세하게나마 조금씩 악화되던 상황에서(나는 이때도 최대한 많은 시간 산에 머물렀다) 시골에 집을 구했는데 4일간 오토바이로 일을 한 후 몸이 광우병에 걸린 소처럼 되는 등 심각한 증상들이 발생했다. CRPS 발병 후 대단히 심각한 상태에 빠진 것이 한두 번이 아니었지만 이때는 정말 너무 심각했었다. 방에서 전혀 회복되지 않던 몸은 영하의 날씨에도 불구하고 밖에서 텐트 수면을 시작하자 바로 회복을 시작했다. 그렇게 약 2주 동안 회복된 몸으로 나는 시골로 이사를 했다. 시골로 이사할 때 몸이 회복되었다고 하지만 극도로 나쁜 상태였다.

 내 몸은 전자파로부터 안전한 시골의 집에서 회복되어 갔다. 그런데 회복 속도가 그 전과 다르게 비교할 수 없을 정도로 빨랐다. 그 빠른 속도 때문에 몸은 약 세 달 후에 광우소 증상 전으로 돌아갔다. 그때 회복 속도가 대단히 빨랐다는 것은 뇌가 여전히 많은 전자파에 노출되면 몸을 광우소처럼 만들 정도로 크게 나쁜 상태였지만 발병 초기의 상태에서 크게 회복되어 있었다는 것을 분명히 말해 준다. 만약 뇌는 전혀 회복되지 못하고 몸의 내구성만 증가한 상태였다면 그 어느 때보다 심각했던 상태에서 나는 그렇게 빠르게 회복되지 못했을 것이다.

  뇌는 집에서의 수면 생활 때보다 텐트 수면 생활 때 훨씬 더 크게 호전되었을 것이다. 이것을 유추할 수 있는 것은 텐트 생활을 중지하고 집 생활을 다시 시작하자 몸의 회복에 제동이 걸리고 조금씩 악화되었다는 사실이 반증한다. 이것은 인체는 극단적으로 악화된 상태에서는 산에서 운동하는 것만으로도 호전될 수 있지만 일정 정도 호전된 후에는 그 정도의 전자파 회피만으로는 더 이상 호전되지 않으며 집과 주변의 전자파환경이 좋지 않으면 호전된 몸을 다시 악화시킨다는 것을 말해 준다.

  내 사례를 통해 알 수 있는 것은 내가 사용한 혼용 방식은 최소한 뇌의 손상 확대를 최대한 지연시키며 늦봄에서 초가을까지는 뇌를 크게 회복시킬 수 있는 시간을 가질 수 있다는 것이다. 그러므로 경제적 여유가 없다면 내 방식을 사용하는 것도 괜찮은 방식이다. 물론 TV에 나오는 자연인들처럼 어떤 형태이든 산에 완전한 거주지를 만들 수 있다면 그렇게 하는 것이 가장 좋다. 손상된 뇌를 가장 빠르게 회복시키기 위해서는 어떡하든 인공 전자파 자극을 0에 근접시켜야 하기 때문이다(다시 강조하지만 뇌 손상이 큰 뇌 질환자들은 전자파 자극에 적당히 대처해서는 안 된다).

  사람은 집에서 자고 먹고 쉬기 때문에 하루 중 가장 오랜 시간을 보내는 공간이다. 그러므로 집은 뇌 손상 치료에서 가장 중요하게 생각해야 하는 부분이다. 뇌를 지속적으로 자극할 수 있는 자극원이 집이나 주변에 있으면 앞으로 소개하는 치료법을 아무리 완벽하게 실천한다 해도 뇌는 결코 회복 되지 못한다. 주변의 뇌를 자극하는 환경은 뇌의 회복 여부를 결정하는 가장 중요한 요인이므로 CRPS처럼 뇌 손상이 큰 환자들에게 집은 뇌의 회복 여부를 가르는 문제임을 잊지 말아야 한다는 것을 또 다시 강조한다.

2. 운동은 손상된 뇌를 치유하는 두 축 중 하나이다

　뇌 신경세포는 조금이라도 손상되면 회복되지 못하지만 뇌에는 새로운 신경세포가 계속 생성된다고 한다. 새로운 신경세포들은 신경신호를 주고받는 기능을 수행하려면 성장해서 서로 연결되어야 한다(이것을 연접(synapse)이라고 한다). 그런데 뇌 상태가 나쁘면 세포들이 성장하지 못하고 죽는다고 한다. 운동은 뇌를 정화시킨다고 한다. 그러므로 운동은 새롭게 태어난 세포들이 성장해서 다른 세포들과 연결될 수 있는 환경을 만들어 준다.

　인간은 체력의 한계 때문에 계속 운동할 수 없다. 더구나 손상이 큰 뇌는 자극에 대한 문턱값이 대단히 낮아 미약한 자극에도 심하게 반응하므로 전자파가 존재하는 환경에서는 운동에 의한 뇌 정화 효과는 짧은 시간 내에 끝나게 된다. 운동은 분명히 전자파 회피와 함께 뇌를 회복시키는 두 축 중의 하나이다. 그러나 뇌는 전자파 회피만으로도 회복될 수 있지만 운동만으로는 회복되지 못한다. 내 사례들이 그것을 증명한다.

2-1. 손상된 뇌는 운동만으로 회복되지 않는다
사례1. 불면증을 겪을 때도 운동했다
　나는 2010년 버스에 치이는 사고를 당한 후 매우 극심한 불면증을 겪기 시작했다. 불면증은 뇌 기능 이상 때문에 발생하는 것이므로 불면증의 원인은 명백히 뇌 손상이다. 불면증은 2016년 사고로 CRPS가 시작된 후에도 계속됐고 집에서 잠을 자고 산에서 운동할 때도 절대 호전되지 않았다. 이미 말했듯이 불면증은 며칠, 또는 몇 달 동안 잠을 좀 못 잔다거나 잠을 설치는 병이 아니라 하루도 빠짐없이 평생 잠을 거의 자지 못하는 심각한 질환이다. 나는 불면증이 발병한 이래 거의 7년 동안 깊은 잠을 1-2시간 이상 자지 못했다. 이렇게 극심했던 불면증이 사라지기 시작한 것은 집에서 잠을 자고 산에서 운동했던 때가 아니라 정확히 산에서의 수면, 휴식 생활이 시작된 이후이다. 그리고 기간이 얼마나 걸렸는지 기억하지 못하지만 심한 불면증은 더 이상 나타나지 않게 되었다. 이러한 나의 불면증으로부터의 회복이 말해 주는 것은 운동을 한다 해도 전자파가 존재하는 환경이라면 손상된 뇌는 회복되지 않는다는 것과 운동을 하지 않아도 전자파를 최대한 피하면 손상된 뇌가 회복된다는 것을 동시에 말해 준다.

사례 2. 손등이 잘게 찢어질 때도 운동했다

나는 앞서 이사할 집을 구하기 위해 도심을 출입하고 장시간 버스와 지하철을 오랜 시간 타고 다니자 손등 전체가 잘게 찢어졌다고 했다. 그때는 11월 초였기 때문에 그리 춥지 않았고 장갑도 끼고 있었으므로 손등이 트거나 찢어져야 할 이유가 없었다. 이 현상은 오로지 오른손에만 발생했기 때문에 이것은 '손상된 좌뇌-전자파의 좌뇌 자극-오른쪽 전체의 심한 혈관 수축-오른쪽 피부 조직의 약화 심화-약화가 심화된 피부의 차가운 공기에의 노출'의 결과였다. 나는 집을 구하러 다니는 동안에도 산에서 잤고 운동했으며 집을 구하러 다니던 활동 자체도 운동의 하나였다. 그런데 집을 구하러 다니는 매우 오랜 시간 전자파에 노출되자 전자파가 피부를 약간의 찬 공기도 극복하지 못할 정도로 악화시킨 것이다. 이것이 전자파로 인해 발생했다는 것은 집구하기를 중단하고 산에 머물자 손등 피부가 급속히 회복되고 정상으로 환원된 사실이 증명한다(산은 도심보다 더 춥다). 결국 이 사례도 운동만으로는 뇌가 회복되지 못한다는 것을 말해 준다.

사례3. 광우소 증상 전에도 운동은 계속했다

산의 수면 생활을 청산하고 집의 수면 생활을 다시 시작하자 내 생활은 다시 운동은 산에서 하고 잠과 휴식은 집에서 하는 초기의 방식으로 돌아갔다. 이런 생활을 한 달 정도 한 후 금전 문제로 4일 동안 일을 한 후 나는 반혼수 상태에 빠지고 광우소 같은 증상을 겪었다. 반혼수 상태에 빠지고 광우소 같은 증상을 겪은 것은 당연히 극도로 악화된 몸 상태에서 일을 했기 때문이다. 그러나 그것으로 몸의 악화 전부를 설명할 수 없다. 앞서도 말했듯이 집을 구하는 문제로 도심 출입을 빈번히 하고 버스와 지하철을 오랜 시간 타고 다니자 손등 전체가 잘게 찢어졌지만 추운 산 생활로 다시 돌아가니 짧은 시간 내에 손등이 모두 회복되었다고 했다. 이것은 뇌가 여전히 전자파에 심하게 반응하고 혈관을 심하게 수축시켜 인체를 심하게 악화시킨다는 것을 보여 주는 것이지만 뇌와 몸이 급속히 회복될 수 있는 상태에 도달해 있다는 것도 동시에 보여 주는 것이었다. 이러한 뇌와 몸 상태는 전자파에 장시간 노출되는 집에서의 잠과 휴식으로 악화가 상당히 진행된 것으로 추측된다. 그것을 말해 주는 것이 정상적인 몸 상태라면 그다지 어려운 일이 아닌 오토바이 일을 겨우 4일 동안 한 후 나타난 심각한 증상들의 발현이다.

간단히 말해 집의 수면 생활을 할 때도 많은 운동을 계속했지만 잠과 휴식 때문에 집에 머무르며 장시간 전자파에 노출되자 운동효과가 빠르게 사라져 뇌가 나쁜 상태를 계속 유지했고 계속된 전자파 자극으로 인해 몸이 악화됐다는 것이다. 결국 이 사례 역시 운동만으로는 손상된 뇌가 회복되지 않는다는 것을 말해 주었다고 할 수 있다.

 지금까지 소개한 사례들을 보면 전자파가 존재하는 환경에서는 운동만으로 절대 손상된 뇌를 회복시킬 수 없다는 것을 알 수 있을 것이다. 따라서 앞으로 소개하는 운동법을 아무리 완벽히 실천한다 해도 가장 오랜 시간을 보내는 집의 전자파환경이 좋지 않으면 손상이 큰 뇌의 회복은 거의 불가능에 가깝다는 것을 알아야 한다(전자파가 사실상 0에 수렴해야 한다는 것을 또 강조한다).
 운동은 확실히 효과를 낸다. 그러나 내 경험을 배제한다 해도 뇌 손상이 심한 사람은 운동만으로 인생을 되돌릴 수 없다. 만약 운동만으로 손상된 뇌를 회복시킬 수 있다면 운동이 뇌 손상 치료에 효과가 있다는 의학 연구결과들이 다수 나와 있는 현재 많은 뇌 질환 환자들이 이미 회복되었을 것이고 뇌 질환이 사회적 문제로 대두되지도 않았을 것이다.

2-2. 운동할 때도 전자파환경을 고려해야 한다
 나는 계속해서 뇌 손상 회복을 위해서는 전자파로부터 안전해야 한다고 주장하고 있다. 이것은 운동을 할 때도 마찬가지이다. 그래서 뇌 손상이 심한 경우 도심은 운동 장소가 될 수 없으며 시골이라 해도 전선이 이어지는 두 루나 휴대폰 중계기가 있는 곳은 운동 장소로 부적합하다. 운동장소로 가장 적합한 곳은 전기시설, 전선, 휴대폰 중계기 등이 없는 전자파로부터 안전한 곳이다. 그런데 국토가 좁고 전자산업이 발달하고 산업화된 한국에서는 시골이라 해도 이러한 장소를 찾아낸다는 것은 쉬운 일이 아니다. 아무리 좁은 도로에도 고압선은 아니지만 중압선은 계속 이어진다. 결국 시골의 운동 장소는 산이나 농로가 될 수밖에 없다. 최근의 한국 농로는 다행스럽게 거의 콘크리트 포장이 되어 있다. 농로가 길면 좋지만 짧아도 상관없다. 짧으면 재미는 없지만 반복적으로 왕복운동하면 된다. 산은 전자파로부터 안전하지만 증세가 심한 CRPS 환자들의 경우 걷는 것도 어려우므로 초기의 운동장소로는 부적합하다. 등산은 부상 위험이 있으므로 걷는 것이 충분히 자유로울 때 해야 한다.

2-3. 운동 종류

운동 종류는 걷기와 뛰기이다. 경험을 해 보니 걸으면 인체 전체가 좋아진다. 이미 소개했듯이 내 몸은 상태가 극도로 악화될 때 볼이 손실되고 알통이 완전히 사라졌으며 종아리가 반 정도 감소했었다. 이들은 오랜 자가치료를 통해 완전하지 않지만 모두 회복되었다. 특히 알통의 회복은 놀라움 그 자체이다. 나는 상체운동은 고사하고 단 한 번도 팔 운동을 해 본 일이 없는데 알통은 볼이나 종아리보다 더 완벽하게 복원되었다. 내가 한 것은 전자파를 철저히 피하고 걷기를 했을 뿐이다. 결국 알통의 회복은 걷기가 몸 전체를 활성화시켰다는 것을 증명하는 것이며 종아리나 볼의 회복, 발의 회복도 걷기를 통한 인체 전체 활성화의 결과였을 것이다.

나는 발을 다쳐 CRPS가 발병했기 때문에 처음에는 걷는 것은 고사하고 발을 바닥에 디딜 수도 없었다. 내가 병원에서 본 환자 5명 중 어깨를 다친 1년 된 환자 두 명 외에는 모두 휠체어를 타거나 지팡이를 짚고 걸었다. 그러니 발을 다쳐 발병한 환자들은 처음에는 뛰기는 당연히 불가능하고 걷기도 쉬운 일이 아니다. 어깨를 다쳐 발병한 두 명의 환자들은 정상적으로 걸었다. 그들은 처음부터 뛰기를 해도 괜찮을까?

 경험을 해 보니 회복속도는 걷기보다 뛰기가 확실히 좀 더 크다. 그렇다면 뛸 수 있으면 뛰어야 할까? 만약 이 병은 뇌가 작은 자극에도 심하게 반응할 정도로 손상이 심해 발병한다는 사실과 자극에 대한 뇌 반응의 형태는 전신의 혈관 수축이며 손상이 심한 뇌는 작은 자극에도 혈관을 심하게 수축시킨다는 것, 그로 인해 짧은 시간 안에 인체의 모든 조직(세포<조직<기관)이 약화, 손상된다는 사실을 안다면 단순히 운동 효과만 생각하고 뛰기 운동을 할 수 없게 된다. 왜냐하면 CRPS에 걸렸다는 것은 한쪽 뇌의 심한 손상으로 그 뇌의 지배를 받는 인체의 한쪽이 극도로 약화, 손상되었다는 것을 의미하므로 몸에 큰 무리를 주는 뛰기 운동은 큰 부상으로 이어질 가능성이 매우 높기 때문이다. 만약 운동 중 작은 부상이라도 당하면 그 자극은 뇌로 전달되고 뇌는 오랜 시간 전신의 혈관을 심하게 수축시켜 뇌 자신을 포함해 인체 전체가 더 악화될 수 있기 때문이다. 실제로 나의 경우 야간 운동 중 무릎을 심하게 다쳐 약 5일 동안 심한 변비를 겪은 일이 있었다. 나는 변비가 발생한 것은 무릎 부상으로 뇌가 크게 자극받아 인체 전체 혈관이 심하게 수축해 내장기관들이 기능을 정상적으로 수행하지 못한 결과라고 추정한다. 그러므로 CRPS로 진단될 정도로 뇌 손상이 큰 상태에서는 설사 뛸 수 있다 해도 뛰지 않는 것이 좋다. 뛰기는 몸이 운동을 감당할 수 있고 다친다 해도 부상으로 인한 자극이 뇌를 악화시키지 않을 것이라

는 확신이 들 정도로 뇌와 몸이 회복될 때까지 기다리는 것이 좋다(나는 이 상태에서 무릎을 다쳤다). 내가 조금이라도 뛸 수 있게 되기까지는 자가치료를 시작한 후 1년3개월 정도 걸린 것 같다. 처음에는 조금씩 뛰었고 양을 조금씩 증가시켰다.

 상체운동은 몸뿐만 아니라 뇌도 정상에 가깝게 느껴질 정도로 회복될 때까지 절대 하지 말아야 한다. 그 이유를 말해 주겠다.
 내 뇌와 몸은 운동을 시작한 후 한때 광우소 같은 증상을 겪기도 했지만 2년6개월 동안 크게 회복됐다. 그 시기에 몸이 완전히 회복되지 않은 상태라는 것은 잘 알고 있었지만 마치 정상처럼 느껴질 정도로 좋은 상태였고 호전도 계속됐다. 그런데 체중이 48.5kg까지 회복된 후 전혀 증가하지 않고 정체되었고. 상체도 너무 말라 보였다(체중은 항상 감소지향적이었다. 발병 전 55kg, 발병 후 최저 43kg). 그래서 상체운동을 시작했다(팔굽혀펴기, 완력기 운동).
 운동을 시작하기 전에 나는 몸이 운동을 견딜 수 있는지 많이 고민했다. 고민을 거듭하던 중 한 가지 사실이 떠올랐다. 운동을 통한 발의 회복이다. 사고 후 내 발은 항상 부어 있었고 바닥에 닿기만 해도 골절과 같은 통증이 발생할 정도로 상태가 나빴다. 나는 그런 발로 걷기를 시작했다. 사람은 직립보행을 하므로 걸으면 몸의 하중이 발에 실린다. 그러므로 일반적 관점에서 보면 걸으면 내 발은 악화됐어야 했다. 그런데 한 달 정도 매일 걷기를 하고 운동량이 증가하자 운동 중에 발등의 극히 일부에 온기가 생기고(나는 그때 처음으로 회복의 희망을 보았다), 시일이 흐르자 온기는 발 전체로 확산됐고 약 1년 후에는 거의 정상으로 회복되는 반대의 결과가 나왔다.

나는 발이 운동으로 회복되었으니 팔과 어깨도 운동을 하면 좋아질 것이라는 결론을 냈다. 그래서 상체운동을 시작했고 부상의 위험을 생각해서 매우 신중하게 운동량을 증가시켰다. 그런데도 얼마 후 팔 상태가 크게 악화됐다. 이 시기에 무릎도 악화됐다. 극도로 악화되었던 발은 운동을 통해 호전되었는데 팔과 어깨는 몸이 크게 회복된 상태에서 운동했는데도 상태가 반대로 크게 악화됐다. 왜일까?

 추측으로 말해 본다면, 인간의 발과 다리는 직립보행을 위해 최소한 자신의 체중은 견딜 수 있도록 진화한 것 같고 상체의 손, 팔, 어깨는 걸리는 하중이 없으므로 큰 하중을 견딜 수 있도록 진화하지 않은 것 같다. 그래서 손, 팔, 어깨에 많은 부담을 준 팔굽혀펴기와 완력기 운동은 크게 회복되어 있었지만 여전히 약한 상태를 유지하고 있던 이들의 상태를 악화시켰을 가능성이 있다.

 하중이 전혀 걸리지 않는 맨손운동은 손, 팔, 어깨를 호전시킬 수 있을까? 나는 맨손운동을 해 보지 않았기 때문에 결과를 예측하지 못한다. 다만 심장활동이 크게 지속적으로 유지되도록 맨손운동을 오랜 시간 지속할 수 있는지 의문이고 또한 하중이 걸리지 않는 상체운동이 인체를 회복시킬 수 있을 정도로 심장활동을 증가시킬 수 있는지도 의문이다. 그러나 선천적, 또는 후천적으로 걸을 수 없다면 이 방법을 사용하지 않을 수 없을 것이다. 매우 지루하고 힘들겠지만 어쩌겠는가.

 상체운동에 대한 결론을 다시 말한다면 상체운동은 반드시 뇌와 몸이 정상에 가깝게 회복되었다고 생각될 때까지 하지 말아야 한다는 것이다.

PS.

인터넷을 검색해 보면 CRPS에 걸린 한 20대 환자가 상체 운동을 오래 했고 병에서 회복된 사례가 나온다. 분명히 말하지만 나는 인체 회복력이 빠른 10대, 20대도 뇌와 몸이 정상에 가깝게 회복될 때까지 상체운동을 하지 말아야 한다고 생각한다. CRPS 환자의 몸 전체는 아주 작은 자극에도 유리처럼 부서지기 쉬운데 상체운동은 큰 하중이 걸려 큰 부상으로 이어질 가능성이 크기 때문이다. 인체는 단순한 걷기만으로도 얼마든지 회복되니 무리하지 않기를 바란다.

2-4. 운동량

뇌 손상이 큰 상태에서는 생리적 활동(수면, 식사, 배설, 씻기 등)과 휴식 외에는 계속 걸어야 한다. 나는 신문이나 TV에서 오래 걸으면 연골이 닳아 안 좋다는 의사들의 주장을 본 일이 있고 주변 사람들로부터도 의사들이 그렇게 말한다는 것을 들었다. 나는 이 주장에 무조건 동의하지 않는다. 만약 인체가 계속 전자파에 노출되는 상황이라면 의사들의 주장이 옳다고 생각한다. 전자파는 어떤 형태, 어떤 방식으로든 뇌를 자극하고 뇌는 자극에 인체 전체의 혈관 수축으로 대응하기 때문이다. 생각해 보라. 걸으면 무릎에 계속 자극이 가해지는데 전자파 자극에 의한 혈관 수축으로 산소와 영양이 충분히 공급되지 않는다면 연골이 어떻게 되겠는가? 당연히 손상된다. 그런데 전자파 자극이 없어 혈관이 수축하지 않고 운동하는 만큼 팽창해 산소와 영양이 충분히 공급된다면 연골에 가해지는 약한 자극은 손상의 원인이 되지 않고 보강 또는 회복의 요인이 될 것이다. 이것을 증명할 수 있는 나의 경험을 소개한다.

나는 걷기를 시작한 후 운동량을 계속 증가시켰고 발이 산을 오를 수 있을 정도로 회복되자 생리활동과 휴식 외에는 하루 종일 산을 오르고 내렸다. 오르내린 산은 전체적으로 경사가 대단히 심했다. 나는 그 산을 거의 1년을 오르고 내렸다. 내 무릎은 어떻게 되었을까? 나는 그 기간 중 단 한 번도 무릎에 문제가 생겼다고 느낀 적이 없다. 내 몸은 유리처럼 작은 자극만 받아도 깨질 정도로 약한 상태였는데도 말이다. 이것은 혈관이 수축하지 않고 정상을 유지하거나 팽창해 조직에 충분한 산소와 영양분을 공급한다면 작은 자극은 조직을 건강하게 만드는 요인이 된다는 것을 분명히 말해 준다.

 한 가지 예로 부족할까? 좀 더 오래된 사례 하나를 소개한다. 나는 오래 전 1년6개월 동안 오토바이로 신문배달 일을 한 적이 있다. 그때 끊임없는 브레이크 작동으로 오른쪽 무릎이 안 좋아져 통증이 있었다. 오랜 기간 나는 이 통증과 함께 살았다.

 나는 한동안 산의 절에서 하숙을 한 일이 있다. 나는 그곳에서 산에 취해 하루 세 번 산을 올랐다. 그 산도 경사가 매우 심했다. 나는 그 경사도 부족해 경사가 대단히 심한 암벽을 골라 오르고 내렸다. 비가 와도 눈이 와도 올랐다. 그런데 언제인지 무릎 통증이 사라졌다. 짧은 기간 내에 통증이 사라진 것은 아니었고 최소 1년은 됐다(그 기간 당뇨 증세도 사라졌다). 10년 넘게 존재했던 무릎 손상이 가파른 산을 오르고 내리자 악화된 것이 아니라 오히려 반대로 회복된 것이다. 나는 그 당시 무릎을 치료하겠다거나 당뇨병을 치료하겠다는 생각이 전혀 없었다. 걷거나 등산이 몸에 긍정적인 작용을 한다는 사실 자체를 몰랐다. 단지 산이 좋았을 뿐이다. 그 시절에는 인터넷도 없었다. 하중이 무릎에 가해지면 나쁠 것이므로 등산이 나쁠 것이라는 생각도 해 본 적이 없다. 만약 그런 생각이 있었거나 누군가에게 들었다면 나는 결코 산을 오르지 않았을 것이다.

내가 소개한 사례들을 보면 전자파가 없는 곳에서는 휴식을 충분히 하면 걷기를 아무리 많이 해도 무릎에 문제가 생기지 않는다는 내 주장을 이해할 수 있을 것이다. 그러니 전자파로부터 안전한 산이나 들판에서는 휴식을 적절히 하며 하루 종일 걷기를 권한다.

만약 걸을 때 통증을 느낀다면 판단을 잘 해야 한다. 통증이 새로 생긴 것인지, 기존의 통증이 운동 중 일시적으로 나타나는 것인지에 따라 대응을 달리 해야 한다. 만약 새로 생긴 통증이라고 생각된다면 발병으로 약해져 있는 신경이 운동량을 감당하지 못하는 것이므로 운동량을 조절해야 한다. 만약 운동 중의 일시적인 통증으로 생각된다면 휴식을 취하면 된다. 나는 몸의 회복 과정에서 산을 그렇게 많이 오르고, 상태가 크게 회복된 후에는 하루도 쉬지 않고 뛰었어도 무릎에 문제가 발생한 일이 없었다. 무릎에 문제가 발생한 것은 오히려 뇌와 몸이 거의 완전히 회복된 후이다(정확히 말하면 무릎과 주변의 문제이다). 이때는 집에서 비교적 자유롭게 전기를 사용하며 운동도 하루 1시간30분 정도로 줄어들어 있었다. 환경의 악화, CRPS 전으로 완벽하게 회복될 수 없는 근본적인 혈관의 문제, 감소한 운동량으로 인한 문제 등이 복합적으로 작용해 무릎쪽 신경들이 약화되었을 것이다.

상태가 좋아지면 운동량을 줄여도 된다. 나의 경우 걷기운동을 1년3개월 정도 한 후 운동량이 줄기 시작했다. 운동을 시작한지 4년 정도 한 후에는 1시간 30분 정도로 줄었다. 걷기와 뛰기가 섞여 있는데 걷기가 훨씬 많다. 다른 이유는 없고 뛰는 것이 힘들기 때문이다. 뛰기를 안 하고 싶지만 뛰기는 상체를 확실히 활성화시키기 때문에 계속하고 있다

(뛰기는 신경에 많은 무리를 주므로 주의해야 한다). 물론 하체도 더 활성화시킨다. 뇌는 보이지도 않고 느낄 수도 없지만 뇌 역시 더 활성화될 것이다. 이것이 이제는 운동을 하지 않아도 되는 내가 걷고 뛰는 것을 중단하지 않는 이유이다.

 이미 말했듯이 운동만으로는 손상된 뇌를 회복시키지 못한다. 그러나 운동은 전자파 회피와 더불어 명백히 뇌를 회복시키는 두 축 중의 하나이다. 따라서 운동은 단 하루도 쉬면 안 된다. 운동량의 과다를 생각하는 것은 건강한 사람이나 할 일이다. CRPS에 걸리면 많은 고통스러운 증상들이 나타난다(논리상 다른 뇌 질환 환자들도 마찬가지일 것이다). 그러면 그 고통에 굴복해 운동 대신 병원 치료에만 의지하려고 할 것이다. 나는 광우소 증상을 겪을 때 경찰이 오고 응급차가 왔지만 영하의 날씨에 눈까지 덮힌 밭의 텐트를 치료지로 선택했다. 그때는 통증 때문에 걷는 속도가 시간당 100m일 정도로 거의 걷지도 못했는데 통증에서 확실히 벗어나고 싶다는 생각과 전자파로 뒤덮힌 병원에서 뇌가 자극, 손상당하고 싶지 않다는 생각 때문에 밭으로 텐트와 부속품들을 가지고 가 텐트를 설치한 것이다(한 사람의 도움이 있었다). 결과를 보면 내 선택은 옳았다. 내 몸이 즉시 회복되기 시작했으니 말이다.

 사실, 나는 누구에게도 내가 겪었던 것과 같은 대단히 위험한 상황에서도 병원에 가지 말라고 할 수는 없다. 여기에는 사람의 목숨이 걸려 있기 때문이다. 그래도 나는 이 말을 꼭 들려주고 싶다. 겪어 보니 죽고 싶을 정도로, 그리고 죽을 정도로 아픈 통증은 분명히 있다. 그러나 그 통증 때문에 죽지는 않는다는 것이다.

 이와 관련된 한 상황을 소개한다. 광우소 증상을 겪을 때이다. 그 당시 나는 앉거나 일어서는데 1~2시간씩 걸렸다. 운동을 하려면 일어서야 한다. 엄청난 통증을 이겨가며 일어서면 마치 TV에서 보던 광우소처럼 다리가 떨려 주저앉았다. 이것을 몇 번 반복하면 설 수 있고 걸을 수 있었다. 문제는 여기서 끝나지 않았다. 무릎 통증이 너무 심했다. 방문을 열고 밖으로 나가면 무릎이 완전히 망가질 것 같은 느낌이 들었다. 나 역시 그 상황에서는 정말 망설였다. 그런데 결국은 운동하러 문밖으로 나갔다. 나를 바깥으로 이끈 것은 단 하나의 생각 때문이었다. 이런 비참하고 절망적인 생활은 의미가 없으므로 밖으로 나가 무릎이 망가지면 목숨을 끊겠다고 생각했고 걷다가 죽으면 행복한 것이라고 생각했다. 방문을 열고 밖으로 나간 나는 어떻게 되었을까? 신기하게 걸을수록 무릎 상태가 좋아졌고 몸 전체 상태도 좋아졌다. 한 번 이 상황을 극복하고 나니 다음부터는 똑같은 상황에서 전혀 망설이지 않았다. 오히려 어떡하든 일어나서 방문을 열고 나가야 한다는 생각만 하게 되었다.

걸으면 몸 상태는 반드시 좋아진다. 그러니 어떤 상황에서도 굴복하지 말고 운동을 쉬지 않아야 한다. 나도 운동을 쉬고 싶은 날이 있다. 실제로 지금의 나는 매일 운동하지 않아도 된다. 그럼에도 운동을 하루도 쉬지 않는다. 왜냐하면 오늘 못하면 내일도 못하기 때문이다. 나는 비가 오나 눈이 오나 운동을 쉬지 않는다. 왜냐하면 나는 지난 4년간 어떤 이유로든 운동을 쉰 일이 없기 때문이다.

현재 나는 뇌가 아직도 전자파에 미세하게 반응하고 있지만 완전히 회복되었다고 스스로를 평가한다. 그럼에도 매일 운동을 한다. 밤 늦게 시골의 농로에서 운동을 하다 보면 시야에 들어오는 것은 달, 별, 하늘, 산, 점점이 박힌 불빛이다. 그러면 초기의 산 생활이 생각난다. 몸을 회복시키고 싶다는 갈망 때문에 전자파를 피해 산꼭대기에 텐트를 설치했고, 텐트가 설치된 어두운 산에서 보던 달, 별, 하늘, 그리고 도심의 수많은 불빛이다. 밤에 산 위에서 도심의 불빛을 보면 마치 내가 탄 배가 육지를 향해 가는 것처럼 느껴졌다. 비 오는 날에는 하늘에서 레이저 쇼를 하는 것도 보았고 하늘이 쪼개지는 듯한 천둥소리도 들었다. 독충에도 쏘여봤고 텐트가 침수되는 경험도 했다. 텐트 안에서 난방을 하다 담요에 불이 붙어 죽을 뻔한 일도 있었다. 이러한 것들이 생각나면 만약 그때로 다시 돌아간다면 그런 생활을 다시 할 수 있을까라고 자문을 해 본다. 자답은 두 가지로 한다. '살고 싶다면 또 하겠지', '도저히 못 할 것 같다.'

 어쨌든 지금은 행복하다. 걷고 싶으면 걷고, 뛰고 싶으면 뛸 수 있으니 말이다. 초기에는 통증이 심해 발을 바닥에 디딜 수도 없었고 상태가 호전되었을 때도 지팡이에 의지한 채 절룩거리며 걸었으니 지금 행복하지 않을 수 없다. 뛰기를 시작했던 초기에는 숨이 너무 차면 '뛰다 죽으면 행복한 거다'라고 나 자신을 위로하며 뛰었는데 지금은 어느 정도 뛰어서는 숨이 차지 않는다. 그러니 지금 행복하지 않을 수 없다.

PS1. 손, 발의 동상 관리

 날이 조금이라도 추워지면 운동 전 반드시 손, 발을 깨끗이 씻고 보온을 잘 하고 나가야 하고 운동이 끝난 후에도 깨끗이 씻어야 한다. CRPS에 걸리면 혈액 순환 부족 때문인지 날이 조금만 추워도 동상에 걸린다. 동상에 걸리면 운동이 어렵게 되므로 동상에 걸리지 않도록 최대한 신경 써야 한다. 경험을 해 보니 운동 전후의 씻기는 동상 예방에 큰 효과가 있다.

PS 2. 설사와 변비 관리 방법

 증상이 심해지면 설사가 심해지며 변비도 생긴다. 설사는 전자파로부터 안전한 장소에서 자고 쉬면 대폭 감소한다. 그래도 뇌와 몸이 안 좋은 상태에서는 운동 중 설사 가능성이 있으므로 운동 전에 장을 최대한 비우고 나가는 것이 좋다. 물론 이런 얘기는 하지 않아도 당사자들이 알아서 할 것이다.

 변비 역시 전자파로부터 안전한 공간에서 생활하면 거의 생기지 않는다(변비의 경우 뇌 질환 때문이 아니더라도 개인차가 많을 것이다). 나는 변비를 다음과 같이 해결했다(CRPS 발병 전에는 과일을 많이 먹어 변비를 예방 했는데 CRPS 후에는 무엇이든 먹기만 하면 설사를 했으므로 과일은 도움이 되지 못했다).

 나는 치질이 있다. 그래서 오래 전부터 배변 후 온수로 청결을 유지했었는데 CRPS 발병 후 변비를 자주 겪으면서 따뜻한 물이 항문에 닿으면 배변이 촉진된다는 것을 우연히 알게 되었다. 그래서 배변 때마다 이 방법을 사용했고 효과를 크게 봤다. 따뜻한 물이 장의 활동을 활성화시키는 것이 아닌지 모르겠다. 이 방식은 배변을 자연스럽게 유도해 힘을 주지 않아도 된다. 그래서 비교적 오랜 시간 변기에 앉아 있어도 항문에 무리가 되지 않았다. 이것은 개인적 경험이므로 누구에게나 효과가 있는지는 알지 못한다.

3. 생활 문제

3-1. 일의 지속 문제

　TV를 보면 뇌 질환에 걸린 사람이 출연하는 경우를 본다. 그는 분명히 약에 의존하고 있을 것이다. 그의 활동은 생존을 위한 것이므로 누구도 그의 경제활동을 막을 수 없다. 그러나 그가 경제 문제를 계속 방송 출연으로 해결하는 한 시간이 갈수록 그의 뇌는 손상이 확대될 것이다. 이미 말했듯이 손상이 발생한 뇌는 자극에 대한 문턱값이 하락하며 뇌 질환으로 진단될 정도이면 뇌 손상이 심해 문턱값이 크게 하락한 상태이다. 따라서 뇌는 아주 작은 자극을 받아도 심하게 반응해 전신의 혈관이 수축하고 그 결과 뇌는 추가로 악화된다.

　방송국은 엄청난 전기, 전자기기가 밀집되어 작동하는 곳이고 전류 소모량이 많아 인체에 영향을 주는 전기장, 자기장, 전력밀도, 자속밀도 모두 크며 전자파밀도도 대단히 높은 공간이다. 따라서 그 환경에 노출된 뇌 질환자의 뇌는 더 빠른 속도로 악화될 수밖에 없다. 나는 BOOK I 에서 몇 가지 이유를 들어 뇌 손상 속도가 생각만큼 빠르게 진행되는 것 같지 않다고 추정했다. 따라서 방송활동을 한다고 뇌 손상이 즉시 어떤 큰 문제를 유발할 정도로 갑자기 크게 확대되는 것은 아니다. 그러나 분명한 것은 그의 뇌는 전자파누적크기가 대단히 큰 방송 출연이 계속 될수록 손상이 더 빠른 속도로 커진다는 것이다. 그가 먹는 약은 뇌를 근본적으로 치료할 수 있는 것이 아니라 증상의 발현을 최대한 억제하는 작용을 할 뿐이다(손상 확대도 어느 정도 지연시킬 것이다). 그러므로 그가 만약 진정으로 자신의 인생을 되살리고 싶다면 즉시 방송활동을 중단하고 치료에 전념해야 한다.

 나는 엄청난 전자파에 노출되어 일하는 특별한 직업을 예로 들어 일을 하지 말 것을 권했다. 다른 직업은 괜찮을까? 몇 번을 말했듯이 손상이 심한 뇌를 가진 인체는 문턱값이 엄청나게 낮다. 따라서 인체가 아주 작은 자극만 받아도 뇌는 어떤 증상을 발현시킬 정도로 전신의 혈관을 심하게 수축시키게 된다. 오늘날의 사회구조는 완전히 전기를 중심으로 움직인다. 여기에 휴대용 전기, 전자기기가 대중화되었다. 이제는 어느 누구도 생존 문제 때문에 이 구조에서 빠져나갈 수가 없다. 그런데 손상이 심한 뇌를 회복시키기 위해서는 어떡하든 이 구조와 완전히 결별해야 한다. 그러니 뇌질환으로 진단된 사람들은 일을 완전히 중단해야 한다.

 시골에서는 전자파환경이 좋은 논, 밭에서 통신기기도 필요 없고 트랙터 같은 장비도 필요 없이 몸으로만 일을 할 수 있다. 이런 종류의 일은 뇌 질환자도 해도 될까? 다시 한 번 말하겠다. 뇌 질환으로 진단될 정도이면 뇌 손상이 심한 상태이다. 뇌 손상이 심한 상태에서는 뇌뿐만 아니라 인체 전체가 극도로 약화되어 문턱값이 크게 하락해 있고 그에 따라 아주 작은 자극도 뇌로 전달되며 뇌는 그 자극에 크게 반응한다. 그리고 인체 전체가 크게 약화된 상태이기 때문에 작은 충격도 큰 부상으로 이어진다. 그러므로 뇌가 크게 회복될 때까지는 이런 일도 해서는 안 된다.

 나는 병원에서 CRPS 예비 판정을 받은 후 국가로부터 근로능력을 평가받았다. 나는 그때 정말 긴장했다. 왜냐하면 그 당시 내 몸에는 의학적으로 장애로 진단될만한 외적 장애가 없었으므로 표면적으로 근로능력이 있는 사람처럼 보였기 때문이다. 나 자신은 산에서 생활하는 것 외에는 어떤 일도 할 수 없고 해서도 안 된다는 것을 너무나 잘 알고 있었다.

간단히 말해 CRPS 환자의 근로능력을 판정하겠다는 것은 죽은 사람이 근로능력이 있는지를 판단하겠다는 것과 전혀 다르지 않다. 이러한 제도가 있는 것은 국가의 예산 문제도 있겠지만 국가의 담당관청이 CRPS가 어떤 병이고 무엇에 기반한 병인지, 뇌 질환이 발생했다는 것이 무엇을 의미하는지 이해하지 못한 소산물이다. 뇌 질환이 발생했다는 것이 무엇을 의미하는지 다시 한 번 말하겠다. 어떤 뇌 질환이 됐든 뇌 질환이 발생했다는 것은 인생이 완전히 끝났음을 의미한다.

3-2. 전기, 전자기기 사용 문제

뇌 질환이 발생하면 전자파 자극 때문에 어떤 전기, 전자기기도 사용하면 안 된다는 것을 독자들도 이제는 잘 알 것이다(분명히 말하는데 라디오도 안 된다). 그러나 오늘날의 사회구조에서 전기, 전자기기를 완전히 사용하지 않는 것은 불가능하다. 그래서 여기서는 불가피하게 사용해야 하는 경우 어떤 방식으로 사용하는 것이 좋을지 말해 볼까 한다.

나는 몸이 매우 심각한 상태에서도 스마트폰을 사용했다. 오늘날의 대화 창구는 거의 스마트폰이므로 필요하면 사용하지 않을 수 없었다. 몸이 심각할 때의 사용 시간은 10-30분 정도였고 평균 2-3일에 한 번이었다. 통화는 이어폰을 최대한 길게 해 사용했고 인터넷 검색 때는 폰을 최대한 멀리 두고 전자펜을 긴 봉에 붙여 사용했다. 사용하지 않을 때는 배터리를 분리했다. 이론적으로 봐도 인체는 기기에서 멀어질수록 자극을 덜 받는다. 전자파를 구성하는 전기장(V/m)이나 자기장(A/m)은 모두 거리(m)에 반비례하며 전력밀도(V/m×A/m=VA/m^2=W/m^2)와 자속밀도(wb(웨버, 자기력선)/m^2)도 면적(m^2) 또는 거리의 제곱에 반비례한다. 그러므로 전기, 전자기기는 최대한 멀리 두고 사용해야 한다. 블루투스도 당연히 사용하지 말아야 한다. 더구나 청각신경은 뇌에서 직접 발원한다.

앞서 몇 번을 말했듯이 인공 전자파는 세든 약하든 뇌와 몸을 손상시키는 실체이므로 전자파밀도, 즉 전기, 전자기기의 작동 숫자는 뇌와 몸의 손상에서 대단히 큰 의미를 가진다. 그러므로 뇌 질환자는 전기, 전자기기를 사용하면 안 되지만 만약 반드시 사용해야 하는 상황이 생긴다면 동시 사용 숫자를 최대한 줄여야 한다.

전기를 사용하지 않을 때는 개별 스위치를 끄는 것으로는 부족하고 전원 차단기를 내려야 한다. 이러한 생활양식은 많은 불편함을 주지만 뇌가 상당한 정도로 회복될 수 있는 3-4년 동안은 계속 완벽하게 실천해야 한다. 상태가 심각한 경우에는 전원 차단기가 실내에 있는 것도 좋지 않다.

가정용 전류는 교류이다. 교류전류란 도선에 양극과 음극이 번갈아가며 흐르는 전류이다. 그러므로 이론적으로만 보면 전류는 전원 차단기에 대기 상태로 있는 것은 아니다. 전원 차단기에 전류가 대기하고 있지 않아도 스위치를 켜면 즉시 전류가 흐르는 것은 전류 속도가 초당 30만km이기 때문이다. 그런데 문제는 전선이나 부품이 낡았으면 누설 전류가 발생하고 그에 따라 전자파가 발생할 수 있고 어떤 전기, 전자기기이든 전선과 연결되어 있으면 기기의 회로 동작에 필요한 극히 미량의 전류가 소모되기 때문에 그로 인한 전자파도 발생하기 때문이다. 그러므로 상태가 심각하다면 전원 차단기를 실외로 옮기는 것이 좋을 것이다.

3-3. 냉, 난방 문제

 나는 거주지로 공동주택은 안 된다고 했고 단독주택도 들판이나 산속에 있어야 한다고 했으며 경제적으로 여유가 없으면 산에 텐트를 설치하라고 했다. 이런 거주지에서는 전기를 이용한 냉방을 해야 할 이유가 없다. 설사 냉방을 해야 할 정도로 더워도 전기를 사용하지 말고 다른 방법을 찾아야 한다. 문제는 난방이다.

 겨울에는 난방을 하지 않을 수 없다. 그러나 어떠한 경우이든 전기를 사용하는 기기는 안 된다. 석유스토브, 가스히터, 연탄난로 등도 유독가스와 냄새 문제를 완전히 해결할 수 없기 때문에 사실상 난방의 대안이 될 수 없다(나는 이 방법을 모두 사용해 봤다). 톱밥을 이용하는 난로를 우연히 경험한 적이 있는데 역시 냄새가 많이 났다. 아마 장작 난로도 마찬가지일 것이다. 물론 고가품에는 연기를 완전히 제거할 수 있는 제품이 있을 지도 모른다(뇌 손상이 심한 상태에서는 전기를 이용하는 환풍 방식이 좋을 수가 없다).

 한국인이 가장 많이 사용하는 난방 방식은 보일러 방식이다. 그런데 보일러 방식은 두 가지 문제가 있다. 하나는 보일러 가동에 따른 전자파 문제이다. 보일러는 문제가 하나 더 있다. 그런데 언급하려는 문제가 정말로 문제가 있는 것인지 나도 정확히 몰라 확신을 가지고 말하지 못한다. 그러니 언급하지 않을 수 없다. 그것은 방바닥의 보일러 온수관을 순환하는 물과 파이프 내벽의 마찰로 생기는 정전기와 전자파 문제이다.

 나는 최대한 전자파에 노출되지 않기 위해 보일러를 주로 외출할 때 가동했다. 방바닥에는 온기를 오랜 시간 유지하도록 모포를 두껍게 깔았다. 하루는 보일러를 가동하고 오랜 시간 외출하고 돌아온 후 방 바닥의 온기를 확인하기 위해 모포를 들추었더니 모포에서 대단히 심한 정전기가 발생하는 것을 보았다. 어둠이 시작되는 시간이었고 점등을 하지 않아 나는 마치 공상과학 영화의 실험실 장면처럼 다수의 정전기가 선처럼 얽혀 1-2초 동안 번쩍이는 것을 실제로 볼 수 있었다. 정전기를 수없이 경험했지만 나는 그러한 정전기 현상을 그때 처음이자 마지막으로 봤다. 나는 그 정전기 현상이 파이프를 순환하는 물과 파이프의 마찰로 생긴 것이 아닐까라는 생각에 두 번 실험을 해 봤지만 정전기는 발생하지 않았다(시간은 정전기가 발생했을 때보다 짧았다).

 정전기가 물과 온수파이프 마찰에 의한 것이었을 가능성은 없다. 물과 파이프 마찰에 의해 정전기는 발생하겠지만 정전기가 파이프 위의 부도체인 콘크리트를 통과해서 장판과 모포에 저장될 수 없기 때문이다. 그렇다고 그 정전기가 장판과 모포, 또는 모포끼리의 마찰로 발생한 것이라고 생각할 수도 없다. 나는 모포를 장판과 비비면서 들지도 않았고 모포 사이에 마찰이 생길 정도로 모포를 마구잡이로 들지도 않았기 때문이다. 나는 모포를 가볍게 들었을 뿐이다. 또한 정전기가 추위로 인한 건조함 때문에 발생했다고 생각할 수도 없다. 방은 난방으로 따뜻했기 때문이다. 이러한 이유로 나는 지금도 이론적으로도, 경험적으로도 모포에서 왜 그렇게 심한 정전기가 발생했는지 알지 못한다.

 보일러를 가동하고 자면 몸에 나타나는 증상이 하나 있었다. 입 안의 심한 건조 현상이다(이것은 몸이 악화되면 항상 나타나는 증상이었다). 보일러를 켜고 자면 발생하는 이 현상 때문에 나는 아무리 추워도 잘 때는 보일러를 가동하지 않았다(방에 텐트를 치고 보온 작업을 철저히 했다). 나는 이 현상이 파이프를 순환하는 물과 파이프 내벽의 마찰로 생기는 전자의 이동–전류의 발생(전자가 이동하면 전류가 발생한다)으로 생긴 전자파가 뇌를 자극해 발생했다고 믿고 있다(수맥파도 물과 물의 통로 내벽의 마찰 때 발생하는 전자파이다).

 방에 텐트를 치고 텐트를 보강해 자는 방식은 괜찮을까? 나는 경험 때문에 그 방식을 권하지 않는다. 나는 컨테이너주택으로 이사해서 텐트를 치고 생활했다. 이사 후 1년 6개월 동안 뇌와 몸은 호전을 지속했다. 그런데 1년6개월 정도 지난 시점부터 발과 다리에 심한 근육경련, 어깨, 팔, 손의 통증, 손등 일부의 무감각화, 손톱의 오목화, 체중 증가의 정체, 복통을 수반한 배변 이상 등이 나타났다. 나는 앞서 이러한 증상들을 유발할 수 있었던 원인을 정확히 알지 못한다고 했고 다른 원인이 있을 수도 있다고 말했다.
 나는 텐트 바닥에 스티로폼 계열의 두꺼운 매트리스를 깔고 텐트의 모든 면을 다양한 재료로 보온 작업을 했다. 앞서 말했듯이 나는 스티로폼이 인체를 크게 자극한다는 것을 컨테이너주택에서 일반주택으로 이사한 후 알게 되었다.
 몸이 자극받은 것은 스티로폼 때문만은 아니었을 것이다. 텐트 소재는 가벼운 나일론 계열이다. 그러므로 다양한 보온재들은 텐트와 마찰을 일으키며 정전기를 발생시켰을 것이다. 정전기가 발생한다는 것은 두 물체의 마찰로 전지기 이동하는 것이므로 전자파가 발생한다는 것을 의미한다. 따라서 텐트 안에 발생한 정전기 중 내 몸과 접촉한 정전기와 물체의 마찰로 생긴 전자의 이동으로 발생한 전자파가 뇌를 자극했을 가능성이 있다. 이러한 이유로 방에 텐트를 치고 장기간 생활하는 것에 대한 나의 의견은 '하지 말라'는 것이다.

 난방 문제에 대한 결론을 말하겠다. 경제적인 여유가 많지 않은 이상 난방은 보일러 방식을 택할 수밖에 없다. 보일러로 난방을 한다면 방이 하나인 주택의 경우 활동 중에는 방을 최대한 따뜻하게 하되 환자가 방에 있을 때는 가능한 한 보일러 가동 시간을 최대한 줄이고 잘 때는 보일러 밸브를 방의 냉기를 없앨 정도로 최소한만 개방해야 한다. 거실이 있는 주택의 경우에는 거실의 밸브를 크게 개방해 실내를 최대한 따뜻하게 하되 수면하는 방의 밸브는 역시 바닥의 냉기를 없애는 정도로만 개방하는 것이 좋다. 만약 보일러 가동 때 몸에 이상 증상이 반복적으로 발생한다면 보일러 가동으로 인한 전자파, 또는 보일러 가동으로 인한 정전기를 의심해야 한다. 보일러 온수관에서 발생하는 전자파는 대단히 미약한 전자파이지만 사람은 방에 머무는 시간이 매우 길기 때문에 보일러 가동에는 신중을 기해야 한다. 내 몸은 보일러를 가동해도 전혀 이상이 생기지 않을 정도로 회복되는데 운동을 시작한 후 3년6개월-4년 정도 걸린 것 같다. 그 기간 동안 나는 이 병의 치료 방법에 대해 누구로부터 단 한 마디도 듣지 못했고 경제적으로도 여유가 전혀 없었으니 내가 얼마나 많은 고민을 했을 지는 충분히 상상이 될 것이다.

3-4. 핫팩 사용 문제
 CRPS 환자의 몸의 한쪽은 상당히 차갑다(정도의 차이일 뿐 양쪽 모두 체온이 낮다). 논리적으로 생각해도 전자파환경이 나쁜 곳에서 생활하고 정신과 약을 먹지 않는 뇌 질환 환자들은 모두 체온이 낮을 수밖에 없다. 그래서 기온이 조금이라도 낮아지면 환자들은 핫팩을 사용할 가능성이 높다. 핫팩은 휴대하기 쉽고 사용하기 쉬운 개인용 난방 수단이지만 뇌 질환 환자는 절대 사용하면 안 된다. 그 이유를 내 경험과 이론을 통해 말해 주겠다.

 나는 앞서 광우소 같은 증상을 해소시키기 위해 1월의 영하의 날씨에 눈까지 덮힌 밭에 텐트를 치고 생활한 사례를 소개했다. 나는 텐트 바닥에 매트리스를 깔고 이불도 최대한 두껍게 깔고 덮었으며 텐트 위에 비닐도 덮었지만 텐트 안은 정말 추웠다. 그 추위 속에서도 방에서 발생하던 수포현상, 무릎의 강축화, 감전현상은 즉시 사라졌다. 밭의 텐트에서 몸이 즉각 회복을 시작한 것이다. 그런데 너무 추우니 핫팩을 사용하게 되었다. 그러자 통증이 호전되지 않고 더 심하게 발생하기 시작했다. 처음에는 이유를 몰랐다. 핫팩이 통증을 유발한다는 것을 안 것은 우연히 핫팩을 사용하지 않았을 때 통증의 강도가 분명히 감소하면서 몸이 약간 편해지는 것을 통해 알게 되었다. 나는 핫팩이 정말로 통증을 유발하는지를 몇 번을 실험했다. 실험 결과는 모두 핫팩이 통증을 유발한다는 것이었다. 그 후 핫팩 사용을 완전히 중지했다. 당시에는 어떤 과학지식도 없었으므로 핫팩이 몸의 악화 원인이라는 것만 알게 되었을 뿐 이론적으로는 알지 못했다. 이제는 핫팩을 사용하면 안 되는 이유를 이론적으로도 정확히 안다.

 핫팩의 주원료는 철가루이다. 여기에 물, 소금, 활성탄, 톱밥 등이 섞여 있다. 핫팩의 포장지를 뜯으면 열이 발생하는 이유는 철이 공기 중의 산소와 산화반응해 산화철이 되기 때문이다(산화반응이란 물질이 산소를 얻고 수소와 전자를 잃는 것을 말한다). 쉽게 말해 철이 녹스는 것이다. 이 과정에서 열이 발생한다. 이것을 좀 더 구체적으로 말해 보면 철이 산소를 얻으면 철과 산소의 에너지 총합이 산화철(녹슨 쇠) 에너지보다 높아 그 에너지 차이가 열로 나타나는 것이다. 이 열이 내 몸에 통증을 유발했을까? 당연히 아니다.

철의 원소(더 이상 분해되지 않는 물질의 기본 단위)기호는 Fe로 철 원자(모든 물질의 최소 단위)는 산소를 만나면 두 개의 전자를 잃고 이온화 된다($Fe \rightarrow Fe^{2+} + 2e^-$). 괄호 속의 $2e^-$ 의 e는 전자이고 -표시는 전자는 음전하를 갖기 때문이다. Fe^{2+}는 양성자와 전자의 수가 같아 중성인 철 원자가 전자 두 개를 잃어 양전하가 두 개 많게 된 이온으로 변한 것을 표시한다(양성자는 양전하를 가지며 정상적인 원자는 양전하와 음전하의 숫자가 같다). 덧셈 표시는 철이 외부로부터 두 개의 전자를 얻었다는 것이 아니라 철이 음전하 두 개를 잃어 양전하 두 개가 많아지는 결과가 되어 결국 양전하가 두 개 많은 양이온 (Fe^{2+})과 2개의 전자($2e^-$)로 분리되었다는 것을 말한다. 철을 이탈한 전자는 수분을 통해 다른 철로 이동하고 산소가 환원하는 반응이 일어난다. 이것이 철의 산화 과정으로 이 과정에 전자의 이동이 있다. 전자가 이동하면 전류가 발생한다. 전류는 당연히 전자파를 발생시킨다. 내 몸의 통증 원인은 바로 이 전자파였던 것이다.

이 미약한 전자파는 정상인에게는 단기간에 절대 어떤 문제도 발생시키지 않는다. 물론 이미 말했듯이 진화의 선상에서 인공 전자파에 전혀 적응하지 못한 인체는 어떤 전자파에도 약화, 손상된다. 그러므로 나는 이것이 장기적으로도 인체를 전혀 손상시키지 않는다고 말하지 못한다. 어쨌든 이 미약한 전자파가 내 몸에 통증을 유발한 것은 내 몸이 극단적으로 약화되어 자극에 대한 문턱값이 거의 무한대로 하락해 있었기 때문이었다.

3-5. 전동칫솔 사용 문제

 나는 앞서 칫솔질을 하면 칫솔의 브러쉬와 이의 마찰로 정전기가 발생하고 그것이 뇌와 몸을 자극해 통증이 발생한다는 것을 내 경험을 통해 말해 주었다. 칫솔질로 통증이 발생하던 시기, 나는 통증을 줄이기 위해 칫솔질 속도를 크게 줄였고 효과를 봤다고 했다. 이것은 이 닦는 속도가 빠르면 정전기가 더 많이 생긴다는 것을 말해 준다. 이론적으로도 결과는 그렇게 된다.
 나는 전동칫솔을 사용해 본 적은 없다. 그러나 전동칫솔이 고속회전을 한다는 것은 안다. 몸 아래를 지배하는 31쌍의 말초신경은 척수에서 발원하고 목 위를 지배하는 12쌍의 말초신경은 뇌에서 직접 발원한다(심장, 허파, 간, 내장 등 몸통 기관의 일부는 뇌에서 발원하는 미주신경의 지배를 받는다). 건전지로 구동하는 전동칫솔에서 발생하는 전자파가 뇌에서 발원하는 말초신경과 뇌 신경을 자극하는 것은 충분히 생각할 수 있으며 고속회전으로 발생하는 정전기도 이들에 자극을 줄 수 있을 것이다. 나는 이러한 이유로 전동칫솔을 권하지 않는다.

3-6. 성 생활 문제

 나는 유명 인사들이 출연해 강의하는 TED에서 미국의 한 여의사가 섹스는 뇌 신경세포 발생을 촉진하므로 좋은 것이라고 말하는 것을 들은 적이 있다. 그녀는 의사이므로 그녀의 말이 맞을 것이다. 그러나 나는 경험 때문에 적어도 CRPS처럼 뇌 손상이 큰 환자들은 절대 성관계를 가지면 안 된다고 생각한다.

  나는 앞서 2016년9월사고 후 상태가 악화되자 전혀 의도하지 않는데도 불구하고 성적 상상이 자연스럽게 떠오르고 그것은 현실보다 더한 쾌락을 주었다고 했으며 동시에 심한 통증도 발생시켰다고 했다. 나는 지금도 그 현상들이 왜 생겼는지 의학적으로 설명하지 못한다. 다만 통증은 상상이 시작될 때가 아니라 쾌락을 줄 때 발생했으므로 큰 흥분이 뇌를 자극했기 때문이라는 것은 안다. 이 통증은 쾌락이 아닌 증오심에 가득 차 누군가를 잔인하게 살해하는 정반대의 상상이 폭발할 때도 마찬가지로 발생했다. 결국 어떤 흥분이 됐든 뇌를 크게 자극한 것이다. 통증이 상상 뒤에 발생했다는 것은 뇌가 자극받았다는 것을 분명히 말해 준다. 이러한 경험과 추정 때문에 나는 뇌 손상이 큰 환자들은 절대 성행위나 뇌를 흥분시키는 어떤 것도 해서는 안 된다고 생각한다.

3-7. 신경강화건강보조제(비타민B) 복용 문제

  CRPS에 걸리면 인체의 모든 것이 약화되므로 신경도 약화된다. 신경이 약화되면 인체에 문제가 쉽게 발생한다. 비타민B는 신경을 강화한다고 한다. 뇌 손상이 심한 환자가 이것을 먹어도 될까? 나의 경우를 보자.

  나는 앞에서 컨테이너주택에서 몸에 몇 가지 심각한 증상이 나타났고 그중에 양 발과 다리에 심한 근육경련(쥐)이 있었음을 소개했다. 나는 이 문제로 대학병원의 의사로부터 증상을 완화해 줄 수 있는 약을 처방받았다. 나는 의사에게 약 성분 중에 뇌에 작용하는 성분이 있는지 물었고 의사는 소량 있다고 대답했다. 나는 그 말을 듣고 처방받은 약을 먹지 않고 건강보조식품인 비타민B로 대체했다. 비타민은 모든 식품에 존재하는 것이니 문제가 없을 것으로 생각했기 때문이다. 처음에는 비타민B가 확실한 효과를 보여 주었다. 근육경련이 대폭 줄고 강도도 확연히 낮아졌다. 그러나 이런 효과에도 불구하고 나는 약의 부작용을 심하게 경험했기 때문에 이것이 진정으로 뇌와 몸에 문제를 일으키지 않는지 알 수 없어 주의를 많이 기울였다.

 나는 그 당시 뇌와 몸, 특히 뇌가 크게 호전된 것으로 생각하고 있었고 노화의 한 과정으로 생각되던 근육경련도 비타민B로 해결의 기미가 보이자 망설임 없이 먼 거리인 고향을 다녀왔다. 그리고 샤워를 하고 잤다. 그런데 자기 전까지 아무런 문제가 없던 오른손이 다음 날 아침에 일어나 보니 중지 마디의 주름이 거의 없어질 정도로 손가락들이 크게 부어 있었고 손가락을 구부리면 통증이 심하게 발생해 구부리지도 못하게 되었다. 그리고 어깨와 팔에도 심한 통증이 발생했다. 나는 그때만 해도 통증과 붓기의 원인이 고향에 다녀오는 동안 많은 전자파에 노출되어 오른쪽이 약화된 상태에서 샤워를 한 것이 원인이라고 생각했다(샤워할 때 손과 팔을 많이 사용했기 때문이라고 생각한 것이다). 그런데 이상하게 시간이 흘러도 어깨, 팔, 손의 통증과 붓기가 잘 호전되지 않았다.

 비타민B를 복용한지 얼마 후 통증과 붓기가 발생, 지속되는 상태에서 비타민B 복용이 2주 정도 되자 입 안에 건조현상이 심하게 발생하기 시작했다. 입 안 건조현상은 몸 상태가 극히 나빠지면 발현하던 대표적인 증상이었는데 이때는 과거와 약간 다른 형태로 발생했다. 건조현상이 그 전에는 적어도 혀 밑에서는 발생하지 않았는데 이때는 혀 밑에서도 발생했다. 또한 원래 건조현상이 발생하면 입 안이 수분이 전혀 없는 상태로 변하기는 하지만 이때는 그 어느 때보다 심해 혀와 입천장,

혀와 아랫부분이 심할 정도로 붙었다. 그리고 건조 면적도 입 안의 거의 전 부분으로 확대되었다(그 전에는 부분적으로 건조되지 않는 부분도 있었다). 입 안에 건조현상이 발생하면 쉽게 자지 못하지만 이때는 증상이 너무 심해 잠을 거의 잘 수 없는 정도가 되었다. 상태가 이렇게 되자 나는 비타민B를 의심하기 시작했다. 그래서 실험을 했다. 만약 비타민이 문제라면 비타민 복용을 중지하면 입 안 건조현상이 사라지고 비타민을 다시 먹으면 입 안 건조가 다시 발현할 것이라는 가정을 한 후 비타민 복용을 중지했다. 상태가 너무 심했던 때문인지 비타민을 중지한 후에도 한동안 건조현상이 계속 되었지만 결국 회복되기 시작했다. 나는 건조현상이 완전히 회복될 때까지 기다리지 못하고 비타민B를 다시 복용하기 시작했다. 그러자 정말 즉시 입 안 건조가 심하게 다시 시작됐다. 나는 그 후 비타민B 복용을 완전히 중단했다. 이 실험은 한 번 더 한 것으로 기억된다. 결과는 동일하게 비타민B를 먹으면 예외 없는 입 안 건조의 심화였다.

　수면 중의 입 안 건조현상은 입 안이 수분이 전혀 없는 상태로 변하는 것이지만 이것도 정도의 차이가 있다. 정도의 차이란 수분이 더 있고 없고를 말하는 것이 아니다. 이 현상이 발생하면 수분이 전혀 없는 상태가 되는 것은 같다. 그런데 정도가 심하면 혀가 입천장, 또는 혀 밑의 바닥과 붙고 입술끼리도 붙는다. 이 현상이 발생하면 잠이 깨고 본능적으로 침을 만들기 위해 혀를 굴리게 된다. 비타민B 복용 전에는 혀가 위나 아래와 완전히 붙은 적도 없고 잠시 혀를 굴리면 침이 생성됐었다. 그런데 비타민 복용 후에는 혀를 조금 굴려서는 침이 생성되지 않았다. 한 번은 혀가 혀 밑과 심하게 붙어 혀를 급하게 떼다 혀와 혀의 밑 부분을 이어주는 끝 부분이 약간 찢어진 일도 있었다.

이러한 이유로 나는 비타민B가 입 안의 건조현상을 유발했다고 믿고 있다. 건조 현상은 왜 생겼을까? 나는 앞서 스마트폰을 사용하면 나타나는 증상 중에 입 안 건조현상이 있다고 말했다. 이 증상은 내 몸이 스마트폰뿐만 아니라 어떤 전자파에라도 심하게 노출되거나 몸이 심하게 악화될 때 예외 없이 발생했다. 몸이 심하게 악화되는 것은 거의 대부분 전자파에 심하게 노출되었을 때이다. 그래서 나는 이 현상이 발생한 이유를 손상된 뇌가 자극받았기 때문이라고 생각한다. 생리학적으로 보면 입 안은 뇌에서 직접 발원하는 12쌍의 말초신경 중 삼차신경의 지배를 받는다. 내 뇌가 자극을 받으면 입 안에 건조현상이 심하게 발생한 이유는 삼차신경이 크게 약화되어 있었기 때문인지도 모르겠다. 어쨌든 나는 이것을 이론적으로 설명하지 못하지만 뇌에 대한 자극이 증상 발현에 연관되어 있다는 것은 분명히 말할 수 있다.

 비타민B는 분명히 근육경련을 대폭 줄였다. 그러나 신경을 약화시켜 손과 손가락을 붓게 하고 팔과 어깨에 큰 통증을 발생, 유지시켰고 입 안을 그 어느 때보다 심하게 건조시켰다(그 당시 며칠 동안 목이 잘 돌아가지 않는 경험도 했다). 이것은 비타민B 성분이 어떤 경로를 거쳤든 내 뇌를 자극했기 때문이었다. 내가 먹은 것은 약이 아닌 단순한 건강보조제였다 (비타민B의 성분은 비타민B1, 2, 6, 12, 비타민C, 나이아신, 판토텐산, 비오틴이다). 나는 건강보조제인 비타민B가 어떤 경로로 뇌를 자극하는지 알지 못하지만 이것이 손상이 심한 뇌에는 대단히 안 좋다는 것은 경험과 실험을 통해 안다. 내가 비타민B를 먹고 겪은 증상들을 보면 뇌 질환자들의 비타민B 복용에 대한 내 의견을 알 것이다. 내 의견은 분명히 먹지 말라는 것이다.

3-8. 오메가3, 커피, 음식 문제

뇌는 신경세포의 집합체이므로 뇌가 손상된다는 것은 뇌 신경세포가 손상된다는 것을 의미한다. 뇌 신경세포는 아주 미세하게라도 손상되면 절대 회복되지 못한다. 그런데 다행스럽게 뇌 신경세포는 평생 새롭게 생성된다고 한다. 그러므로 뇌 질환 환자는 먹는 것에 관한 모든 관심을 뇌 신경세포 생성을 촉진할 수 있는 것에 두어야 한다.

나는 CRPS에 걸린 후 이것이 뇌 질환의 하나라든지, 이 병의 특징이 무엇이고 호전을 위해서는 어떻게 생활하고 무엇을 먹어야 하는 지에 대한 조언을 누구로부터도 듣지 못했다. 그래서 발병 후 오래도록 먹는 것에 신경쓰지 않았고(원래 먹는 것에 관심이 없다) 오메가3와 커피의 효능에 대해서도 알지 못했다. 아마 나와 같은 환자가 많을 것이다. 나는 뒤늦게 오메가3, 커피, 식단의 중요성을 알게 되어 그때부터 오메가3, 커피를 먹기 시작했고 식단에 큰 변화를 주었다. 이런 변화는 내 뇌와 몸이 크게 회복된, 발병 후 약 3년이 지난 시점부터였다. 그래서 나는 이러한 변화가 내 뇌와 몸에 실제로 긍정적인 기여를 했다고 말하지 못한다. 사실, 나는 이들이 뇌에 좋은 영향을 준다는 사실을 발병 초기에 알았다 해도 식단은 바꾸었을지라도 오메가3와 커피, 특히 커피는 먹지 않았을 것이다. 이미 말했고 앞으로 약의 복용 문제에서 다시 한 번 말하겠지만 나는 약의 부작용을 심하게 겪었고 신경안정제가 미량 함유된 것으로 알려진 대추차 한 잔을 마시고도 부작용을 겪었다. 그리고 앞서 말한 비타민B 부작용도 겪었다. 또한 성행위가 뇌 신경세포 생성을 촉진한다는 TED에서의 의사 강연도 있지만 나는 성행위 상상 때 큰 통증도 경험했다. 이러한 이유로 나는 손상이 심한 뇌는 어떠한 자극도 받으면 안 된다고 생각하기 때문에 만약 내가 다시 발병 초기로 돌아간다 해도 커피는 마시지 않을 것이며 오메가3는 의심의 여지없는 건강보조제이지만 비타민B 경험 때문에 역시 복용에 신중을 기할 것이다. 식단은 바로 바꿀 것이다. 참고로 발병 후 3년이 지나 뇌와 몸이 거의 정상에 가깝게 회복된 후에 먹기 시작한 오메가3와 디카페인 커피(카페인이 제거된 커피)는 어떤 부작용도 발생시키지 않았다.

PS 1.

 뇌에 해마라는 것이 있다. 이것은 학습과 단기 기억, 각성과 주의 집중에 관여하는 것으로 이곳에서 뇌 신경세포가 발생한다. 뇌 신경세포의 60% 정도는 지방이며 대부분이 DHA(오메가3지방산)라고 한다. 그래서 오메가3는 신경세포 발생을 촉진시키고 생성된 신경세포를 건강하게 키울 수 있다고 한다. 커피에는 폴리페놀이라는 성분이 있다(초콜릿에도 다량 함유되어 있다). 이 폴리페놀도 신경세포 생성을 촉진하고 새로 생긴 신경세포를 건강하게 키운다고 한다. 커피에는 카페인도 있다. 이것은 뇌를 각성시킨다. 즉, 뇌를 자극한다. 그래서 나는 카페인이 제거된 디카페인을 먹는다. 그런데 앞서 말했듯이 나는 발병 초기처럼 뇌 손상이 심한 상태라면 디카페인 커피도 마시지 않을 것이다. 참고로 설탕은 뇌를 심하게 손상시킨다고 한다.

PS 2.

 나는 원래 채식주의자이고 정말로 먹는 것에 관심이 거의 없다. 물론 사회생활을 할 때에는 완전한 채식주의를 고수할 수 없어 어쩔 수 없는 상황에서는 육식을 했다. 그런데 이 병에 걸리고 운동을 많이 하게 되자 식단이 상당히 바뀌어 많이 먹지는 않지만 꼭 육식을 한다. 그리고 단백질을 최대한 간편하게 보충하기 위해 버터를 먹는다. 뇌를 정화하는 식품들이 많다. 인터넷을 검색해 자신에게 맞는 음식을 선택하면 될 것이다. 사실 뇌 질환 환자에게 인터넷을 검색하게 하면 안 되지만 정보를 쉽게 얻는 방법이 그것이니 그것을 권할 수밖에 없다. 나 역시 몸이 극도로 나쁜 상태에서도 어쩔 수 없는 경우에는 스마트폰을 사용했다.

3-9. 샤워 문제

요즘은 누구나 매일 샤워를 할 것이다. CRPS에 걸린 후에도 샤워를 매일 해야 할까? 내 경험을 소개한다.

앞서 말한 것처럼 나는 비타민B를 복용할 당시 고향에 다녀온 후 손, 팔, 어깨가 심하게 악화된 적이 있다. 나는 팔 상태를 회복시키기 위해 내가 알고 있는 통증 치료법을 모두 동원 했지만 호전이 잘 되지 않아 회복 속도를 높이기 위한 방법을 찾았다. 그때 샤워할 때의 손, 팔, 어깨, 몸의 움직임이 상태 호전을 지연시키고 있을지 모른다는 생각이 들어 샤워를 약 2주에 한 번으로 바꾸었다. 그 후 호전이 크지는 않았지만 조금은 분명히 증가했다. 결국 샤워할 때의 몸의 작은 움직임, 특히 손, 팔, 어깨의 작은 움직임도 악화 상태를 유지하고 있던 내 뇌와 몸에는 큰 자극이 되었던 것이다.

샤워 문제를 생리학과 해부학을 동원해 생각해 보자. 해부학적으로 보면 감각수용기(신경)는 피부 표피의 유극층부터 분포한다. 수용기는 자유신경종말, 파치니소체, 마이스너소체, 메르켈 원반 등으로 종류가 다양하고 수용기의 끝도 선이나 원판 등으로 다양하다. 수용기는 직접 자극에 의해서만 자극받는 것이 아니고 피부가 변형돼도 자극을 받는다.

피부가 변형되면 수용기의 끝 모양이 변형되기 때문이다.

우리는 샤워할 때 몸을 문지르고 치게 된다. 그러면 수용기는 자극을 받는다. 인체가 건강하다면, 즉 문턱값이 정상이라면 이런 정도의 자극은 수용기에 국소전류(발생전압)만 발생시킬 뿐 뇌를 자극하는 활동전압은 발생시키지 않는다. 그러나 심하게 약화된 인체, 즉 자극에 대한 문턱값이 크게 낮은 인체의 신경에는 이러한 작은 자극도 뇌를 자극하는 것으로 추측된다. 뇌가 자극당하면 인체는 손상된다. 손, 팔, 어깨의 움직임이 손상이 심한 뇌와 몸에 큰 자극을 유발하는 것은 당연하다. 이 추측이 지나친 것일까? 어쨌든 나는 샤워를 중단했고 호전 속도가 높아지는 경험을 했다. 그래서 나는 샤워를 매일 하지 말 것을 권한다. 나는 지금도 샤워를 상당한 간격을 두고 한다.

3-10. 몸이 하는 말에 항상 주의를 기울여야한다

CRPS에 걸렸다는 것은 뇌와 몸이 극도로 악화되어 있다는 것을 의미한다. 그래서 인체는 아주 작은 자극만 받아도 어떤 증상이든 발현하게 된다. 내 치료법의 중심은 뇌에 대한 자극원의 회피이며 그중에서도 전자파가 핵심이다. 그래서 나는 항상 전자파환경에 신경을 썼다. 그런데 전자파로부터 충분히 안전한 공간이라고 생각했는데도 불구하고 통증이 발생할 때가 있었다. 나는 경험을 통해 자극이 없으면 통증도 없다는 것을 알고 있다. 그래서 통증이 발생하면 원인이 무엇인지 알기 위해 노력했고 원인을 찾아내어 제거하든지 피했다. 이러한 생활습관은 환자에게 대단히 중요하다. 왜냐하면 환자는 자극에 계속 노출되면 상태가 악화되기 때문이다. 그러므로 환자는 몸이 하는 말은 아무리 작은 소리라도 들어야 하고 자극원이 있다면 어떠하든 문제를 해결해야 한다.

4. 정신과 약을 먹어야 할까?

CRPS에 걸렸다는 것은 뇌가 심하게 손상되어 있고 인체 전체 혈관이 심하게 수축, 소멸해 인체 전체의 내·외부가 크게 약화되어 있는 상태임을 의미한다. 그래서 인체는 어떤 자극이든 아주 작은 자극만 받아도 뇌의 심한 혈관 수축 반응 때문에 인체 내·외부 어디에서나 짧은 시간 내에 어떤 증상이든 발현하게 된다. 그러므로 증상의 발현을 막고, 감소시키고, 소멸시키는 방법은 뇌를 회복시켜 혈관의 수축, 소멸을 중지, 복원시키고 새로운 혈관의 생성을 촉진시키는 것이다.

현재 손상된 뇌를 근본적으로 치료할 수 있는 약은 없다. 손상된 뇌를 회복시킬 수 있는 유일한 방법은 지속적인 자극의 회피와 운동이다. 지속적인 자극의 회피와 운동은 뇌와 혈관을 정상화시켜 인체를 건강한 상태로 환원시킬 수 있다. 그런데 문제는 손상된 뇌는 회복되기까지 대단히 오랜 시간이 걸린다는 것이다. 뇌의 회복 없는 몸의 일시적인 치료는 극단적인 상황, 예를 들어 극단적인 통증 발생 상황에서만 약간의 의미를 가질 뿐 실질적으로 거의 의미를 갖지 못한다. 손상이 심한 뇌는 계속 혈관을 수축, 소멸시켜 인체 조직을 다시 손상시키기 때문에 언젠가는 어떤 증상이든 다시 발생하기 때문이다.

누구든 통증이 심하게 지속되면 견디지 못한다. 아무리 손상된 뇌를 회복시키는 방법이 분명히 존재하고 방법이 간단해도 심한 증상을 계속 견디며 오랜 기간 자가치료를 실천할 수는 없다. 심한 증상이 지속되면 결국 뇌에 작용하는 약, 즉 정신과 약에 의존하게 된다. 뇌 질환자가 겪는 몸의 증상은 뇌 손상 문제로 발생하기 때문이다. 나는 스트레스 완화제를 먹고 온갖 종류의 통증이 동시에 발생한 것 때문에 짧은 시간 이었지만 내 목숨을 포기한 적이 있다. 신경전달물질조절 약은 증상이 거의 없던 왼쪽에 야구 방망이에 맞은 듯한 통증을 유발하고 며칠 동안 지속시켰다. 그리고 왼쪽 체온을 오른쪽과 같은 정도로 크게 떨어뜨렸다. 신경안정제 성분이 미량 함유된 것으로 알려진 대추차 한 잔을 마시고는 그날 밤부터 다음 날 오전까지 내 정신은 마치 대낮에 활동할 때처럼 완전히 맑은 상태를 유지해 단 한 순간도 잠을 자지 못했다. 나는 스트레스 완화제 사건으로 정신과 약의 위험성을 알게 되었고 신경전달물질조절 약을 시험한 후에는 약 복용을 완전히 포기했다. 대추차는 이러한 나의 결정이 옳았음을 보여 주었다.

 나는 뇌에 작용하는 약이 왜 부작용을 유발하는지 이론적으로 설명하지 못한다. 다만 추측은 한다. 손상이 심한 뇌는 뇌에 작용하는 약의 성분에도 자극을 받거나 뇌를 통제하려는 어떤 시도도 자극으로 받아들인다는 것이다. 한 마디로 손상이 심한 뇌는 정신과 약에도 자극을 받고 흥분한다는 것이다. 뇌는 계속 자극받고 흥분을 지속하면 결국 손상된다. 내가 약의 복용을 포기한 것은 이러한 구체적인 추론을 바탕으로 한 것은 아니었다. 약의 부작용이 정말 무서웠고 막연하게나마 약을 계속 먹으면 뇌가 다시는 회복될 수 없는 절망적인 상태로 빠질 것이라고 생각했기 때문이다. 결과를 보면 내 선택은 옳았다. 나는 어떤 약도 먹지 않고 뇌 손상 질환이기 때문에 불치병인 CRPS에서 회복됐다. 그래서 나는 손상된 뇌를 진정으로 회복시키고 싶다면 정신과 약을 먹지 말아야 한다고 생각한다. 그러나 나는 이것을 환자들에게 강하게 권하지 못한다. 약을 먹지 않고 손상된 뇌를 회복시키기 위해서는 나처럼 완벽하게 전자파를 피하고, 하루 종일 운동을 하는 힘든 시간을 오랫동안 보내야 하고 먹던 약을 중단하면 어떤 문제가 생기는 지도 모르기 때문이다. 그러므로 환자가 약을 먹지 않고 내 치료법을 실천하기 위해서는 의사와 충분히 의견을 교환하며 하는 것이 좋다. 그런데 의사들이 환자의 의견을 들어줄지 의문이다. 자신의 가족도 아니고 특별한 관계가 아닌 이상 이것은 힘든 문제가 될 수밖에 없다. 독자들은, 특히 환자들은 내 마음을 알 것이다. 내 본심은 당장 모든 약을 끊고 내 치료법을 실천하라는 것이다. 그런데 역시 강요하지 못한다. 환자의 인생이, 목숨이 걸려 있기 때문이다. 사실 뇌 질환이 발생했다는 것은 인생이 끝난 것이므로 걸어야 할 인생도 없지만 말이다.

 약을 중단하면 목숨을 잃을 수 있을까? 나는 스트레스 완화제를 먹은 후 부작용을 겪었다. 부작용은 1-3분이라는 대단히 짧은 시간 내에 나타났다. 신경전달물질조절 약의 부작용은 먹은 직후 발생하지 않았다. 약을 세 번 시험했는데 처음 두 번은 한 알이 아닌 반알이었고 이틀을 복용했다. 이때는 발병한 오른쪽이 아닌 왼쪽에 체온저하 현상만 나타났다. 약은 자기 전 먹었고 결과는 다음 날 아침에 확인한 것이다. 세 번째는 3일 동안 한 알씩 먹었다(약은 자기 전 먹는 것으로 처방되었다). 3일 동안 약을 먹고 중단하자 다음 날 야구 방망이에 맞은 듯한 통증이 오른쪽이 아닌 왼쪽에 발생했고 5-6일 동안 지속됐다. 왼쪽에 체온 저하 현상도 나타났다.

 내 경우를 보면 약을 먹던 사람들은 복용을 중단하면 부작용을 겪을 것이고 부작용의 크기와 기간은 나보다 훨씬 클 것이다. 그런데 그러한 부작용들이 환자의 목숨을 끊을 수도 있을까? 아마 참기 어려운 정도의 고통은 줄 수도 있겠지만 그것 때문에 죽지는 않을 것이다. 나에게 발생했던 통증은 시간이 갈수록 감소했다. 약을 중단하는 환자들의 부작용 역시 시간이 해결할 것이다. 아무튼 내 본심과 관계없이 약 복용 문제는 어떡하든 의사와 의견을 충분히 교환하며 하기를 바란다. 물론 의사가 그런 시간을 내줄지 의문이고 아마 반대할 것이다. 그러나 환자의 회복과 관련된 약의 복용 문제는 의사의 단순한 직업적, 경제적 활동과 다른 문제로 남들은 관심조차 없지만 환자 자신에게는 가장 중요한 자신의 인생이 걸려 있는 문제라는 것은 잊지 않기를 바란다.

3장   통증 해소 방법

1. 이유 없는 통증의 예방법

 CRPS가 발병하면 표면적으로 아무런 이유가 없는데도 수시로 크고 작은 통증이 발생한다(정신과 약을 안 먹는 경우이다). 이것은 극도로 약화, 손상된 뇌와 몸이 보이지 않는 무엇인가에 자극받기 때문이다. 논리적으로 보면 뇌의 손상 심화는 반드시 몸의 손상 심화로 이어진다. 약을 먹는 경우에는 뇌 손상이 심화되어 가도 몸의 손상 심화는 어느 정도 막거나 지연시킬 수 있을 것이다. 뇌 손상의 심화 원인은 다양하겠지만 전자파가 존재하는 환경에서의 전자파는 원인 중 하나가 될 수밖에 없다. 그런데 내 경험을 보면 정신과 약도 뇌 손상의 원인이라고 생각한다. 경험이란 단순히 약의 부작용만 말하는 것이 아니다.

 나는 발병 후 엄청나게 큰 통증은 순간적으로만 겪었다. 결코 지속성이 없었다. 커다란 송곳이 발가락을 찌르는 통증도 단발이었고(연속으로 찔렸다면 아마 기절했을 것이다) 다리가 작두에 잘리는 듯한 통증도 순간적이었다(만약 이 현상이 조금이라도 길었다면 나는 아마 쇼크사했을 것이다). 철사가 발바닥을 뚫고 들어오는 듯한 통증은 길었지만 1초도 안 됐다. 바늘이 고환을 4-5번 연속으로 찔러 심장이 제멋대로 뛰고 온몸이 사시나무 떨 듯 떨려 스스로 목숨을 포기한 적도 있었지만 그것은 찔리는 통증 크기 때문이 아니었다. 남자에게 고환이 얼마나 중요하고 약한 지는 머리만 아는 것이 아니고 몸이 본능적으로 알고 있는 것 같았다. 팔이 야구 방망이에 맞은 듯한 통증은 정말 말하는 것 자체가 힘들 정도로 심했지만 그 정도는 엄청난 통증으로 분류할 수 없고 통증은 두 시간 만에 정말 아무 일도 없었다는 듯 한순간에 사라졌다.

 나는 투병 기간 중 엄청나게 큰 통증은 몇 번밖에 겪지 않았고 그 몇 번의 통증들조차 모두 순간적으로 끝났다. 나는 그 이유를 내가 약을 안 먹었기 때문이라고 추정한다. 앞서 말했듯이 내가 광우소 증상을 겪을 당시 보건소 담당은 휴일임에도 경찰과 구급차를 불러 주었다. 나는 그때 담당에게 내가 병원에 가지 않는 이유를 이렇게 말했다. "나는 이 병에 대해 압니다. 내가 약을 먹게 되면 내 뇌는 다음에 더 큰 증상을 만듭니다." 나는 정말로 이 생각 때문에 병원을 가지 않았고 영하의 날씨에 밭의 텐트에서 몸을 회복시켰다. 그렇다면 내 몸에 엄청난 통증이 몇 번밖에 발생하지 않았고 그것들이 모두 순간적으로 끝난 이유가 정말로 내가 약을 먹지 않았기 때문이었다고 말할 수 있을까?

 나는 정신과 약을 전혀 먹지 않고 전자파를 피하고 운동을 하는 자가 치료법으로 뇌와 몸을 회복시켰으므로 나로서는 약이 뇌를 손상시키는 원인이라고 단정적으로 말하지 못한다. 그러나 초기에 정신과 약을 몇 번 먹은 후의 부작용 때문에 약이 뇌를 자극하고 손상시킨다는 의심은 분명히 하고 있다.

 나는 한 의사로부터 스트레스 완화제를 처방 받아 먹은 일이 있다. 그러자 즉시 발과 다리에 온갖 종류의 통증이 한꺼번에 발생하는 현상이 발생했다. 그 현상은 내가 CRPS에 걸린 이후는 물론이고 그 전에도 평생 단 한 번도 경험해 보지 못한 것이었다. 나는 통증이 발생한 직후 즉시 입에 손가락을 넣어 약을 토해내기 위해 노력했지만 토해낼 수 없었다. 그래서 물을 많이 먹어 약효를 희석시키려고 시도도 했지만 많은 물을 먹을 수도 없었다(당시에는 식도가 매우 좁아 한번에 많은 물을 마실 수 없었고 물을 많이 먹을 수도 없었다). 나는 그때 해결 방법을 찾지 못해 너무 당황스럽고 혼란스러워 정말 목숨을 포기했었다. 나는 이 현상을 겪은 후 다시는 스트레스 완화제를 먹지 않았고 정신과 약을 극도로 경계하기 시작했다. 그 후 대학병원에서 다시 몇 가지 정신과 약을 처방받았고 그중 신경전달물질조절 약만을 대상으로 부작용을 확인하기 위해 몇 번 먹어 보았다. 나는 약을 세 번 시험했고 세 번 모두 체온이 상대적으로 높았던 왼쪽 전체에서 체온이 저하되는 것을 확인했다. 체온을 측정한 곳이 왼쪽 겨드랑이, 팔꿈치 안쪽, 무릎 안쪽이었으므로 체온 저하가 몸 전체에서 나타난 것이다(입 안은 기억나지 않는다). 왼쪽 전체의 체온 저하는 분명히 약을 먹은 후 발생했으므로 체온 저하의 원인은 분명히 약이었다(그 당시 하루에도 몇 번씩 체온을 측정했다). 체온 조절은 자율신경계통(자율신경계통은 뇌의 지배로부터 비교적 자유롭지만 고위중추는 역시 뇌이다)이 담당하는데 주수단은 혈관의 수축, 팽창이라 할 수 있다. 그러므로 약은 뇌를 자극했고 뇌는 그에 대한 반응으로 자율신경계통을 통했든 통하지 않았든 몸 전체의 혈관을 수축시켜 체온이 상대적으로 높았던 왼쪽 전체를 저하시켰다는 것이 된다. 그리고 몸 전체에서 체온이 저하됐다는 것은 인체 전체 혈관이 수축했다는 것이므로 뇌 혈관 역시 수축했다는 것이 된다. 혈관 수축이 지속되면 조직은 약화되고 손상된다. 따라서 만약 그 약을 계속 복용했다면 몸의 체온 저하는 계속됐을 것이고 손상되어 있던 뇌 조직은 혈관의 수축으로 손상이 심화, 확대되었을 가능성이 있다. 결국 정신과 약은 내 뇌의 손상을 심화시킬 수 있었다는 결론에 도달한다.

 이 약은 또한 증상이 거의 발생하지 않던 몸의 왼쪽에 야구 방망이에 맞은 듯한 통증을 팔에 발생시켰다. 그 통증은 인터넷폰 사용 후 겪은 것과 같은 종류였고 심지어 팔의 위치까지 거의 비슷했다. 다른 점이 몇 가지 있었는데 약 복용으로 인한 통증은 폰 사용으로 인한 것보다 크기가 약간 작았고 폰 통증과 달리 두 시간 만에 갑자기 사라지지 않고 크기가 조금씩 줄면서 5-7일 동안 지속되며 서서히 사라졌다는 것이다.

 생각해 보자. 인터넷폰으로 인한 통증은 대단히 컸지만 두 시간 만에 그 큰 통증이 정말 한순간에 거짓말처럼 사라졌다. 그런데 신경전달물질조절 약을 먹은 후의 통증은 5-7일이나 지속되었다. 통증의 크기는 인터넷폰으로 인한 것보다는 약간 작았지만 처음 이틀 정도는 무척 괴로울 정도였다. 이미 말했듯이 드물고 강도도 매우 약했지만 분명히 왼쪽에도 통증은 발생하고 있었다. 그러나 그 정도 수준의 통증, 아니 그 수준의 10분의 1이라도 되는 통증은 투병 기간 중 단 한 번도 없었다. 그 통증의 발생과 크기, 지속 기간은 명백히 약으로 인해 발생한 것이었다.

 나는 3일 동안 약을 먹으며 부작용을 확인했다. 만약 내가 이 약을 동시에 처방되었던 다른 약과 함께 계속 먹었다면 몸에 무슨 일이 일어났을까? 아마 다른 약들은 신경전달물질조절 약의 부작용을 상쇄시키는 역할을 했을 것이고 적어도 나는 한동안 표면적으로는 약의 부작용을 겪지 않았을 것이다. 그러나 표면적인 문제는 발생하지 않았다 해도 장기적 관점에서 보면, 뇌를 통제해 뇌를 자극했을 약과 뇌를 자극하는 전지파에 둘러싸여 살던 나는 뇌 손상이 심화되어 갔을 것이고 나는 약으로 인해 오랫동안 그 사실을 인지하지 못했을 것이다. 그리고 나 역시 언젠가는 다른 환자들처럼 순간적이거나 짧게 끝나는 통증이 아닌 오랜 시간 지속되는 엄청난 통증과 만났을 것이다. 만약 그 상황이 되면 나는 좀 더 강도 높은 약에 의존하고, 그리고 그 약은 나중에 다시 더 크고, 더 오래 지속되는 통증을 유발했을 것이며 이 상황이 반복되면 언젠가는 그 어떤 약이나 처치로도 통제할 수 없는 어마어마한 통증이나 증상과 만나게 되었을 것이다. 이것은 분명히 뇌 손상의 심화, 확대와 관련되어 있다고 봐야 한다. 그러므로 표면적으로 어떤 이유도 없어 보이는 통증의 치료 방법은 약을 중단하는 것이다(여기에는 반드시 전자파를 철저히 피해야 한다는 전제가 있다). 그러나 앞의 '약의 복용 문제'에서 말했듯이 이것은 환자의 생명과 관계있으므로 나는 이 방법을 강하게 권유하지 못한다. 그러나 독자들은 내 마음을 잘 알 것이다. 내 마음 속에서는 통증을 더 이상 겪고 싶지 않다면 당장 약을 중단하고 전자파로부터 도망가라고 외치고 있다.

　손상된 뇌를 회복시키는 위해서는 정말 큰 용기가 필요하다. 나는 투병 기간 중 항상 나 자신에게 이렇게 말했다. '나는 절대 망가진 뇌를 가지고 살 수 없다. 그렇게 사느니 죽는 것이 낫다.' 내가 치료법을 계속할 수 있었던 것은 약을 먹지 않고 전자파를 피하고 운동을 하면 상태가 즉시 또는 짧은 시간 내에 호전됐기 때문이었다. 나는 좀 말랐을 뿐 신체적으로 완전히 보통 사람이다. 그러니 누구라도 자가치료를 실천하면 나처럼 지속적이고 엄청난 통증을 겪지 않고 회복될 수 있다고 생각한다. 이 책이 세상에 나오고 시간이 지나면 내 주장을 증명해 줄 사람들이 나올 것이다.

2. 만성 통증의 해소법

이제는 만성적인 통증의 해소법을 소개하겠다. 그런데 통증은 발생 원인, 종류, 부위가 모두 다르므로 내 사례를 중심으로 말할 테니 각자의 통증 해소에 적용하기 바란다.

나의 경우를 보면, 간단한 나의 통증 해소법은 몸의 다양한 부위의 통증에 모두 효과를 보였다. 나는 몸이 극도로 악화되던 시기에 오른팔이 잠시 마비되었다 회복된 적이 있었다. 그 마비 현상을 겪고 이틀이 지나 오른팔로 소량의 밀가루를 반죽했고 그 후 오른팔은 수저도 전혀 들지 못하게 되었다(수저를 잡지 않은 맨손으로는 조금은 올릴 수 있었다). 수저를 들어 올리려고 하면 팔이 완전히 망가질 것 같은 심한 통증이 발생했기 때문이다. 이때부터 손이 붓고 손가락마디가 검고 딱딱하게 각질화 되어 가기 시작했다. 손, 팔, 어깨에는 심한 통증이 발생했다. 그 당시 불면증이 있어 원래 깊은 잠을 자지 못했지만 이 통증이 생기면서 얕은 잠도 거의 잘 수 없게 되었다. 다행스러운 것은 걸을 때는 이 통증이 발생하지 않았다(이 현상이 생기기 2-3주 전부터 걷기 운동을 시작했다). 걷기를 할 때 손과 팔은 움직였지만 올리지는 않았기 때문이다. 오른손과 팔을 사용할 수 없었으므로 그 이후 왼손으로 모든 일을 처리해야 했다.

한 손을 사용하지 못하는 문제 때문에 대단히 불편하고 시간도 많이 걸리며 통증 때문에 얕은 잠도 거의 자지 못하는 생활이 한동안 계속됐다. 나는 약을 안 먹으니 어떡하든 통증 감소 방법을 찾아야 했다. 방법을 찾던 중 걸을 때는 통증이 왜 발생하지 않는지 생각하게 되었다. 주의 깊게 관찰해 보니 누워 있을 때만 통증이 발생하고 앉거나 일어나서 활동하면 팔을 올리지 않는 한 통증이 크게 감소하거나 거의 발생하지 않았다. 결국 몸의 자세에 따라 통증의 유무가 결정된다는 것을 알아냈고 누우면 양 어깨가 완전히 펴지면서 통증이 발생한다는 것과 일어나면 양 어깨가 앞쪽으로 웅크러지며 통증이 사라진다는 것을 알아냈다. 그래서 누웠을 때 양 어깨가 웅크러지도록 그림처럼 양 어깨에 패드를 두껍게 깔아 보았다. 정말로 통증이 감소했다. 이 방법을 사용한

그림 19. 양 어깨에 패드를 댄 모습

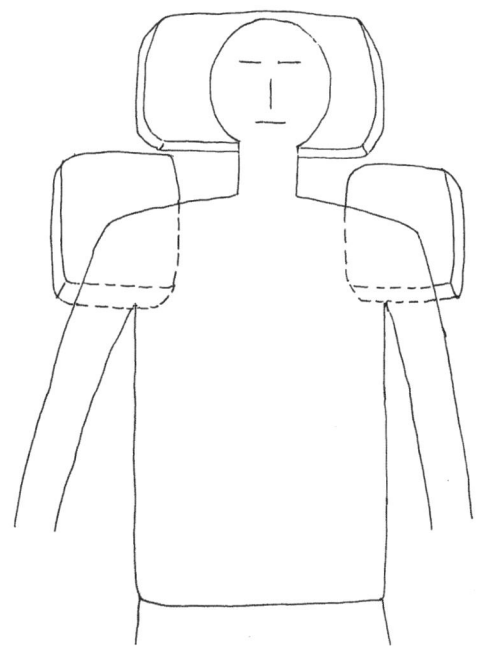

후 몇 달 동안 지속되던 어깨와 팔의 통증이 급격히 회복되기 시작해 산 생활을 시작하기 전까지 대부분 회복되었다. 그리고 산 생활을 시작한 얼마 후 완전히 회복됐다. 확실히 손, 팔, 어깨의 통증 감소는 양 어

깨를 웅크리는 방식으로 시작되었고 시일이 흐르자 그 자세는 통증을 완전히 소멸시켰다.

 광우소 같은 증상을 겪을 때는 누우면 오른쪽 어깨, 팔, 허리, 무릎에 심한 통증이 발생했다. 누워 있다 몸을 일으키려고 배에 힘을 주면 배에 극심한 통증이 발생해 앉는 데에만 1시간 이상 걸렸다. 앉은 자세에서 일어나려고 해도 똑같은 통증이 발생했고 역시 1시간 이상 걸렸다. 이 통증을 겪을 때 발현했던 감전 현상, 무릎의 굳기, 수포 현상 등은 밭에서의 텐트 생활이 시작되자 정말 거짓말처럼 바로 사라졌다. 그런데 통증, 소름, 한기 현상은 사라지지 않았다. 물론 통증도 약간의 감소는 있었다. 그러나 참기 어려운 심한 통증이 계속됐기 때문에 너무 괴로워 새벽에 목을 매려고 시도도 해 보았다.

 나는 약을 먹지 않았으므로 어떡하든 통증의 감소 방법을 찾아야 했다. 처음에는 앞의 양쪽 어깨에 두꺼운 패드를 깔아 어깨, 팔, 손을 회복시킨 경험을 기억하지 못했다. 많은 시간이 지난 것도 있고 그 전과 달리 통증 부위가 다양했으며 워낙 많은 증상에 시달리고 그것을 회복시키기 위해 노력하다 보니 그것을 기억해 내지 못한 것이다. 과거의 회복 경험은 기억하지 못했지만 누우면 통증이 심하게 발생하니 본능적으로 누운 자세에서 통증이 덜한 자세를 찾게 되었다. 그러다 우연히 옆으로 누운 자세. 즉, 양 어깨가 잔뜩 웅크린 자세가 되면 정말 미세하지만 통증이 감소한다는 것을 알게 되었다. 그때가 되어서야 비로서 앞의 회복 경험이 정확히 기억났고 이때도 누운 자세 외에는, 즉 양 어깨가 누웠을 때처럼 완전히 펴지는 것이 아닌, 양 어깨가 웅크린 자세가 되면 통증이 감소한다는 것을 알아냈다. 그래서 전처럼 양 어깨에 패드를 두껍게 깔아 보았는데 효과를 느낄 수 없었다. 효과가 없는 이유를 관찰해 보니 양쪽 패드의 높이가 옆으로 누웠을 때만큼 양 어깨를 움츠러들게 하지 못한다는 것을 알 수 있었다. 그래서 패드의 높이를 최대한 높여 보았다. 미세하지만 통증 감소 효과가 나타났다. 분명했다. 그래서 나는 어깨를 더 웅크러지게 만들면 통증이 더 감소할지 모른다는 생각에 그림처럼 배 밑에 담요를 두껍게 깔고 엎어져 누워(바닥을 향해 누워) 어깨가 최대한 웅크러들게 해 보았다. 정말로 통증이 좀 더

그림 20. 배 밑에 패드를 댄 모습

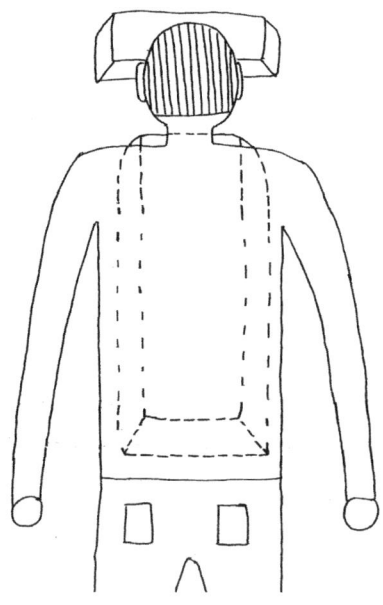

감소했다. 나는 양 어깨에 패드를 두껍게 깔은 방식보다 배 밑에 담요를 두껍게 깔은 방식이 왜 좀 더 통증을 감소시켰는지 자세를 비교해 보았다. 둘의 차이를 보니 담요를 깔고 엎어져 누운 방식은 양 어깨만

이 아니라 몸통 전체를 웅크리게 만들었다. 즉, 척추 좌우의 몸통근육 전체가 각각 최대한 앞쪽으로 웅크려지는 것이었다. 나는 이 자세를 양 어깨에 패드를 깔고 누운 정자세에 적용해 보았다. 분명히 양 어깨에 패드만을 깐 것보다 효과가 컸다. 양 어깨와 좌우 몸통 모두를 각각 최대한 앞쪽으로 웅크려지게 하는 방식은 미세하기는 해도 통증의 감소에 분명한 차이를 보인 것이다.

 나는 통증을 해소하기 위해 이 방식을 사용했다. 상태가 워낙 나빴던 때문인지 전처럼 통증의 감소 속도는 빠르지 않았지만 확실히 효과가 있었다. 그러나 경험을 해 보니 배 밑에 담요를 두껍게 깔고 엎어져 눕는 방식은 계속 사용할 수 없다. 엎어져 누우면 무릎에 압박 통증이 발생하기 때문이다. 나는 처음 1주일 동안 이 자세를 계속 사용했고 분명한 효과를 봤다. 초기에는 무릎 통증을 느끼지 못했고, 있었다 해도 몸 상태가 워낙 나빠 무릎통증에 관심을 가질 수도 없었다. 1주일 정도 후 통증이 약간 호전되면서 마음의 여유가 조금이나마 생기자 이 자세가 무릎에 상당한 무리를 주고 통증을 유발한다는 것을 알게 되었다. 그래서 역자세와 정자세를 혼용했다.

 몸통 전체를 웅크리는 자세(이 자세가 되면 양 어깨도 자연스럽게 웅크려진다)는 분명하게 몸 전체의 통증을 완화시킨다. 그것만이 아니다. 내 몸에 내 손을 대지도 못하는 몸의 예민함도 소멸시켰다. 예민한 상태의 회복 순서는 몸통, 허벅지, 무릎 순이었다. 무릎통증은 회복이 대단히 느리고 잘 되지 않았다. 그래서 무릎 밑에 패드를 두껍게 깔아 보기도 했다. 무릎도 시간이 오래 지나자 완전히 회복되었는데 무릎 밑의 패느가 효과가 있었는지는 알지 못한다. 몸 각 부위의 통증과 예민함을 웅크리는 자세 하나로 소멸시켰기 때문이다. 이 사례 이후 다시 겪은 두 번의 어깨, 팔, 손, 무릎의 통증도 모두 이 방식으로 소멸시켰다. 앞서 소개했듯이 이 통증들을 소멸시킬 때 나중에는 샤워를 하지 않는 방식까지 동원했다. 나는 전자파 회피와 운동을 계속했고 그것이 모든 증상을 소멸시켰으므로 이때 겪었던 통증도 시간이 오래 되면 소멸됐을 것이다. 그러나 통증은 최대한 빨리 소멸시켜야 한다. 너무 고통스럽기 때문이다.

나는 생리학과 해부학 책을 보면서 몸통을 웅크리는 자세가 왜 통증을 해소시켰는지 생각해 보았다. 사람의 목 아래를 지배하는 31쌍의 말초신경은 척추를 따라 위에서 아래로 뻗은 척수에서 발원한다(척수는 뇌와 함께 중추신경계통을 형성한다). 각각의 말초신경은 척수에서 발원할 때 앞뿌리와 뒷뿌리로 나누어진다. 앞뿌리는 근육과 자율신경계 운동에 관여하는 신경신호를 내보내며 뒷뿌리는 자극으로 생긴 신경신호를 중추신경계통으로 들여보내는 역할을 한다. 만약 이 신경들이 충분한 산소와 영양을 공급받지 못한다면 약화되고 그로 인해 탄력성을 잃을 수도 있을 것이다. 생각을 해 보니 자궁 속의 태아는 어쩔 수 없는 환경이기 때문이지만 최대한 웅크린 자세를 하고 있고 나이를 많이 먹은 사람도 웅크린 자세를 한다. 이것을 보면 사람의 신경은 어깨와 몸통이 완전히 펴져 있을 때 편한 것이 아니라 웅크려졌을 때 가장 편한 상태가 되는 것인지도 모르겠다. 만약 이 추측이 맞다면 약화되어 탄력성을 잃은 말초신경은 웅크려진 자세에서는 자극을 받지 않고 펴진 자세에서 자극을 받을 것이고 그 자극은 통증을 발생시킬 것이다.

CRPS에 걸렸다는 것은 뇌에 큰 손상이 발생했다는 것을 의미한다. 뇌에 손상이 크게 발생하면 자극이 존재하는 공간에서는 인체의 모든 혈관은 수축, 소멸하고 그로 인해 인체 내·외부의 모든 조직들은 심하게 약화, 손상된다. 당연히 척수의 앞뿌리와 뒷뿌리 신경들도 약화, 손상될 것이다. 그러면 탄력성을 잃게 될 것이다. 내가 어깨와 몸통이 완전히 펴지는 누운 자세에서는 죽고 싶을 정도로 통증을 심하게 겪은데 반해 어깨와 몸통을 최대한 웅크린 자세에서는 통증이 감소한 이유는 어쩌면 이러한 이유 때문이었는지도 모른다. 나는 이러한 나의 추측이 맞는지 틀리는지 알지 못한다. 분명한 것은 어깨와 몸통을 최대한 웅크리는 자세 하나로 나는 몸의 모든 통증과 예민함을 소멸시켰다는 사실이다(전자파 회피와 운동은 기본이다).

맺음말

 뇌 질환에 걸려 보지 않은 사람은 뇌 질환을 단순히 병의 하나라고 생각한다. 그들 누구도 손상이 심한 뇌가 주는 고통, 절망감, 비참함을 알지 못한다. 경험을 해 보니 뇌 질환이 발생하면 이승과 저승에 양 다리를 걸치고 양쪽을 오가는 상태가 된다. 살아서 이승의 즐거움도 잠깐씩 느낄 수 있지만 대부분 지옥에서나 겪을 고통과 함께 한다. 그러므로 뇌 질환이 발생하면 성공 여부를 떠나 인생을 설계할 수 없고 설계한다 해도 그것을 위한 활동을 할 수 없다. 뇌 질환은 시간이 갈수록 악화만 되기 때문에 인간관계도 계속 축소되어 사회적으로 고립되어 간다. 결국 뇌 질환이 발생했다는 것은 더 이상 의미 있는 인생이 남아있지 않다는 것이므로 환자는 생물학적으로는 살아 있으되 사회적으로 사망한 상태가 되는 것이다. 뇌 질환으로 진단될 정도이면 뇌 손상이 심하다는 것을 의미하는데 의학계에서는 환자를 안심시키기 위해 어려운 의학적 용어로 이 상태를 설명하지만 직설적으로 말하면 뇌 질환이 발생했다는 것은 생물학적으로는 살아 있으되 사회적으로 사망한 것이라는 사실에 변함이 없다. 정신과 약은 이러한 뇌 질환으로 인한 고통, 절망감을 덮어 주고 표면적으로는 사회적 사망을 연장시켜 준다. 그러나 뇌 자극원이 존재하는 환경에서는 뇌 손상은 계속 심화, 확대되므로 약은 뇌 질환의 본 모습을 영원히 덮어 줄 수 없다. 즉, 약에 의한 뇌 질환 대응은 일시적이고 한계가 명확히 있다는 것이다.

 약은 뇌의 손상 심화를 어느 정도 지연시키고 많은 증상의 표면적 발현을 억제할 것이다. 그러나 뇌의 손상 심화를 막지 못하며 모든 증상의 발현을 막지 못한다. 뇌 질환이 발생하면 시간이 갈수록 뇌 손상이 심화, 확대되기 때문에 증상은 시간이 갈수록 더 많이, 더 크게 표출될 수밖에 없다. 젊은 환자의 경우 살아야 할 날이, 인생에서 즐길 수 있는 것이 보이지도 않을 만큼 많이 남아 있는데도 인생의 꿈 자체를 설계할 수 없고, 설계한다 해도 그것을 위한 활동을 할 수 없으며, 의미 없고 절망적이며 비참한 삶을 죽는 날까지 반복해야 한다. 그리고 뇌 손상이 만들어내는 갖가지 고통을 죽는 날까지 겪어야 한다. 고통은 시간이 갈수록 커질 수밖에 없다. 그러므로 뇌를 근본적으로 회복시킬 수 있는 치료법이 있고 자신은 아직 인생을 접을 때가 아니라고 생각한다면 어떤 어려움이 있더라도 치료법을 따라야 한다.

 뇌 질환은 전기가 인간에게 주는 선물 뒤에 숨어 있는 악마와 같은 문명병이다. 이것은 전기의 대중화 역사와 각종 뇌 질환 환자의 증가 통계가 명백히 증명한다. 손상된 뇌 신경세포는 회복되지 못한다. 그러나 다행히 뇌에는 매일 새로운 뇌 신경세포가 생성된다. 그러므로 뇌 손상 환자는 전기 이전의 생활로 돌아가면 시간은 많이 걸리지만 자연적으로 회복될 수 있다. 그래서 뇌를 회복시키는 방법은 간단하다. 전자파를 포함해 뇌를 자극할 수 있는 모든 자극원을 철저히 피하고 운동을 열심히 하는 생활을 오랜 세월 계속하면 된다. 그런데 이것의 실천이 어렵다. 우리는 이제 전기를 기반으로 하는 생활에 완전히 적응되어 있고 사회구조 또한 전기를 기반으로 유지되고 있으니 전자파를 피할 수 있는 방법은 있어도 실천이 어렵다. 또한 시작한다 해도 그러한 생활을 장기간 해야 하므로 중도에 포기할 가능성도 매우 높다.
 자가치료를 어느 정도 실천하면 상태가 좋아짐을 느끼게 될 것이다. 그런데 몇 개월 또는 1-2년 내에 중단하면 다시 빠르게 악화될 수밖에 없다. 손상된 뇌는 작은 자극에 노출돼도 심하게 반응하므로 시간이 갈수록 손상 속도가 빨라지고 손상이 커지기 때문이다. 그러므로 자가치료를 시작한다면 자신의 상태가 정상에 가깝다고 느껴질 때까지 계속해야 한다. 나의 경우를 보면 드물게 심각한 증상이 발현함에도 불구하고 뇌가 정상에 가깝게 회복되었다고 느껴지기 시작한 것은 자가치료를 시작한지 3년 정도 되었을 때이다. 3년6개월 정도 됐을 때부터는 전기를 제한적이고 신중하게 사용했지만 거의 정상적으로 사용할 수 있게 되었고 4년 정도 후에는 좀 더 거리낌 없이 사용하게 되었다. 전자파로 인한 증상이 몸에 나타나지 않게 되었기 때문에 가능한 것이었다.

 나는 병의 회복 방법, 즉, 손상된 뇌의 회복 방법에 관해 누구로부터도, 어떤 조언도 듣지 못했다. 그래서 약간의 시행착오가 있었다. 그러나 시행착오가 없었다 해도 뇌의 회복 기간이 크게 단축되지 않았을 것이다. 뇌는 쉽게 회복되지 않는 기관인 것이 가장 큰 이유이고, 나의 경우 초기에 전자파의 위험성을 알게 되어 비교적 빠르게 전자파 회피 생활을 했고 시행착오도 크게 겪지 않았기 때문이다.

 CRPS는 정말 무서운 뇌 질환이지만 환자들은 어떤 한 개인이 병의 원인과 뇌를 인위적으로 회복시키는 방법을 알려 준다 해도 병원에 매달릴 것이다. 나 역시 병에 걸렸을 때 누군가에게 회복 경험담을 듣거나 읽었다 해도 우연히라도 전자파의 위험성과 정신과 약의 무서움을 겪지 않았다면 병원의 치료 과정을 의심 없이 밟았을 것이다. 내가 병원의 치료 과정을 의심 없이 따랐다면 4년6개월이 된 지금 내 뇌와 몸이 어떻게 되었을지는 환자와 가족들이 잘 알 것이다.

 분명히 뇌 질환을 치료할 수 있는 방법이 존재하고 방법도 간단하지만 치료 방법을 따르기 위해서는 넘어야 할 어려움이 많다. 우선 이러한 무서운 병에 걸린 환자나 가족은 한 개인의 회복 경험을 담은 뇌 회복 안내보다는 병원을 신뢰할 것이다. 또한 이처럼 무서운 병에 걸렸다 해도 약을 먹고 증상을 해소시키는 간편한 방법을 버리고 어려운 길을 택할 사람은 없다. 증상의 악화는 먼 훗날의 문제일 뿐이다. 그리고 정상적으로 판단하고 자가치료를 생각하는 환자라 해도 무서운 병에 걸렸으니 좋은 병원에서 치료해야 한다는 가족과 주변 사람들과도 싸워야 한다. 주변인들은 뇌 질환에 걸렸다는 것이 무엇을 의미하는지 알지도 못하고 환자의 인생과 목숨에 책임감도 없으면서 쉽게 말할 수 있다. 또한 자가치료법을 따르기 위해서는 지금까지 전기에 의존하며 살았던 삶의 방식, 그리고 많은 인간관계를 포기해야 하고 한 알의 약으로 뇌 질환을 치료하겠다는 생각과도 결별해야 하는데 그것을 할 수 있는지에 대한 자신의 확신과도 싸워야 한다. 환자들이 이러한 문제들을 극복하고 자가치료를 시작할 수 있을까? 일단 시작하면 정말 쉬운데 시작이 대단히 어려울 것이다. 중증의 환자는 판단력에 문제가 있어 더더욱 어려울 것이다. 또한 중증의 환자(내 증상을 넘는 환자를 말한다)가 치료될 수 있는지에 대해서는 나도 알지 못한다. 그래도 시도해 보는 것이 좋지 않을까?

 자가치료법을 완벽히 실천한다면 3-6개월 정도면 희미하게라도 증상이 호전되고 있다는 어떤 신호가 잡힐 것이다. 물론 모두가 회복되지는 못할 것이다. 내가 모두의 회복을 보증하지 못하는 것은 뇌의 손상 정도와 부위가 매우 다르다고 생각하는 것이 가장 큰 이유이며 개인의 회복력의 다양화 역시 회복 여부를 결정하는 중요한 요소라고 생각하기 때문이다.

뇌 회복을 위한 자가치료는 가족의 지원이 절대적으로 필요하다. 나의 경우 CRPS 증상이 발현한 이후 병이 대단히 빠르게 악화됐지만 판단에 문제가 생기기 전에 전자파의 위험성을 알게 되었고 걷는 것과 산을 워낙 좋아한 것이 복합적으로 작용해 누구의 도움도 없이 뇌가 회복되고 병에서 회복되었으므로 나의 회복 사례를 가지고 누구의 도움도 필요하지 않다는 생각은 위험하다.

나는 책을 통해 병의 원인을 설명하고 손상된 뇌를 회복시켜 병을 치유할 수 있는 방법을 제시했다. 나는 자가치료를 목청 높여 권하지만 자가치료의 선택 여부는 환자와 가족의 몫이다.

마지막으로 다시 하고 싶은 말은 자가치료는 분명히 뇌 상태를 호전시키므로 약을 먹지 않는 것에 대한 두려움, 한 번도 겪어 보지 못한 전기를 사용하지 않는 생활방식에 대한 두려움, 인간 사회에서 고립되는 두려움을 떨쳐내고 용기를 가지라는 것이다. 용기는 반드시 환자를 회복시킬 것이다. 용기는 환자와 가족 모두 필요하다.

책을 끝내며...

　증상이 극도로 악화되어 갈 때 걷기 운동을 하던 중 냉장고의 고깃덩어리처럼 차갑던 발끝에 생긴 아주 조그마한 온기가 나를 회복에 대한 희망으로 이끌었다. 나는 이때 생긴 희망 때문에 대학병원의 심리학자와의 면담에서 망설임 없이 이 병에 관해 책을 내겠다고 말을 했다. 지금 생각하면 이룰 수 없는 계획을 세웠고 말을 한 것이다.

　나는 전자파를 완전히 피하고 운동을 하는 자가치료로 몸이 회복되어 가자 실제로 책을 쓰기 시작했다. 몸은 안 좋았지만 계속 상태가 호전되고 있었기 때문에 가능한 일이었다. 글을 쓰기 시작할 때 나는 단지 회복 경험담을 알려 줄 생각이었다. 그런데 전자파의 인체 유해성에 관한 국가기관과 일부 전문가들의 주장이 내 경험으로부터 나온 전자파의 실체, 위험성과 완전히 달랐다. 나는 그들의 주장을 도저히 받아들일 수 없었다. 그래서 각종 과학지식을 교재와 인터넷을 통해 습득하고, 때에 따라서는 책의 저자에게 질문하고, 필요한 논문을 찾아 읽고, 해결되지 않는 문제들은 수많은 추측, 추정, 추론을 해 가며 책을 완성했다.

　책을 완성하고 보니 꽤 잘 쓰여졌고, 실제로 많은 뇌 질환 환자들을 구할 수 있는 책이라고 나 스스로는 평가한다. 물론 책에 대한 정확한 평가는 앞으로 독자들이 하게 될 것이다.

CRPS 환자를 포함한 모든 뇌 질환 환자들이 건강을 되찾기를 바란다.

지식 습득 교재 및 기타 참고 자료

　난독 습관과 일부 자료의 출처 미보관으로 자료를 모두 밝히지 못한다. 이 외에도 나무위키와 위키피디아(가나다순. namu.wiki/ wikipedia), 주소를 저장하지 않은 많은 사이트와 블로거들의 글로부터도 대단히 많은 지식을 얻었다. 이름을 알지 못하는 많은 과학 전공 블로거들에게 감사의 말을 남긴다.

전자기학, 물리학, 전기학, 화학 관련

-전자기학: 김세윤

-과학백과사전: 전하
-국립전파연구원: 전자파흡수율
-대한임상검사학회지: 근로자들의 극저주파 전자파 노출 수준에 따른 인체 영향 평가
-한국도로공사 도로교통연구원: 상대 유전율
-한국방송통신전파진흥원(KCA):
　한국 전자파인체보호 기준,
　미국 전자파인체보호기준(Radio Safety Guard)
-hanyang.ac.kr: 광자와 물질과의 상호 작용
-KERI: 세계의 전기 역사
-scienceall.com: 전하량 보존 법칙

-Discover: What Magnetic Fields Do to Your Brain and Body
-FCC: Radio Frequency Safety
-FCC: Electromagnetic Fields and DNA damage

-history.com: who invented the internet?
-IEEE Std C95: IEEE Standard for Safety Levels with Respect to Human Exposure to Electric, Magnetic, Electromagnetic Fields, 0 Hz to 300 GHz
-ncbi: The effects of 50 Hz magnetic field exposure on DNA damage and cellure
-uswitch.com: History of mobile phones and the first mobile phone
-verison: Understanding the 5G spectrum
-Quora: Is a magnetic able to conduct electricity?

-경향신문: 수중기는 전기 친화성
-기술in: 전자파 과연 그 실체는
-동아일보: "EMP 공격을 막아라" 전자파 차폐 신소재 개발 활활
-전력신문: 전자파와 전자계 어떻게 다르나?
-연합뉴스: 이동통신 30년 주요 일지
-전기신문: 인체는 복잡한 기능 가진 전기전도체
-전북일보: 금속은 왜 전류가 잘 흐를까?
-조선일보: 5G에 쓰이는 고주파, 인체 유해성 논란
-한국일보: 스마트폰 과다 사용 청소년 뇌 발달 위축 확인

-나무 위키: 포인팅 벡터 등
-위키피디아: 컴프턴 산란, 방사선과 물질과의 상호 작용 등

생리학, 해부학, 질병 관련

-알기 쉬운 보는 해부학: 강신욱 외
-인체: 스티브 파커(Steve Parker)
-인체생리학: 생리학 교재편찬위원회(서미경 외)
-최신 인체 해부 생리학: 이한기 외

-대한치매학회: 치매 종류
-헤드 스트롱: 데이브 아스프리(Dave Asprey)
-e-ajbc.org: 표피 분화와 피부 장벽
-ibric.com: 평생 동안 생기는 뉴런
-jikm.or.kr: 불면을 호소하는 Lewy's body dementia 환자 치험 1례
-ksmcb.or.kr: UST-KIST 생물화학 전공 화학신경생물학 실험실
-medigatenews.com: 루이소체 다시 보니 단백질보다 지질이 더 많네
-sciencetimes.co.kr: 잠자는 동안 당신 뇌는 줄어든다
-The Science Times: 여성 알츠하이머 환자가 더 많은 이유?

-academic.oup.com: Dementia Prevalence in the United Sates in 2000 and 2012: Estimates Based on Nationally Representative Study
-American RSDHope: CRPS Patients-How many are there in the United Sates?
-CBS news: Number of Americans with Alzheimer's expected to soar in coming decades

- elife: Decreasing human body temperature in the United States since the industrial Revolution
- elsevier.com: The incidence of complex regional pain syndrome: A population-based study
- healio.com: Dementia incidence increased 117% globally from 1990 to 2016
- healthengine.com: Panic disorder
- ncbi: cancer statistics(1990, 1996, 2000, 2010, 2018, 2019
- ncbi: Prevalence of Dementia in the United Sates: The Aging, Demographics, and Memory Study
- ncbi: complex regional pain syndrome
- alzheimer's.org.uk: Anxiety and dementia
- news-medical.net: study suggests average body temperature in humans falling
- NIH: Trends in the incidence and prevalence of Alzheimer's disease, dementia, and cognitive impairment in the United States
- Parkinson's Foundation: statistics
- parkinson's disease.net: how common is Parkinson's Disease?
- parkinsonsnewstoday.com: parkinson's disease statistics
- parkinsonsnewstoday.com: parkinson's statistics in selected countries / United States
- statista.com: Alzheimer's disease mortality rate in the United States from 2000 to 2017

-Tzu Chi Medical Journal: The Epidemiology of Parkinson's Disease
-https://brainly.in: difference between electric energy and electrical power

-매일경제: 가만히 있는데도 손이 떨린다면 파킨슨병 의심
-브레인미디어: 불면증, 뇌 기능의 과부하
-서울성모병원: 동맥경화증
-시사저널: "알츠하이머는 늙으면 생기는 자연현상", 너무 정교한 가짜 뉴스
-연합뉴스: '알츠하이머병 주범' 아밀로이드 플라크 100년 비밀 풀렸다
-연합뉴스: 뇌에 없다고 믿었던 모세혈관 혈류 조절 괄약근 발견
-한겨레21: 불안사회 공황장애
-조선일보:
 1. 80세 노인 뇌에서도 새 뉴런 만들어진다
 2. 혈관성 치매 부르는 고혈압, 평소 혈관벽 두께 관리해야
 3. 소장의 길이가 절반 이하, 단장증후군을 아시나요
 4. 치매 부르는 불면증
 5. 게임중독은 혼자 오지 않는다,10명 중 9명, ADHD, 우울증 등 동반
 6. 운동 알약으로 알츠하이머 치료하는 날 온다

전자파와 뇌 손상,
복합부위통증증후군
뇌 질환 치료법

초판   2021년5월19일

지은이   이희상
펴낸곳   주용 출판사
          인천시 간석동 37-289 약산빌라 7동 303호
          TEL: 032-422-4323/ 010-4280-4323

등록일   2021년1월15일
등록번호   제 568-2021-000002

ISBN   979-11-973769-0-0   부가기호   03500

인쇄: 성재인쇄

e-mail: mthsangkorea@gmail.com
문의 사항에 대한 답변은 당일-3일 정도 걸릴 수 있습니다.

정가 20,000원

◆ 잘못된 책은 바꾸어 드립니다